Christina Baumann & Roswitha Stark

Homöopathische Symbolapotheke

70 wichtige »Kleine Mittel«

»Erkennbar, deutlich erkennbar muß das unsern Sinnen offen da liegen, was an jeder Krankheit hinwegzunehmen sey, um sie in Gesundheit zu verwandeln, und deutlich wahrnehmbar muß jede Arznei aussprechen, was sie zuverlässig heilen könne, ehe sie gegen Krankheit angewendet werde, wenn die Arzneikunst aufhören soll, ein leichtfertiges Würfelspiel um Menschenleben zu seyn, und anfangen soll, die gewisse Retterin aus Krankheiten zu werden.«

Samuel Hahnemann

Hinweis für die Leser:
Die Autorinnen haben bei der Erstellung dieses Buches Informationen und Ratschläge mit Sorgfalt recherchiert und geprüft, dennoch erfolgen alle Angaben ohne Gewähr. Verlag und Autorinnen können keinerlei Haftung für etwaige Schäden oder Nachteile übernehmen, die sich aus der praktischen Umsetzung der in diesem Buch vorgestellten Anwendungen ergeben. Bitte respektieren Sie die Grenzen der Selbstbehandlung, und suchen Sie bei Erkrankungen einen erfahrenen Arzt oder Heilpraktiker auf. Die vorgestellten Therapievorschläge sollen den Besuch beim entsprechenden Facharzt nicht ersetzen, sondern ergänzen.

Christina Baumann & Roswitha Stark

Homöopathische Symbol Apotheke

70 wichtige »Kleine Mittel«

Haben Sie Fragen an die Autorinnen?
Anregungen zum Buch?
Erfahrungen, die Sie mit anderen teilen möchten?

Nutzen Sie unser Internetforum:
www.mankau-verlag.de

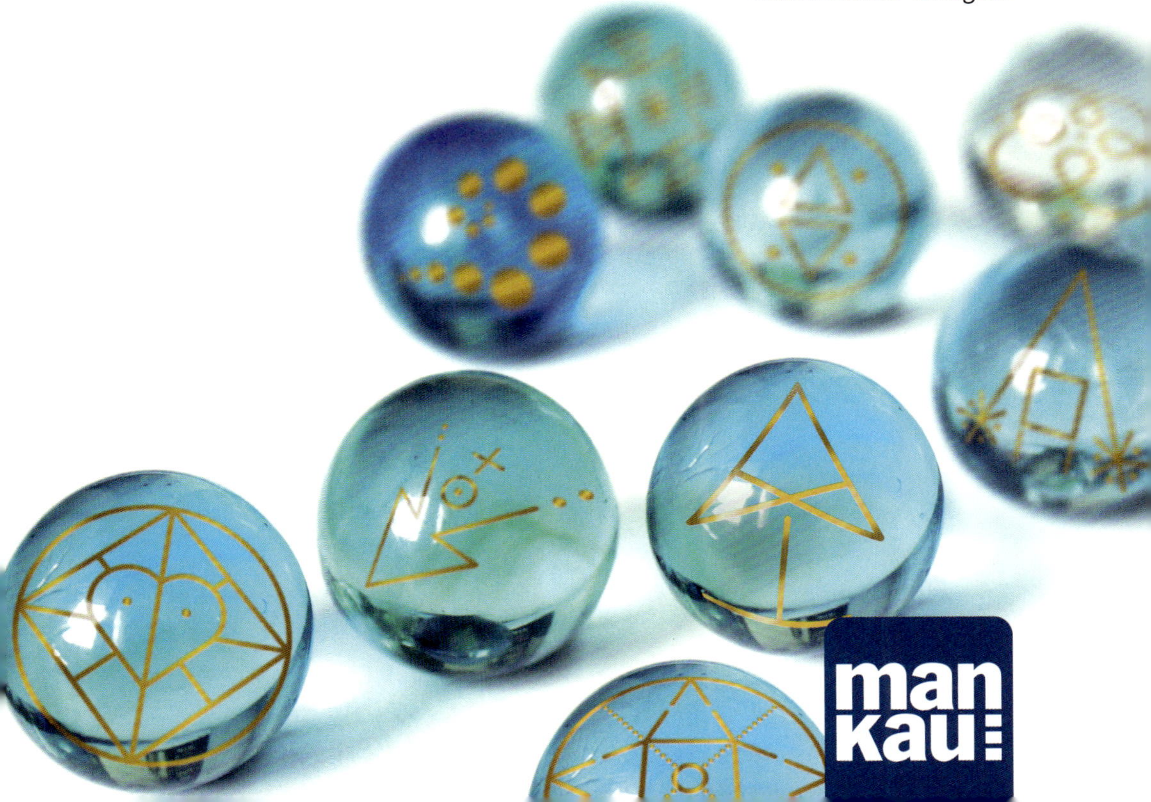

mankau

Inhalt

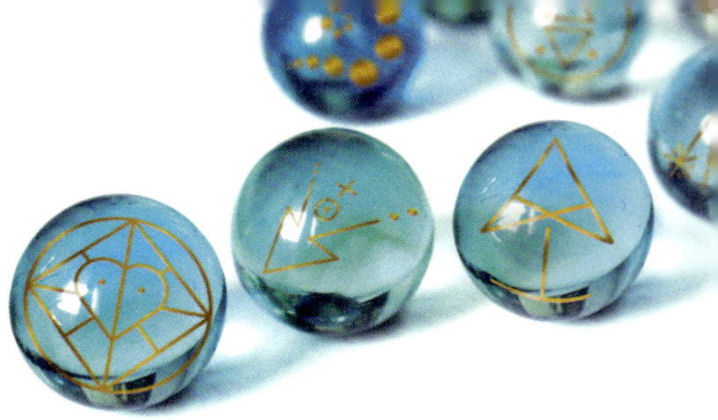

Vorwort

Liebe Leserin, lieber Leser, liebe Interessierte an einer neuen Art der Informations- und Energiemedizin!

Wir freuen uns wirklich sehr, dass wir mit dem Buch »Homöopathische Symbolapotheke« einen Bestseller im Bereich der Alternativheilkunde auf den Markt bringen konnten, den viele Nutzer mit Begeisterung und viel Engagement in der Umsetzung aufgenommen haben. Inzwischen ist es gerade einmal zwei Jahre her, seit Band 1, dieses etwas »andere« Homöopathiebuch, auf den Markt gekommen ist – und flugs dann auch das dazu passende Kartenset. Und wir freuen uns ebenfalls sehr über den regen Austausch der Anwender in unserer Facebook-Gruppe. Es sind fantastische Ideen und Erfahrungen, die ihr uns hier zur Verfügung stellt.

Vielen Dank an dieser Stelle an jeden Einzelnen von euch!

Jeden Tag kommen neue Anfragen zur Aufnahme in diese Gruppe dazu, was uns zeigt, dass das Thema Energiemedizin in Kombination mit dem über zweihundert Jahre alten Erfahrungsschatz der klassischen Homöopathie eine sehr gute Idee gewesen ist und von wahrhaftigem Nutzen für Therapeuten und Laienanwender. Ihr habt uns gezeigt, dass die Methode funktioniert und gute Ergebnisse bringt. Wir freuen uns sehr auf weitere Erfahrungsberichte.

In Band 1 ging es um die wichtigsten, relativ bekannten homöopathischen Mittel in Symbolform, wie zum Beispiel Arnika, Belladonna, Calcium und so weiter. Natürlich gibt es noch viel mehr gute und wichtige homöopathische Mittel, aber wir haben einfach in »Zusammenarbeit« mit der geistigen Welt eine Auswahl getroffen.

In diesem 2. Band möchten wir nun noch mehr Möglichkeiten anbieten, mit Homöopathie-Symbolen zu arbeiten. Wir stellen euch 70 der wichtigsten sogenannten »kleinen Mittel« vor. Wir nennen sie auch gern »kleine, aber feine Mittel«, weil sie ebenso wertvoll sind wie die bekannten Mittel der Homöopathie, nur eben nicht so bekannt. Die Spezialisten und Kenner unter euch werden sicherlich auch von diesen Mitteln schon etliche kennen, andere Anwender vielleicht noch nie davon gehört haben, denn sie sind üblicherweise nicht unbedingt in den gängigen Hausapotheken zu finden.

»Kleine Mittel« ist ein feststehender Begriff in homöopathischen Kreisen. Gemeint sind Mittel, die nicht unbedingt von Samuel Hahnemann selbst geprüft und bekannt gemacht wurden oder die erst viel später in ihrer Wirkung getestet wurden – oder die bis heute fast gar nicht geprüft wurden. Deswegen ist über diese potenzierten Substanzen oft wenig bekannt. Das heißt allerdings nicht, dass sie weniger wirksam und weniger wertvoll wären als die bekannten Wirkstoffe. Wir empfinden sie als sehr wertvoll, und wenn man sie einmal energetisch erschlossen hat, versteht man ihren großen Nutzen für die heutige Zeit.

Dieser Band kann völlig unabhängig von Band 1 verstanden werden, da er in sich abgeschlossen ist, aber natürlich lohnt sich auch ein Blick in Band 1 und in das zugehörige Kartenset.

Apropos heutige Zeit: Samuel Hahnemann sah sich ja noch nicht konfrontiert mit den Auswirkungen der digitalen Technik. Themen wie Computerstrahlung, Elektrosmog, W-LAN, Mobilfunk oder Mikrowellen waren ihm völlig unbekannt. Dies sind aber Frequenzen, die uns heutzutage durchaus gesundheitlich schädigen können. Wir sehen sie nicht, riechen sie nicht und hören sie nicht, aber unser Organismus muss sich mit diesen Einflüssen arrangieren, und die Folgen sind noch nicht abzusehen. Auf jeden Fall ist es eine Herausforderung, wie wir diesen zum Teil schädigenden Einflüssen mit den Möglichkeiten einer energetischen Medizin begegnen können. Da wir seit Jahren zum Thema Elektrosmog mit Symbolen experimentiert haben und wissen, dass Symbole den Einfluss solcher Strahlungen mildern, harmonisieren oder vollständig ausgleichen können, stellen wir mit diesem Buch acht ganz besondere »Homöopathie-Symbole« zur Verfügung. Für die acht besonders brisanten Bereiche Mobilfunk, Mikrowellen, kosmische Strahlung, Sonneneinstrahlung, Erdmagnetfeld, Erdstrahlen und auch Strahlung im Menschen selbst haben wir jetzt kraftvolle Symbolenergien geschaffen, um diesen Herausforderungen begegnen zu können. Wir sind gespannt auf eure Erfahrungen damit.

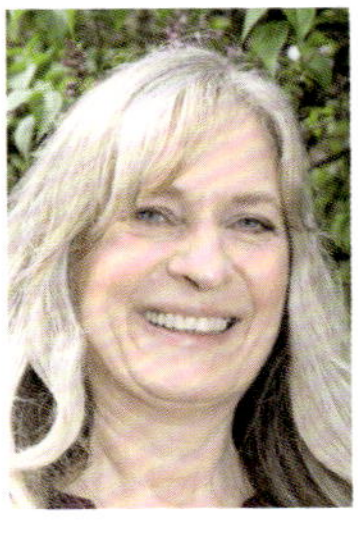

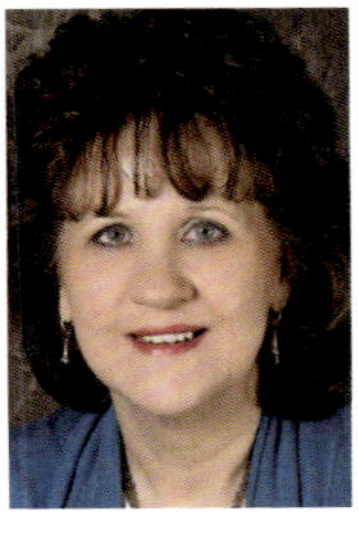

Wir wünschen allen Anwendern ganz viel Freude und guten Erfolg mit diesem Buch!

Christina Baumann und Roswitha Stark
im Juli 2019

Einleitung

Sowohl die klassische Homöopathie als Schwingungsmedizin als auch eine Vielzahl anderer »Resonanztherapien« sind seit vielen Jahren aus dem Bereich der Alternativmedizin nicht mehr wegzudenken. Immer mehr Menschen sind von den Möglichkeiten der Schulmedizin enttäuscht und probieren mit viel Erfolg alternative Angebote aus. Immer öfter bilden sich aber auch Ärzte, Mediziner, Zahnärzte und andere klassische Therapeuten in alternativen Heilmethoden weiter und erproben die Resonanztherapien als sinnvolle Ergänzung zum herkömmlichen Angebot. Die Patienten suchen ganzheitliche Wege und wollen mehr Möglichkeiten haben als nur Symptomunterdrückung durch Medikamente oder die Angebote großer Kliniken, etwas »wegzuschneiden«.

Während Samuel Hahnemanns klassische Homöopathie »schon« über 200 Jahre alt ist, greifen die neuen alternativen Techniken zum Teil sogar auf jahrtausendealtes Wissen zurück. Man nehme nur die Akupunktur des alten China oder die traditionelle Medizin des Ayurveda, aber auch die abendländische Medizin des Paracelsus mit seiner fundierten Kenntnis der »Signatur« der Pflanzen, die über die äußere Gestalt Aufschluss gibt über das innere Wesen ihrer Heilkräfte. Der Rest war Ausprobieren wie bei Hahnemann, der unzählige Substanzen zum Teil mit heftigen Nebenwirkungen in Selbstversuchen anwandte, bis er fand, dass durch Potenzierung (= Schwingungserhöhung) die Wirksamkeit der Mittel sowohl stieg als auch die Giftigkeit verschwand.

In neuerer Zeit liefern die Quantenphysik und spannende neue Wege im Bereich des geistigen Heilens erfolgreiche Ergebnisse, wie man völlig ohne den Einsatz irgendwelcher stofflicher Substanzen Erfolge im Gesundheitsbereich erzielen kann. Das Spektrum der Schwingungs-Heilmittel ist groß geworden, wobei das Ähnlichkeitsprinzip Hahnemanns immer noch häufig greift. Welcher Heilimpuls ist individuell der beste? Was tritt mit der betroffenen Person bzw. mit dem aktuellen Symptom am besten in Resonanz? Die klassischen Globuli, die Frequenzen von Farben oder Tönen, die Heilkraft von Symbolen, Essenzen oder Steine? Oder mehreres davon? Viele Menschen, die alternative Wege der Behandlung suchen, haben schon mehrere dieser Angebote ausprobiert. Wenn man genauer hinsieht, kann man erkennen, dass alle diese »Formen« eines vereint: Die Frequenz muss passen, um den Organismus umzupolen! So kann man all die stofflichen Angebote eigentlich in reine Frequenzen übersetzen, wie es ja die bekannten Resonanztherapiegeräte tun.

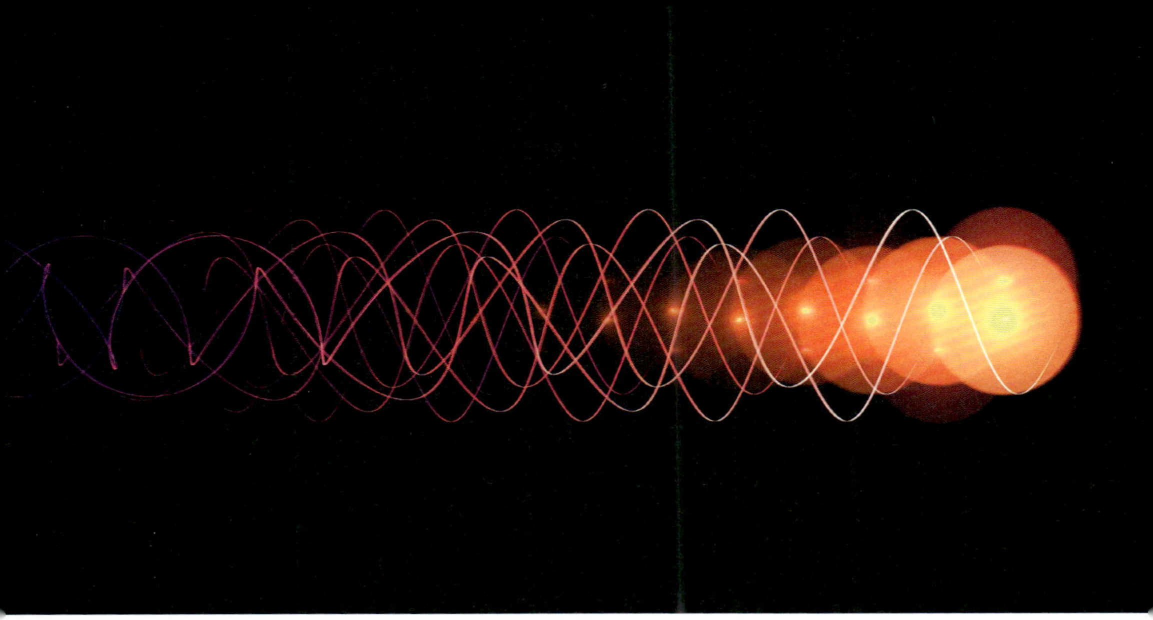

Homöopathie ist Schwingungsmedizin.

Da wir beide – Christina Baumann und Roswitha Stark – uns seit vielen Jahren auf die Heilkraft von Symbolen spezialisiert haben, aber auch viele andere Angebote im Bereich der Schwingungsmedizin ausprobiert und erforscht haben, wissen wir, dass im Prinzip alles im geistigen Feld schon vorhanden ist und dass eine Form als Frequenz in eine andere Form übersetzt werden kann. Eine Farbe kann die gleiche Frequenz haben wie der entsprechende Ton, eine Pflanze die gleiche Schwingung wie der konzentrierte Gedanke eines Geistheilers, ein homöopathisches Mittel die gleiche Frequenz wie ein passendes Symbol.

Genau so etwas haben wir mit diesem Buch für Sie als Therapeut oder ganz einfach als interessierten Laien realisiert: Wir haben 70 stoffliche homöopathische Mittel in Symbolform übersetzt, und dazu noch acht spezielle Symbole für das Thema Frequenzbelastung der heutigen Zeit erschaffen.

Seit nunmehr fast 20 Jahren haben wir die wundervollen Heilwirkungen von Zeichen und Symbolen am eigenen Leib und auch an der eigenen Seele erfahren dürfen. Hunderte von Klienten, Patienten und Seminarteilnehmern brachten uns die erstaunlichsten Berichte über ihre Versuche und wunderbaren Erfolge an Menschen, Tieren und Pflanzen. So hat uns der Forscher Erich Körbler in jüngster Zeit die Heilarbeit mit Zeichen mit seiner »neuen Homöopathie« wieder nähergebracht. Er hat damit das Rad nicht neu erfunden, aber es ist ihm zu verdanken, dass er unser Augenmerk darauf gerichtet und die Methode des Heilens mit Symbolen wieder stark in unser Bewusstsein gebracht hat. Zufällig tauchte zur gleichen Zeit »Ötzi« auf, der jahrtausendealte Gletschermann, der den Körbler'schen Strichcodes ähnliche Tätowierungen auf seinem Körper hatte.

Erich Körbler zeigte uns, dass sogar ein einfacher einzelner Strich große Wirkung haben kann. Der Grund ist, dass Linien Antennen sind, die einen Pluspol und einen Minuspol haben. Und zwischen zwei unterschiedlichen Polen fließt das Leben, und Informationen können weitergegeben werden. Leben ist also nur möglich, wenn es Polarität gibt. Die wunderbare »Antennenform Baum« nimmt über den Pluspol seiner Krone die Energie des Himmels auf und gibt sie über den Minuspol Wurzeln an die Mutter Erde ab, und auch umgekehrt. Ein einfacher gerader Strich ist in der Lage, auf den Körper aufgemalt, eine Narbe zu entstören. Energie kann wieder frei fließen, und wo Fließen möglich ist, geschieht Gesundung. Viele Anwender von Energiemedizin kennen heutzutage auch das Symbol der Blume des Lebens sehr gut.

Obwohl die meisten Interessenten der Neuen Homöopathie wegen des Wortes »Homöopathie« naheliegenderweise die Globuli-Homöopathie assoziierten und deswegen durchaus auch verwirrt waren, verwies Körbler mit dem Einsatz der entsprechenden Heilzeichen eher auf das homöopathische Prinzip »Ähnliches mit Ähnlichem heilen«, also darauf, dass ein Symptom eine bestimmte Frequenz ausstrahlt und das passende Heilmittel (in diesem Fall ein Zeichen) eine ähnliche Frequenz haben sollte, um einen Heilimpuls zu geben. So, wie es Hahnemann mit seiner klassischen Homöopathie auch verstanden hatte.

Klassische Homöopathen wissen, dass es einen Wirkunterschied beim Einsatz der Globuli gibt, je nachdem, wie hoch die Potenz ist, die gewählt wird. Während die D-Potenzen noch im grobstofflichen Bereich sind und eher die körperliche Ebene unterstützen, dafür aber meist öfter eingenommen werden sollen, wirken die höheren C-Potenzen und die Q- bzw. LM-Potenzen oft stärker über den seelisch-geistigen Bereich, auf dessen Veränderung dann auch die körperliche Ebene reagiert. Noch kann jenseits der Potenz von D23 mit den heutigen Möglichkeiten keine chemische Substanz mehr festgestellt werden, weshalb man auch in der Hochpotenzhomöopathie weiß, dass hier nur noch reine Schwingungsenergie heilt, das allerdings oft sehr durchgreifend. Auch alle klassischen Homöopathen sind von uns eingeladen, zum Beispiel auch zusätzlich zu den klassischen Globuli – oder vorher oder nachher – die entsprechenden Symbolmittel auszuprobieren. Beobachten und experimentieren Sie einfach, was passiert. Hahnemann machte seine Erfahrungen auch mit vielfältigen Experimenten an sich selbst. Homöopathie oder Arbeit mit anderen Schwingungsfrequenzen wie Farbe oder Symbol … Es ist alles eine Erfahrungsheilkunde – mit sehr vielversprechenden Ergebnissen! Das ist das Spannende an unserer heutigen Zeit.

Alles ist Energie und Schwingung

Die neuere Physik zeigt uns, dass alles vermeintlich Feste in Wirklichkeit Bewegung ist, die eine spezifische Frequenz erzeugt, zum Beispiel ein Tisch, ein Computer, unsere Nahrung, unsere Gedanken, unsere Organe, Giftstoffe, homöopathische Mittel oder Symbole. Unsere körperlichen Sinne sind allerdings so begrenzt, dass wir nur ein sehr geringes Spektrum davon wahrnehmen können. Das, was wir nicht sehen, hören, riechen oder schmecken können, gibt es nicht, behaupten immer noch erstaunlich viele Menschen. Alles, was sich bewegt, erzeugt eine Energie, die nach außen abstrahlt. In Zeiten der Quantenphysik wissen wir, dass selbst reine und nicht an materielle Substanz gebundene Information Medizin sein kann. Zum Beispiel elektrische Ströme, Magnetismus, Akupunktur, Licht und Farben, Klänge, Aura- und Chakrabehandlungen oder informiertes Wasser. Auch Gedanken gehören natürlich dazu, was die lange Tradition der geistigen Heilung zeigt. Wir leben in und mit Magnetfeldern.

Wie wichtig das Erdmagnetfeld für den Menschen ist, zeigen die Erfahrungen der Weltraumforschung. Notfallmedizinische Maßnahmen können Leben retten, doch viele Menschen erhalten keine schlüssigen Diagnosen mehr und gelten als »austherapiert« oder werden in die Ecke der psychisch Kranken geschoben, nachdem man auf schulmedizinischem Weg nichts finden konnte. Vor allem im Bereich der chronischen Erkrankungen wird immer mehr Bedarf sein für auf Energie- und Informationsmedizin basierte Methoden, die oft langfristig bessere Ergebnisse bringen.

Immer mehr Menschen erkennen für sich selbst, dass die Einheit von Geist, Körper, Seele und die Spiritualität zum Leben dazugehören, wenn nicht das Leben schlechthin ausmachen. Sie wählen konsequenterweise Therapieformen, die mit sanften, nicht-invasiven Verfahren möglichst nebenwirkungsfrei die körperliche oder emotionale Harmonie wiederherstellen können.

Bei Toxinbelastungen oder Einflüssen des Organismus durch unverträgliche Strahlungen wie Mikrowellen oder Frequenzen des Mobilfunks werden die Reparaturmechanismen des Körpers gestört und die Funktionen des Immunsystems zum Teil erheblich beeinflusst. Das hat Auswirkungen auf die Kraftwerke der Zellen, die Mitochondrien, und auf deren Fähigkeit, Energie zur Verfügung zu stellen. Gleichzeitig tut sich der Organismus schwerer bei der Entgiftung. Ermüdung und Energieabfall sind die Folgen, und eine ausreichende Energieversorgung der Zellen ist nicht mehr gewährleistet. Das in der Zelle produzierte ATP (Adenosintriphosphat) ist der wichtigste Energielieferant des Stoffwechsels und ein natürlicher Baustein aller Zellen. Ein ATP-Defizit führt fast immer zu körperlichem und geistigem Energiemangel. Wir wissen, wie viele Menschen in unserer Gesellschaft inzwischen am Burn-out leiden.

Da auch unsere industriell produzierte Nahrung immer weniger Vitalstoffe enthält und dadurch nicht mehr viel Energie zur Verfügung stellt, müssen wir uns überlegen, wie wir unser Energielevel überhaupt wieder erhöhen können. Über 90 Prozent der Deutschen haben keine ausreichende Vitalstoffversorgung mehr. Es fehlt an Vitaminen und Spurenelementen, weil Obst und Gemüse den Bedarf an vitaler Kraft auch nicht mehr decken können.

Farbname	Wellenlängenbereich (nm)
Purpurblau	380–450
Blau	450–482
Grünlich-blau	482–487
Cyan (Blau)	487–492
Bläulich-grün	492–497
Grün	497–530
Gelblich-grün	530–560
Gelbgrün	560–570
Grünlich-gelb	570–575
Gelb	575–580
Gelblich-orange	580–585
Orange	585–595
Rötlich-orange	595–620
Rot	620–780

Beispiel: Wellenlängen von Farben

Nicht nur durch geeignete Nahrungsergänzungsmittel können wir »Treibstoff« zuführen, sondern vor allem auch durch die Angebote der Energie- und Schwingungsmedizin. Homöopathische Mittel, Licht, Farben, Klänge und Symbole gehören dazu.

Wir nehmen nur Wellenlängen in einem begrenzten Bereich optisch wahr. Nanometer (nm) ist die Einheit von Wellenlängen. Ein Nanometer ist ein Millionstel Millimeter.

Im Unterschied zur Wellenlänge, die in Nanometer (nm) gemessen wird, wird die Frequenz in Hertz (Hz) gemessen. Frequenz meint die Anzahl von Schwingungen pro Sekunde. Die Länge und Anzahl der Wellen bildet die Frequenz. Das menschliche Ohr kann zum Beispiel eine Bandbreite von 16 bis

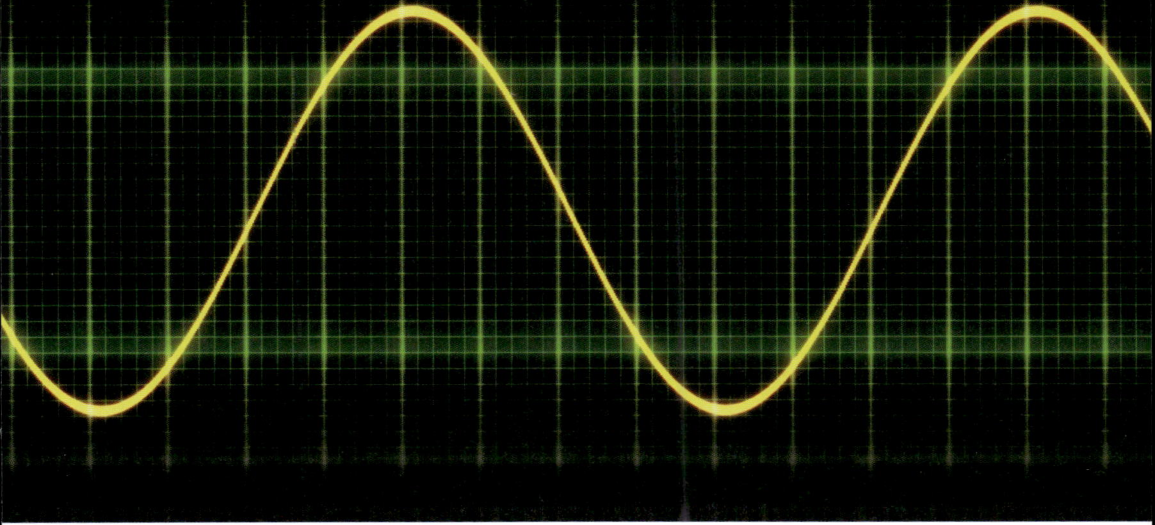

Je höher die Frequenz (in Hz) ist, desto kleiner die Wellenlänge.

20.000 Hertz hören, im Alter weniger. Der Schall breitet sich wellenförmig aus. Das Transportmittel für den Schall ist die Luft. Die Geräte, die Frequenzen messen können, heißen Frequenzmesser. Sie müssen lediglich die Schwingungen während einer bestimmten vorgegebenen Zeit zählen.

Bestimmte Strahlen können eine Frequenz besitzen, die mit unserem Organismus in Resonanz gehen (lat. resonare = ertönen, erklingen, widerhallen). Moleküle können angeregt und dadurch unerwünschte chemische Reaktionen ausgelöst werden. Wir sprechen dann von Unverträglichkeit. Ein homöopathisches Mittel oder ein Symbol bieten hier eine Frequenz an, die die unerwünschte Frequenz nicht verstärkt (bis etwa zum Zusammenbruch eines Systems), sondern uns quasi mehr »Abstand« verschafft. Wir gehen nicht mehr in Resonanz, es bleibt weniger oder nichts mehr »hängen«. Das, was von außen auf uns trifft, »stört« uns weniger, selbst Elektrosmog kann so für das Individuum harmonisiert werden.

Drahtlose W-LAN-Netzwerke senden mit einer Frequenz von 2,4 Gigahertz (GHz). Ein Gigahertz ist eine Milliarde Hertz (1.000.000.000 Hz). Das entspricht einer Wellenlänge von zwölf Zentimetern, also einer langwelligen Strahlung. Sichtbares Licht hat zum Vergleich eine Wellenlänge von 380 bis 800 Nanometer.

Für jeden sich regelmäßig wiederholenden Vorgang in der Natur könnte man eine Frequenz berechnen. Das menschliche Herz hat zum Beispiel eine Pulsfrequenz von ca. 50 bis 90 Schlägen pro Minute, was einer Frequenz von

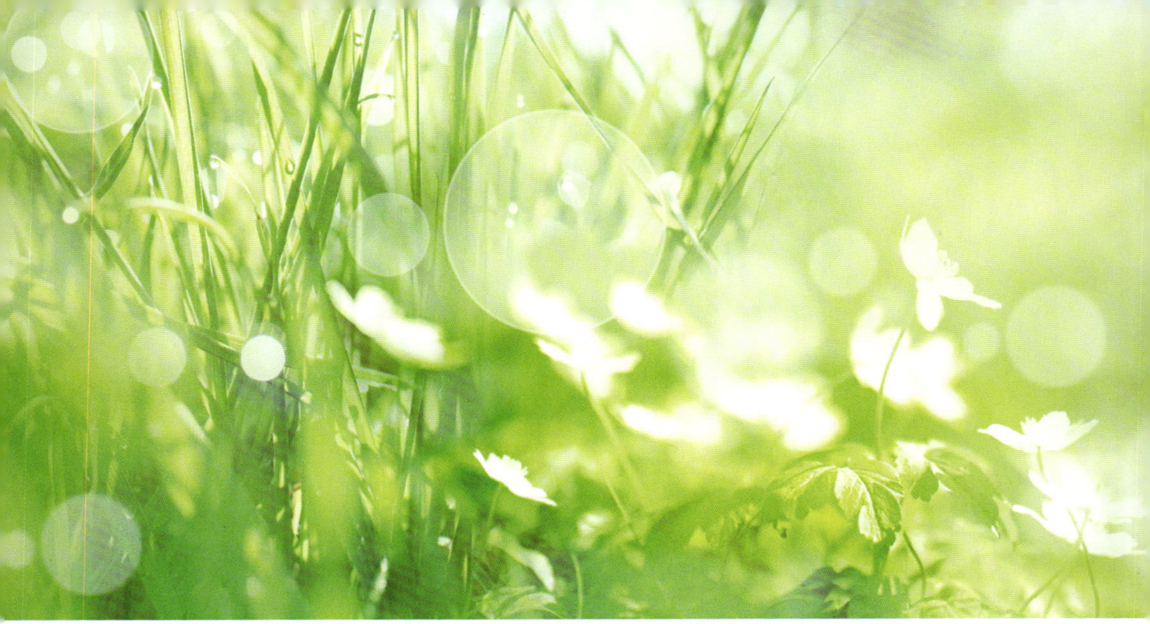

Alles, was existiert, ist nicht nur Materie, sondern vor allem Energie.

0,83 bis 1,5 Hz entsprechen würde. Die künstlich herstellbaren Frequenzen elektromagnetischer Wellen werden im Bereich zwischen circa 100 kHz und einigen GHz zur Verfügung gestellt.

Einerseits ist die Energiemedizin noch so jung, andererseits schon uralt. Denken wir nur an die jahrtausendealte Akupunkturlehre der Traditionellen Chinesischen Medizin oder die Behandlung mit Zeichen, die sich offensichtlich der 5000 Jahre alte Gletschermann Ötzi auf verletzte Stellen tätowiert hatte bzw. tätowieren ließ. Selbstheilungskräfte für Körper und Seele müssen angeregt werden, um Kraftreserven zu mobilisieren, Stress aufzulösen und eine Erneuerung von der Basis her zu bewirken. Energiemedizin ist immer ganzheitlich orientiert!

Mittlerweile lässt sich sogar in der Aurafotografie beobachten, wie sich das Farbfeld der Aura unter dem Einfluss verschiedener alternativer Heilmittel verändert. Die Energiemedizin konnte nachweisen, dass der Mensch krank wird, wenn sich das unsichtbare Energiefeld seines Körpers nachteilig verändert bzw. »verdichtet«, also seine Schwingungsfrequenz niedrig wird. Energie muss aber stets fließen, sonst führen die Blockaden zu Schmerz, Stoffwechselstörungen und irgendwann auch zu organischen Erkrankungen.

Krankheitsprozesse werden gestoppt, wenn man die Störungen des Energieflusses behebt, mit welcher Art von Schwingungsmitteln auch immer. Wer kinesiologische Testungen beherrscht oder mit Rute und Pendel umgehen kann, tut sich bei der Auswahl leicht, aber auch der Intuition kann man bei

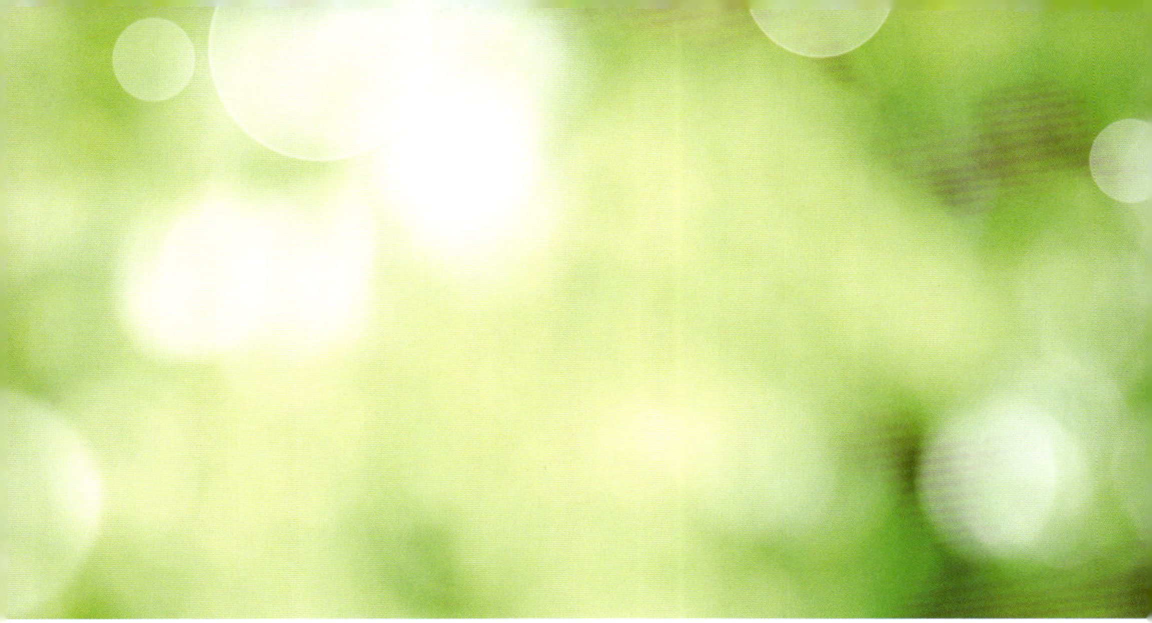

der Auswahl des passenden Mittels vertrauen lernen. So wie die Bioresonanztherapie mittels eines Computers eine schmerzlose und nebenwirkungsfreie Behandlung mit Schwingungen darstellt, welche die Selbstheilungskräfte des Körpers anregt, so kann dies die Homöopathie und das Heilen mit Zeichen ebenso. Bei sachkundiger Anwendung lassen sich damit erstaunliche Erfolge selbst bei ansonsten schwer zu beeinflussenden Erkrankungen erzielen, zum Beispiel bei allergischen Zuständen, Asthma, Nahrungsmittelunverträglichkeiten, Stress oder anderen seelischen Belastungen. Eine energetische Behandlung bewirkt immer einen Ausgleich von Dysbalancen im Energiezustand des gesamten Organismus, des feinstofflichen und grobstofflichen Körpers.

Die Behandlungsmöglichkeiten mit den hier vorgestellten Symbolen können Sie mit jeder Art von Energiemedizin kombinieren, wenn Sie das möchten. Interessant ist natürlich ein Einsatz allein, denn so spüren Sie, welche Methode im Augenblick weiterhilft. Welche Therapieform für die Behandlung individueller Beschwerden besonders geeignet ist, sollte sich natürlich nach einer Untersuchung und Beratung in der Praxis ergeben.

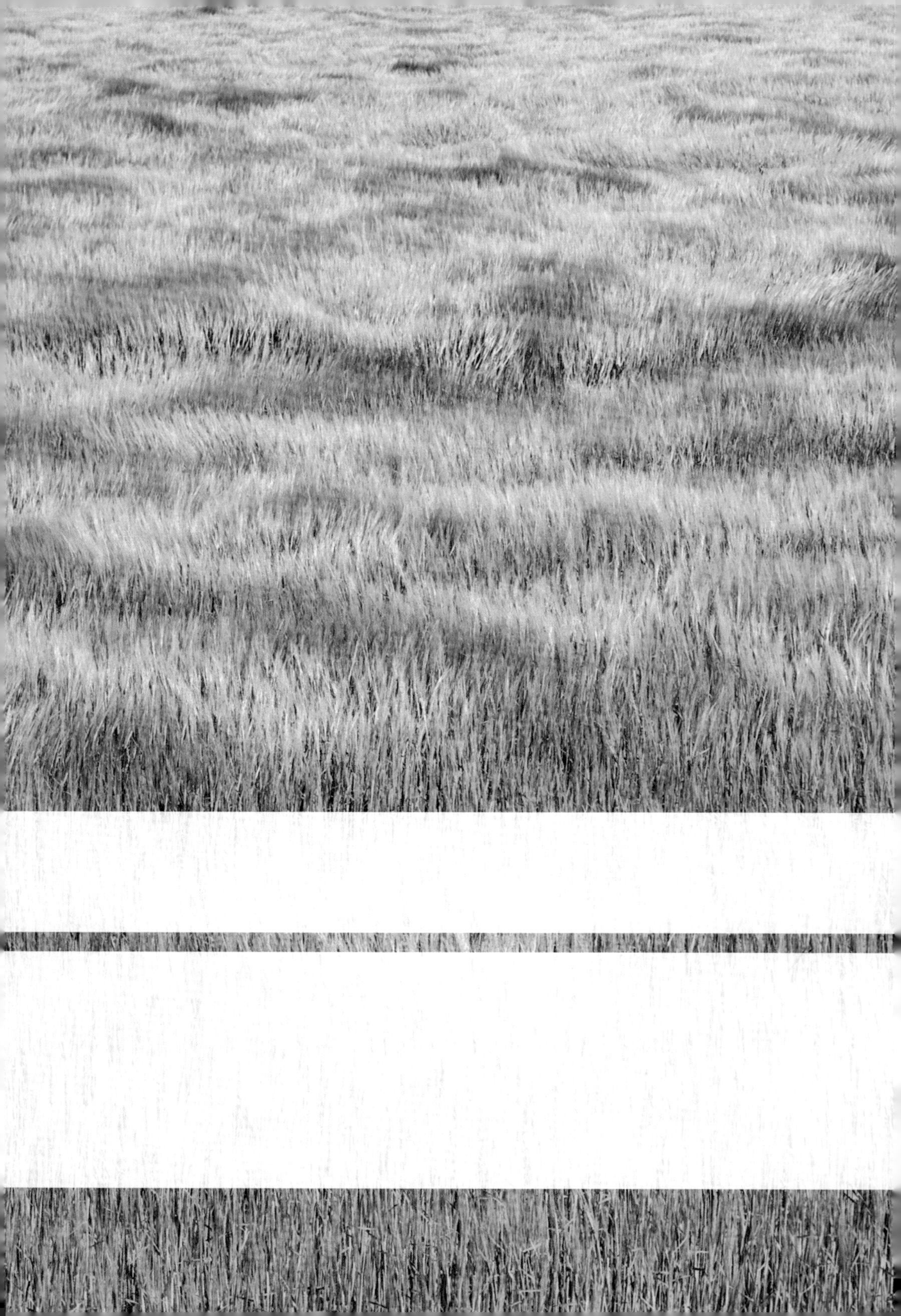

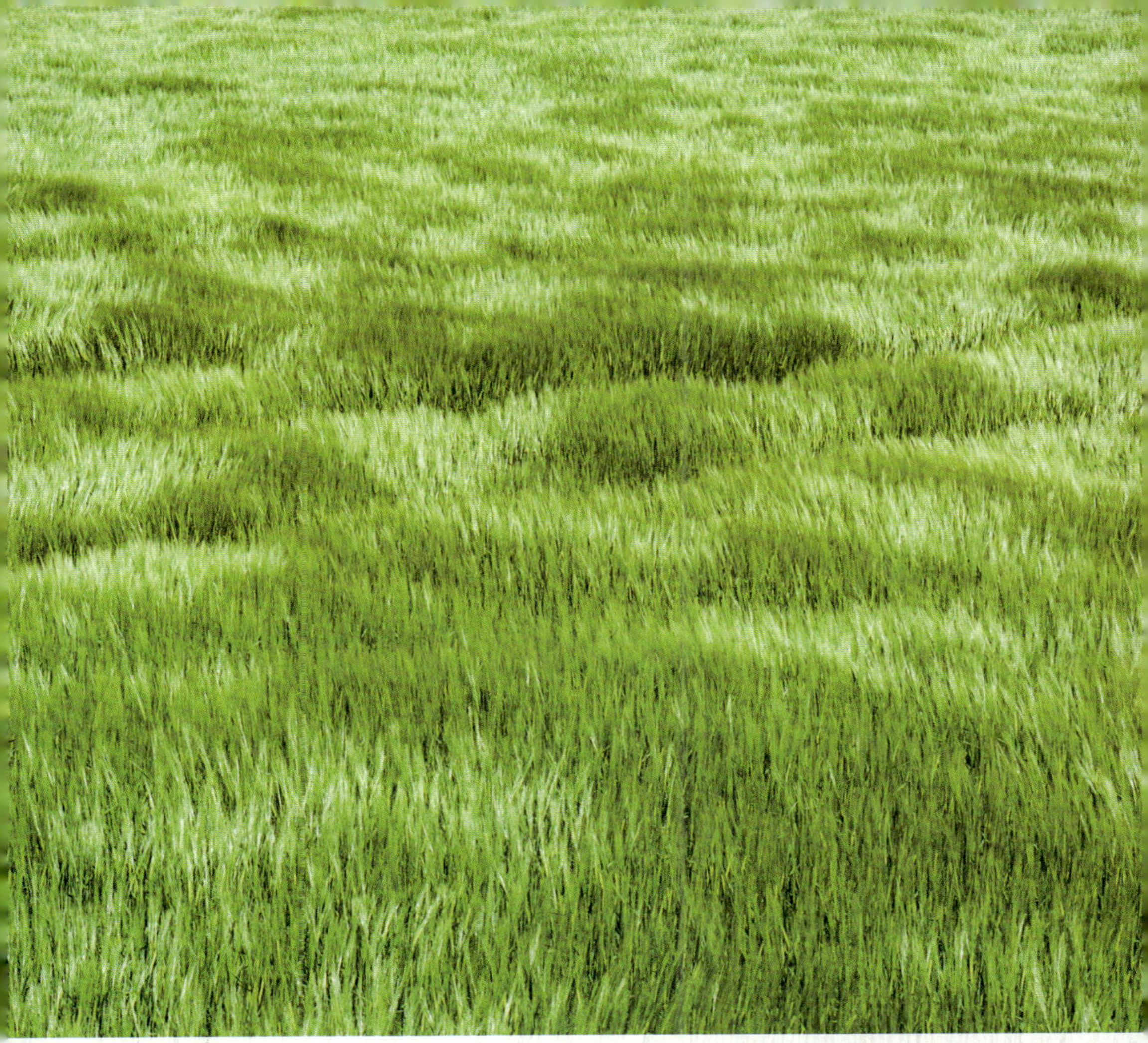

TEIL 1: GRUNDLAGEN

Symbole sind wie Farben, Töne oder Worte Frequenzen, die als Schwingungen auf einen Empfänger übertragen werden können. Die Frequenz einer Farbe kann auch als Tonfrequenz wiedergegeben werden. Genauso können die »Schwingungsmittel« der klassischen Homöopathie in eine andere Ausdrucksform übersetzt werden, zum Beispiel in Symbole. Man braucht also nicht einmal mehr das Mittel selbst, um einer Heilimpuls in den Organismus zu bringen. Es genügt das Symbol, in das Sie mit Ihrer Gedankenkraft die passende Potenz einspeichern können. In diesem Kapitel erfahren Sie, wie Sie dies auf einfache Weise tun.

Homöopathie ist energetische Medizin

Die homöopathische Therapie wurde von dem 1755 in Meißen geborenen Arzt Samuel Hahnemann entwickelt. Er leitete die Bezeichnung Homöopathie aus dem Griechischen ab: von homoios = ähnlich und pathos = Leiden. Seine Grundregel lautete: »Similia similibus curentur« – Ähnliches mit Ähnlichem heilen. Die Homöopathie gehört zu den Reiztherapien mit verdünnten und verschüttelten Stoffen – von Hahnemann »dynamisierte« Stoffe genannt –, die erst auf diese Weise die homöopathische Heilwirkung entfalten. Das wichtigste Prinzip ist die Ähnlichkeitsregel, d. h., eine homöopathische Arznei wird die Krankheitssymptome beseitigen, die der Ausgangsstoff in nicht homöopathisch verarbeiteter Form verursachen kann. Die passende Schwingung bzw. Frequenz erhält das gefundene Mittel aber erst dann, wenn die passende »Potenz« dazukommt, die erst die Dynamisierung ausmacht. Es ist ein großer Unterschied, ob eine eher körperlich orientierte D-Potenz verordnet wird oder eine sehr hohe Potenz wie die LM-Potenz. So kann das Mittel bestmöglich gewählt worden sein, ist aber nur halb wirksam, weil die Potenz nicht stimmt. Hahnemanns klassische Homöopathie ist weltweit verbreitet, und sie ist eine sanfte und gleichzeitig tief greifende Heilmethode.

Heutzutage versucht die Wissenschaft der Biophysik, die Wirkungsmechanismen von homöopathischen Mitteln zu erklären, indem sie die von den Mitteln ausgehenden elektromagnetischen Wellen erfasst und beobachtet, wie diese mit biologischen Systemen interagieren. Die Forschungen in diesem Gebiet dauern aber noch an und gestalten sich zum Teil recht schleppend, vermutlich auch deswegen, weil es nicht im Sinne der Pharmabranche ist, den wissenschaftlichen Nachweis über die Wirksamkeit der Homöopathie zu erbringen, sonst würden diese Forschungen mit wesentlich mehr finanziellen Mitteln unterstützt. Vor einigen Jahren wurde eine Studie zur Homöopathie durchgeführt und im *Lancet-Magazin* (Lancet 2005; 366 (9487): 726–733) veröffentlicht. Hierbei zeigte sich, dass die Wirkungsmechanismen von Homöopathika andere sein müssen, als mit einer bislang üblichen Doppelblindstudie im Rahmen klassischer Pharmaziestudien nachgewiesen werden konnte. So ist offensichtlich das Prinzip von Dosis und Wirkung auf die Homöopathie nicht anwendbar. Man hatte beobach-

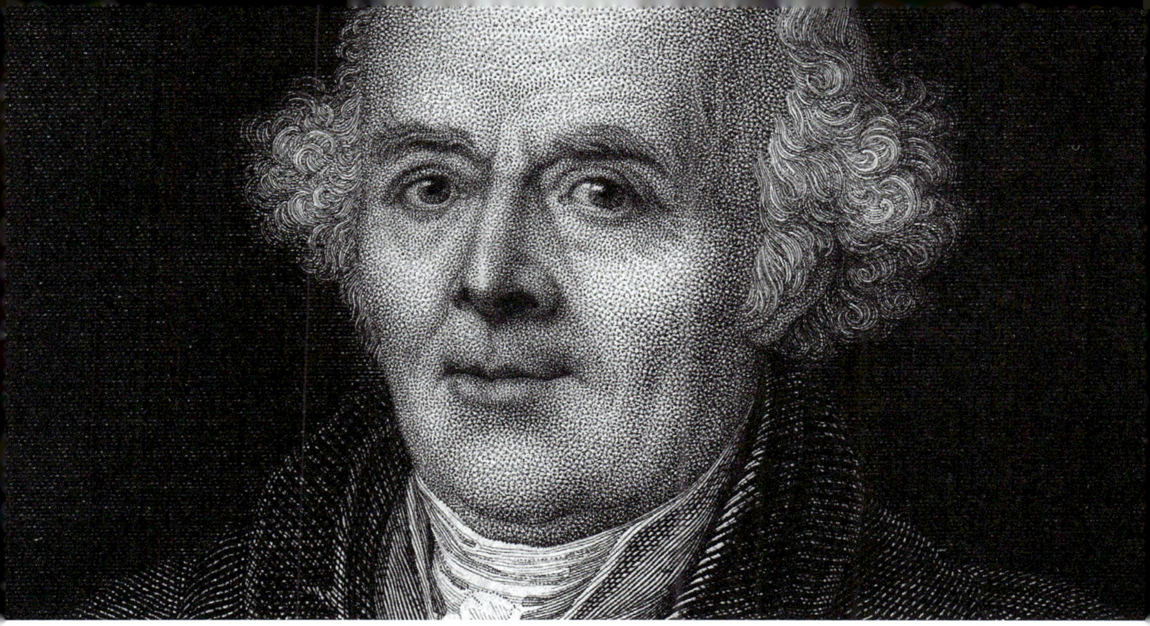

Samuel Hahnemann lieferte das Grundprinzip der Homöopathie.

tet, dass die Wirkungen, die in der Homöopathie »Prüfsymptome« genannt werden, sehr deutlich bei hohen Potenzen, d.h. gleichzeitig extrem hoher Verdünnung, auftreten, obwohl in der homöopathischen Zubereitung höher als D23 kein Wirkstoffmolekül mehr vorhanden sein dürfte. Bei Potenzen, die höher als D23 sind, oder bei C-Potenzen bleibt die Wirkung oft über einen längeren Zeitraum bestehen, auch wenn keine Aufnahme des Mittels mehr erfolgt. Für uns ist das ein eindeutiger Hinweis, dass hier Schwingungsfrequenzen am Wirken sind, die nur jenseits von Materie oder chemischen Reaktionen zu erklären sind, ähnlich wie bei anderen Verfahren der Resonanztherapien.

Die Behandlungsdauer

In der klassischen Homöopathie gibt es keine Standardvorschriften, wie lange eine Behandlung zu dauern hat. Das richtet sich ganz nach dem Beschwerdebild. Ebenso ist es bei der Arbeit mit den Homöopathie-Symbolen in diesem Buch. Wenn Sie noch Beschwerden haben, versuchen Sie ein anderes Mittel, das Sie intuitiv auswählen. Wiederholen Sie ein Mittel nicht zu schnell, sondern lassen Sie dem Organismus genügend Zeit, darauf zu reagieren. In der Regel brauchen Sie ein Mittel nur so lange, bis es Ihnen deutlich besser geht. Der Gedanke der Vorbeugung widerspricht diesem Prinzip. Die Einnahmehäufigkeit kann auch je nach Potenz variieren. Bei akuten Beschwerden können Sie das Mittel auch häufiger einschwingen, die Abstände aber mit Besserung der Beschwerden verlängern. Die kosmische Potenz schwingt man in der Regel nur einmal ein, da sie als unendlich hohe Potenzierungsmöglichkeit quasi wie ein Selbstläufer wirkt, der sich eigenständig regulieren und anpassen kann.

Wirkungsweise und Nebenwirkungen

WICHTIG: Die Mittel der Symbolapotheke gehören zur energetischen Medizin. Sie können auch begleitend zur Schulmedizin gute Dienste leisten. Schon aus rechtlichen Gründen müssen wir aber darauf hinweisen, dass Sie die Grenzen der Selbstmedikation beachten sollten und bei lebensbedrohlichen Zuständen natürlich den Arzt rufen müssen. Es darf niemals ein schulmedizinisches Medikament eigenmächtig abgesetzt und durch ein Homöopathikum oder ein Symbol ersetzt werden. Die Einnahme unterstützender Mittel sollte stets mit dem behandelnden Arzt abgesprochen werden. »Kleine Mittel« wie Latrodectus mactans kann man bei heftigen Zuständen wie Herzinfarkt oder Schlaganfall einsetzen, da es mächtige Mittel sind, aber nicht *anstatt* einer notfallmedizinischen Behandlung, sondern begleitend oder danach in Absprache mit dem Arzt. Auch die Behandlung von Schwangeren und Kindern sollte stets in Absprache mit dem Frauenarzt, der Hebamme oder dem Kinderarzt erfolgen.

Wir arbeiten hier zwar »nur« mit Symbolen, aber wir wissen, dass es Wirkungen gibt (wir sprechen absichtlich nicht von Nebenwirkungen, sondern von Wirkungen im Sinne von Reaktionen bzw. Anregung der inneren Lebenskraft). Die homöopathische Symbolapotheke soll helfen, die Beschwerden zu harmonisieren und innere und äußere Einflüsse verträglicher zu machen. Der Organismus soll in die Lage versetzt werden, sich selbst heilen zu können. Insofern gibt es keine »negativen« Auswirkungen, wohl aber solche, die für den Betroffenen nicht immer angenehm sein mögen. Die sogenannte Erstverschlimmerung ist somit kein Zeichen eines mangelnden Erfolges, sondern vielmehr ein Zeichen, dass ein erstarrter Organismus wieder auf einen Reiz reagieren kann. Das ist zum Beispiel besonders bei chronischen Erkrankungen wichtig. Die Behandlung sollte aber abgebrochen werden, wenn eine Verschlechterung der Symptome über mehrere Tage anhält.

Symbole als kraftvolle Heilmittel

Symbole sind kraftvolle Heilmittel und, wie uns die Erfahrungsberichte zeigen, auch und gerade in Verbindung mit der Homöopathie erstaunlich wirkungsvoll. Bei vielen Völkern wurden die komplexen Informationen bzw. die Schwingungen, die bestimmte Formen wie einen Baum, einen Stein oder einen Planeten repräsentierten, auf möglichst einfache symbolhafte Weise kumuliert, um sie nutzen zu können. Ein einfacher Kreis für das komplexe Wesen Sonne, ein Auge für Gott, ein Strich für einen Baum usw. Auch die Körperbemalungen in vielen Kulturkreisen enthalten komplexe Informationen, die nicht einfach nur auf eine Beschreibung der sichtbaren Form reduziert werden können. Viele Schamanen und unsere Vorfahren kennen durch Überlieferungen die Kraft von Symbolen, weil sie um den mystischen Inhalt wissen, und beziehen sie in wichtige Rituale ein. Häufige Gestaltungselemente sind Strich, Kreis, Dreieck und Viereck. Viele wunderschöne, für uns sehr ästhetisch anmutende Mandalas haben eine Struktur, die man in der Natur beobachten kann: Mineralien, Eiskristalle oder die Anordnung von Wassermolekülen. Zellen mit ihrem Zellkern sind so gebaut oder Atome, die von Elektronen und Neutronen umkreist werden. Pflanzen, allen voran Blumen, bilden auffallend oft Mandalas aus.

Heutzutage sind Bilder und Symbole allgegenwärtig. Immer tragen Symbole für den Betrachter eine Bedeutung in sich, sie sollen uns etwas sagen, ob wir das nun »rational« verstehen können oder eher unterbewusst als »Sprache der Seele«. Symbole enthalten Informationen in komprimierter Form. Auch unser Gehirn denkt in Symbolen, wie Forschungen von Neurologen und Sprachwissenschaftlern belegen. Symbole sind die Sprache des Unbewussten und können uns wertvolle Informationen liefern. Und diese Impulse können sogar einen heilenden Einfluss auf uns haben, denn wir wissen heute: Energie und Informationsfelder bestimmen auch unsere Physiologie und unsere Biochemie. Die Symbolsprache der Seele entschlüsselte wie kein anderer der Psychologe Carl Gustav Jung. Bei der Analyse von Träumen stieß der Psychologe auf Gemeinsamkeiten mit den bildlichen Darstellungen in fremden Kulturen. In seinem Standardwerk *Der Mensch und seine Symbole* beschreibt er bestimmte »Archetypen« als Energiekomplexe, die allen Menschen gemeinsam sind und zum sogenannten »kollektiven Unbewussten« gehören. Diese Urbilder der Seele können auch wachgerufen werden durch Begegnungen mit Menschen oder alltäglichen Symbolen. Nach Jung sprechen sie eine tiefere Schicht der Psyche an.

Neuere Forschungen aus der Neurologie bestätigen, dass Symbole die Sprachgrundlage unseres Gehirns sind. Neurologen vergleichen das Gehirn mit seinen über 100 Milliarden Nervenzellen und über 100 Millionen Synapsen mit einem Computer: Das Gehirn ist der Computer – die Hardware –, unser Geist eine Art Programm, sozusagen die Software. Und die Sprache des Geistes sind innere Bilder in Form von Symbolen, sie sind die Basis unserer Denkfähigkeit, unserer inneren Kommunikation. Doch eine Dimension unterscheidet das menschliche Gehirn sehr wohl noch vom Computer: Die Symbole (Informationen) sind immer gekoppelt an Emotionen. Die »Physical-Symbol-Hypothesis« der Computerwissenschaftler Alan Newell und Herbert A. Simon besagt, dass das menschliche Gehirn angefüllt ist mit elementaren Symbolen, die durch Nervenzellen identifiziert werden.

Wir benutzen Symbole seit vielen Jahren als wertvolle Hilfsmittel zur Aktivierung von energetischen Ressourcen in allen möglichen Lebensbereichen. Genauso wie jedes Wort oder jeder Klang hat auch jedes Symbol eine ganz bestimmte Frequenz und einen bestimmten geistigen Inhalt gespeichert, der zur Wirkung gebracht wird, sobald man das Symbol aktiviert. Die Symbolenergien sind energetische Harmonisierungsmöglichkeiten von Dissonanzen im feinstofflichen Feld lebender Organismen, so wie Blütenessenzen, homöopathische Mittel oder Heilsteine. Sie können wie andere Frequenzen jederzeit und vor allem nahezu kostenlos angezapft werden. Symbole können auf die unterschiedlichen Ebenen Körper/stoffliche Welt, Seele/Gefühle und Geist/Denken spürbar ausgleichend einwirken. Die Wirkung kann als ein »In-Bewegung-Bringen« des zu statisch gewordenen Organismus spürbar sein, was mit der Erstreaktion nach der Einnahme eines homöopathischen Mittels vergleichbar ist. Verborgene Gefühlskonflikte oder Traumata können ans Licht kommen oder die Selbstheilungskräfte durch körperliche Reaktionen aktiviert werden. So ist jede Reaktion genau »richtig«. Auch eine »Überdosierung« ist eigentlich nicht möglich, der Körper oder das emotionale Feld des Menschen, des Tieres, der Pflanze oder eines Raumes nimmt nur die Dosis an, die gebraucht wird und bewältigt werden kann. Trotzdem setzt die praktische Arbeit mit den Symbolen einen respektvollen Umgang mit diesen Energien in Eigenverantwortung voraus, und die Arbeit mit Symbolen ersetzt auch keine Medikamente oder ärztliche Behandlung.

Die homöopathische Symbolapotheke – Kombination aus Homöopathie und Symbolschwingung

Die 70 »kleinen, aber feinen« Schwingungsmittel, die wir Ihnen mit diesem Buch an die Hand geben, und auch die acht Spezialmittel für das Störfrequenzthema sind aus der Idee heraus entstanden, dass jede Ausdrucksform einer Frequenz durch eine andere Ausdrucksform ersetzt werden kann. Wir kennen das bereits aus der Welt der Klänge und Farben, wo die gleichen Frequenzen durch Farbe und Ton darstellbar sind. Die Empfindung von Farbe beruht auf Licht, auf elektromagnetischen Wellen. Musik und Töne entstehen hingegen aus mechanischen Schwingungen.

Im Bereich dessen, was der Mensch mit seinen Sinnen wahrnehmen kann, gibt es vielfältige Analogien, die wir nicht immer mit physikalischen Mitteln messen können. Wir hören den Ton, wir sehen die Farbe oder das Symbol, wir riechen den Duft, wir spüren die Berührung, und immer nehmen wir dabei auch das Unsichtbare wahr, das jenseits des Spektrums unserer Sinne, wohl aber im Bereich der Fähigkeiten der Hellsinne liegt. Womit wir in Resonanz gehen, hängt von unserer inneren Resonanz, unserer »inneren Ähnlichkeit« ab.

Das, was uns nichts angeht, was nicht auf Resonanz trifft, wird einfach durch uns hindurchfließen, wie Gedanken, die jemand über uns denkt, durchaus nicht alle in unserem System »hängen bleiben«, um uns etwa negativ zu beeinflussen. Nur dann, wenn uns zum Beispiel jemand schuldig spricht und wir uns innerlich auch schuldig fühlen, wird diese Energie bzw. diese Frequenz in uns haften bleiben und Auswirkungen emotionaler oder körperlicher Art zeigen können.

Wie schon in Band 1 sind die homöopathischen Symbole in diesem Buch auf intuitivem Wege entstanden. Letztendlich sind es immer geführte Eingebungen aus dem Bereich des umfassenden morphogenetischen Informationsfeldes, die uns diese Formen als Ausdrucksweise für die klassischen homöopathischen Mittel intuitiv geliefert haben. In tiefer Verbindung, Achtsamkeit, Wertschätzung für die zugrunde liegenden Substanzen heraus wurden uns die entsprechenden Symbole geschenkt, damit wir Sie Ihnen für die praktische Nutzung zur Verfügung stellen können, anstelle der klassischen Globuli oder auch zum alleinigen Einsatz als Schwingungsmedizin. Wie das »echte« homöopathische Mittel tritt das »Symbolmittel« in Resonanz zu Ihrem körperlichen, emotionalen oder geistigen Anliegen und wird die dem Organismus innewohnende Lebenskraft anregen, die Selbstheilungskräfte zu stärken und zu aktivieren.

Die 70 »kleinen, aber feinen« Mittel der Homöopathie

Die Fachleute in der Homöopathie unterscheiden sogenannte große Mittel von den kleinen homöopathischen Mitteln. Unter einem großen Mittel versteht man ganz einfach ein Mittel, das an verschiedenen Testpersonen ausgiebig geprüft wurde und deshalb von seinen Symptomen her gut beschrieben ist. Große Mittel wie Arnica, Aconitum oder Belladonna werden von der Bevölkerung häufig angewendet, weil sie bekannt sind. Es liegt hierfür in den Büchern ein ausführliches Arzneimittelbild vor; man kann die Einsatzgebiete nachlesen.

In einer sogenannten Arzneimittelprüfung nehmen mehrere gesunde Menschen das zu prüfende Mittel ein. Dann beobachtet man, welche Symptome am Gesunden auftauchen und dokumentiert diese. Aufgeschrieben werden neben den körperlichen Veränderungen auch Auffälligkeiten bei der Gemütslage bzw. der emotionalen Befindlichkeit. Die Gesamtheit aller beobachteten und dokumentierten Symptome bildet das »Arzneimittelbild« des homöopathischen Mittels, was ein stehender Begriff in der Homöopathie ist.

Ein »kleines Mittel« ist dagegen ein homöopathisches Mittel, das in der Regel nicht gut geprüft wurde oder nur auf der körperlichen, nicht aber auf der seelischen Ebene. Weil kein ausführliches Arzneimittelbild existiert, werden diese Mittel eher selten eingesetzt; zu Unrecht, wie wir meinen. Wenn man sich energetisch-geistig mit dem Wesen der Ursubstanz verbindet, kann man die Informationen über das Mittel auch außerhalb des klassischen Arzneimittelbildes einsammeln und als Schwingungsmedizin nutzen.

Natürlich mussten wir auch für die 70 »kleinen Mittel« eine Auswahl treffen, und es gibt noch viel mehr unbekannte wertvolle Mittel. Die Experten unter Ihnen mögen uns verzeihen, wenn aus ihrer Sicht manche der »kleinen« Mittel doch eher große Mittel sein mögen. Die Grenzen sind oft fließend. Der eine weiß mehr darüber, der andere weniger. Das Gros der Anwender wird die Mittel jedoch eher noch nicht kennen. Statt sich die Globuli kaufen zu müssen, können Sie diese Symbole nun zur Informationsübertragung benutzen oder sich einfach unarzneiliche (»leere«) Globuli anschaffen, auf die Sie mit Gedankenkraft die entsprechenden Symbole aufspeichern können. Machen Sie ruhig auch Experimente damit, wie die Symbole allein wirken – oder die »echten« Globuli plus das Symbol. Wie Hahnemann auch sind wir hier auf die Erfahrungen der Anwender angewiesen, da das Heilen mit Symbolen zwar einerseits schon eine jahrtausendealte Heilmethode zu sein scheint (siehe »Ötzi«), andererseits aber erst in den letzten 20 Jahren als Möglichkeit der Resonanztherapie wieder neu aufgetaucht ist. Das allerdings mit sehr zahlreichen vielversprechenden Ergebnissen, wie uns viele Therapeuten reflektiert haben. Wir bewegen uns hier im Bereich der sogenannten »Grenzwissenschaften«, und Sie wissen ja bestimmt, dass diese keinesfalls »wissenschaftlich« anerkannt sind. Dafür sind Sie aber vor Nebenwirkungen sicher, nicht aber vor Wirkungen! Wirkung bedeutet, dass sich etwas verändert und in Bewegung gesetzt wird, und Heilung geschieht nur dort, wo Veränderung stattfindet und eine Situation der Starre gelöst wird. Und dazu sind Symbole sehr wohl in der Lage.

Gesundheit im digitalen Zeitalter: die acht neuen Spezialmittel zur Entstörung von Frequenzen

Zusätzlich zu den in Symbolform codierten 70 homöopathischen Mitteln bieten wir Ihnen mit diesem Symbolefundus noch etwas ganz Besonderes und bisher Einmaliges an: die acht Frequenzmittel, die einen höchst aktuellen Hintergrund haben. Es gibt inzwischen so viele Frequenzeinflüsse, die auf unseren Organismus und auf alles Lebendige einwirken und mit denen unser Organismus mehr oder weniger Probleme hat. Themen wie Elektrosmog, Funkwellen, Mikrowellen, Handystrahlung usw. kannte Hahnemann noch nicht. Die digitale Vernetzung hat genauso wie die industrielle Aufbereitung unserer Nahrungsmittel ihren Preis.

Zahlreiche körperliche wie psychische Symptome sind bereits dokumentiert, wenn auch noch nicht wirklich von der Schulmedizin als Auswirkungen von unverträglicher Strahlung anerkannt. Bei Themen wie Bienen- oder Insektensterben richtet sich die Aufmerksamkeit zum großen Teil auf chemische Gifte und die »klassische« Umweltverschmutzung. Tiere reagieren jedoch sehr sensibel auf Störfrequenzen, verlieren ihren Orientierungssinn, haben Herzstillstände oder sterben »einfach so«. Vögel fallen vom Himmel, und es wird »keine Ursache« gefunden. Weil man den Zusammenhang mit den unsichtbaren Frequenzen nicht untersucht. Zahlreiche Menschen empfinden sich jedoch mittlerweile als zu den Elektrosensiblen gehörig, bekommen leicht und schnell Kopfschmerzen vor dem Computer oder können nur noch sehr kurze

Zeit das Handy am Kopf halten. Manche fühlen sich sogar von unsichtbaren Frequenzwaffen bedroht, weil sie anfallsweise rasende unerklärliche Schmerzen haben. Die psychischen Auswirkungen sind so gut wie gar nicht untersucht und schon gar nicht systematisiert und dokumentiert. Man kann nur Vermutungen anstellen in Richtung von Themen wie Konzentrationsfähigkeit, Demenzerkrankungen, Autismus und sonstige Verhaltensstörungen.

Da wir seit Jahren schon über ein Symbol zur Harmonisierung von Elektrosmog verfügen, mit dem man Geräte im Haushalt entstören kann, haben wir uns überlegt, dass es auch »homöopathische Mittel«, codiert in Symbolform, geben muss, die im Sinne des Ähnlichkeitsprinzips den Anforderungen genügen können, Frequenzeinflüsse unterschiedlichster Art für den lebendigen Organismus zu harmonisieren. Zu diesem Zweck ist es uns gelungen, acht Symbole zu entwickeln, die wie »echte« homöopathische Mittel potenziert und gegen bestimmte Frequenzbelastungen eingesetzt werden können.

Diese acht Entstörsymbole und Bereiche haben wir ausgewählt:

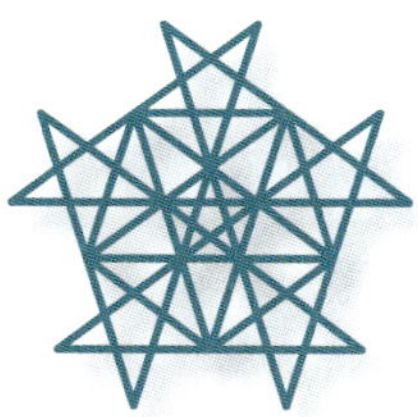
Erdmagnetfeld

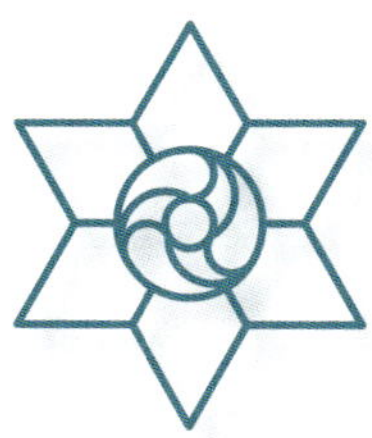
Erdstrahlen

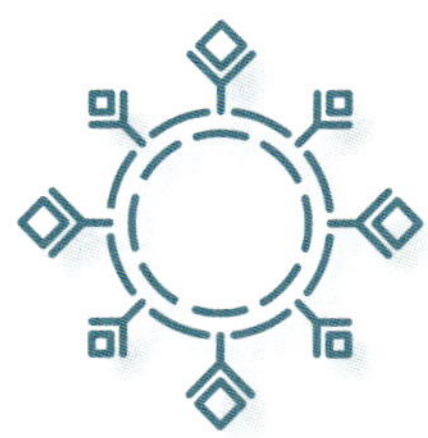
Interne Strahlung

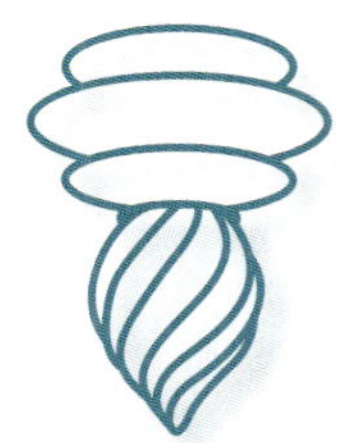
Kosmische Strahlung

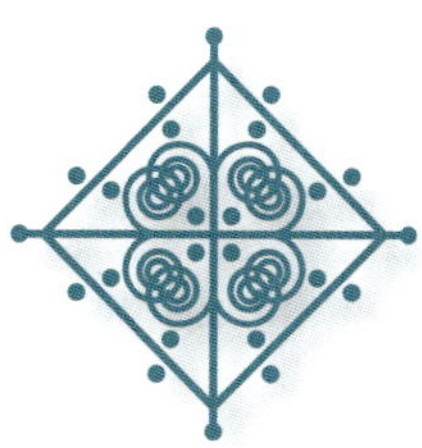
Mikrowellen

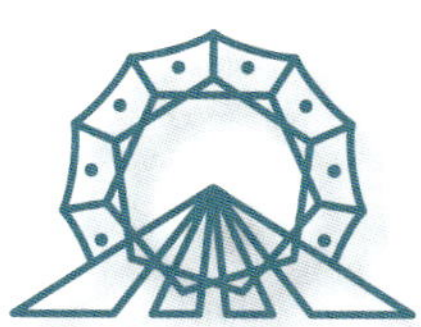
Mobilfunk

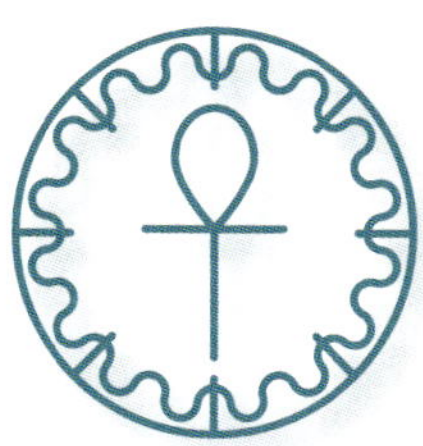
Sonneneinstrahlung

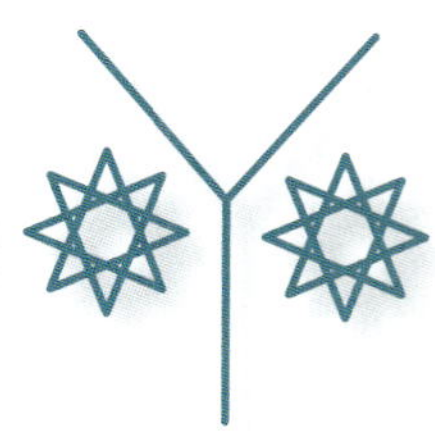
W-LAN

Wo elektrische Energie verbraucht wird, entstehen elektrische und magnetische Felder. Bei hoher Frequenz verschmelzen die elektrischen und magnetischen Komponenten miteinander und werden dann zu elektromagnetischen Feldern.

Nachdem unser Alltag immer stärker elektrifiziert wird, nehmen auch elektromagnetische Felder immer mehr zu. Mensch, Tier und Natur sind im Alltag den Strahlen unterschiedlichster Art ausgesetzt.

Natürliche Felder sind auf der Welt seit Jahrmillionen vorhanden. Die meisten kann man nicht spüren, etwas das Erdmagnetfeld, die Luftelektrizität oder die geringe Radioaktivität von Erde und Kosmos – oder die UV-Strahlen der Sonne. Elektrosensible Menschen reagieren jedoch immer mehr mit gesundheitlichen Beschwerden auf die allseits vorhandenen Frequenzen.

Was ist Elektrosmog?

Elektrosmog, abgekürzt auch E-Smog, bezeichnet elektrische, magnetische und elektromagnetische Felder, die meist durch den Einsatz technischer Groß- und Kleingeräte in unserem direkten Lebensumfeld entstehen. Technisch gesehen ist Elektrosmog die Summe aller uns umgebenden Felder aus natürlicher und technischer Strahlung. Elektromagnetische Strahlung entsteht, wenn Elektrizität produziert, transportiert oder verbraucht wird. Aber auch wenn elektrische Spannung anliegt oder elektrischer Strom fließt. Jedes Elektrogerät oder Stromkabel verursacht quasi als »Nebenwirkung« elektrische, magnetische oder elektromagnetische Felder. Zu elektromagnetischer Belastung kommt es zum Beispiel durch Radio-, Fernseh- oder Mobilfunkwellen – von niedrigfrequenten Feldern bis hin zu Hochfrequenz und Radioaktivität. Wenn ein Radiosender oder ein Mobilfunkmast sendet, entstehen hochfrequente elektromagnetische Wellen. Diese werden drahtlos durch die Luft übertragen. Der Rhythmus, in dem die Wellen schwingen, wird in Hertz (Hz) gemessen. Elektromagnetische Wellen können die natürlichen biochemischen Schwingungen des Organismus aus dem Gleichgewicht bringen. Smartphones, Schnurlostelefone, PCs, W-LAN, Bluetooth, Mikrowelle, Radiowecker, Hochspannungsleitungen, Mobilfunkmasten und welche Geräte auch immer wir künftig noch erfinden werden, kreieren einen Wellensalat, von dem wir nicht einschätzen können, wie er mittel- und langfristig auf Mensch, Tier und Natur einwirken wird. Elektrosmog kann die eigene Immunabwehr heruntersetzen, Stresszustände im Körper und in den Zellen verursachen, hormonelle Abläufe stören oder bereits bestehende Krankheitsbilder verstärken. Elektromagnetische Felder werden von der Weltgesundheitsorganisation (WHO) als »möglicherweise kanzerogen« eingestuft.

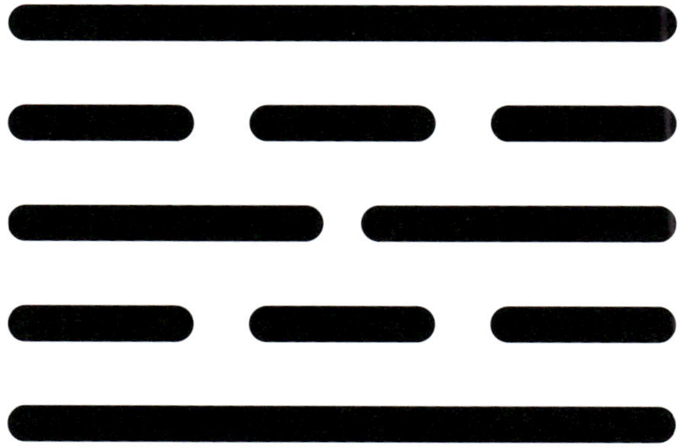

Dieses Symbol kann auf Geräte aufgeklebt werden und diese weitgehend entstören. Da es heutzutage aber nicht mehr in jedem Fall zu 100 Prozent ausgleichen kann, bieten wir die acht Spezialsymbole für Frequenzbelastungen verschiedenster Art an.

Elektrosmog ist eine Begleiterscheinung unserer technisierten Zeit. Im sogenannten digitalen Zeitalter werden elektrische und kabelunabhängige Installationen weiter rasant zunehmen. Hausinterne automatische Beleuchtung, ausgebaute Bahnanlagen, standortunabhängige Telefonie, Geräte des intelligenten und vernetzten Wohnens und Hausautomation, Alarmanlagen und Solaranlagen sind einige der Stichworte. Die neuen Smart-Home-Geräte verbreiten hochfrequente Felder. Die Fernsteuerung einer Heizung strahlt zum Beispiel mit circa 640 Millivolt pro Meter. Ein Wert, der das 30-fache des Richtwerts von Baubiologen überschreitet.

Von besonders weitreichender Strahlung sind gepulste Mikrowellenstrahlen, wie sie zum Beispiel von Radaranlagen ausgesandt werden. Diese Strahlung reicht mindestens 350 Kilometer weit. Elektrosensible, aber auch immer mehr »ganz normale« Menschen berichten in deren Nähe von vermehrt auftretenden Symptomen wie Schwindel, Kopfschmerzen, ständiger Nervosität und Unruhe oder diffusen Schmerzen und Herzbeschwerden.

Alle W-LAN-Router, Handys und Bluetooth-Verbindungen senden nichtionisierende, hochfrequente Dauerstrahlungen aus, die durch eine Wand nicht aufgehalten werden. Dadurch werden starke elektromagnetische Felder aufgebaut.

Die neuen Mobilfunksysteme 3G/4G und der kommende Standard der 5G-Technologie ermöglichen noch viel höhere Datenübertragungsraten. Für die

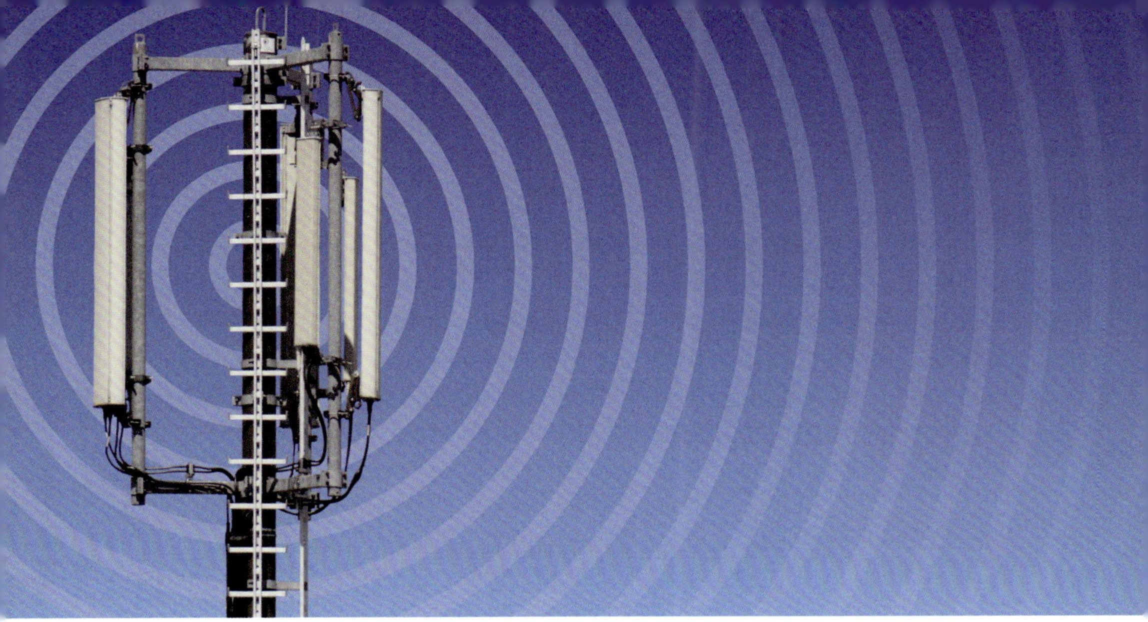

Gepulste Strahlung kann für lebendige Organismen schädlich sein.

5G-Technologie werden unzählige neue Basisstationen in kleinen Abständen benötigt, und die vollständige Einführung kann zu Antennen im Abstand von zehn bis zwölf Häusern führen. Die Folge ist eine unvermeidliche langfristige Exposition aller Lebewesen gegenüber hochfrequenten elektromagnetischen Feldern.

Auch das starke elektromagnetische Feld, das von Leitungen der Bahn ausgeht, hat eine hohe Energiedichte. Beim Menschen wird elektrische Energie wie bei einem Transformator in den Zellen induziert. Die Zellen verhalten sich so, wie wenn ein Akku aufgeladen wird.

Beim Handy ist der sogenannte SAR-Wert wichtig. Er beschreibt die Eindringfähigkeit der Strahlung in den Körper, die »spezifische Absorptionsrate«: Je höher der SAR-Wert ist, desto stärker wird das menschliche Gewebe durch die Strahlung erwärmt. Er ist je nach Handymodell unterschiedlich. Auch die Mikrowellen der mit Hochdruck vorangetriebenen 5G-Technologie werden über die Haut in den Körper aufgenommen und können sehr wahrscheinlich die Zellbiologie des Menschen stören. Gesundheitliche Auswirkungen können ein erhöhtes Krebsrisiko, Zellstress, Genschäden, Lern- und Gedächtnisdefizite, neurologische Störungen, Störungen im Fortpflanzungssystem und psychische Auswirkungen auf das allgemeine Wohlbefinden bei Mensch und Tier sein.

Wir können die Zeit nicht mehr zurückdrehen, sind allerdings im digitalen Zeitalter besonders gefordert, achtsam mit den Möglichkeiten umzugehen, damit das Gleichgewicht von Mensch, Tier und Natur erhalten bleibt.

Die Schwingungspotenzen

Was die Homöopathie so kraftvoll macht, ist nicht die Auswahl der zugrunde liegenden Substanz allein. Mindestens genauso wichtig, wenn nicht entscheidend, ist der Vorgang der »Potenzierung«. Wie der Name schon sagt, bekommt das hergestellte Medikament dadurch seine eigentliche Kraft. Und so haben wir in diesem Buch das »Mittel« in Form des Symbols zur Verfügung gestellt, und es wird kombiniert und kraftvoller gemacht durch die Potenz, die Sie in diesem Fall auf geistigem Wege dazugeben. Dadurch potenziert sich in Folge die Wirksamkeit.

Braucht man einen eher sanften, mehr körperorientierten Anstoß der Selbstheilungskraft, wird man eine D-Potenz dazugeben, bei akuten Beschwerden vielleicht eine C-Potenz. Soll es so sein, werden Sie eine Hochpotenz dazugeben oder sogar die von uns neu zur Verfügung gestellte »kosmische Potenz«, die eine schier unendliche Schwingungserhöhung ermöglicht. Diese ist aber nicht in jedem Fall angesagt, denn es muss der genau passende Heilimpuls für den jeweiligen Fall ausgewählt werden, um den Organismus nicht zu überfordern. Nicht mehr und höher hilft mehr, sondern genau passend hilft am besten!

In der Homöopathie spricht man nicht von verschiedenen Konzentrationen, sondern von Potenzen. Potenzieren heißt quasi »verstärken«, auch wenn es eigentlich noch mehr ist, eher ein Dynamisieren oder die »Schwingungsfrequenz erhöhen«. So paradox das für alle materiell-chemisch denkenden Menschen klingen mag, man potenziert, indem man das Arzneimittel weiter verdünnt und verschüttelt bzw. verreibt. Hahnemann sah den Kern des Potenzierens im Prozess des Verschüttelns und nicht im Verdünnen allein. Er führte die Potenzierung um 1798 ein. Diese geschieht entweder mit Milchzucker (Tabletten) oder mit Alkohol-Wasser-Mischungen (Globuli, Lösungen). Das Potenzieren erfolgt heute in der Regel entweder nach den Vorschriften von Hahnemann oder nach denen des »Homöopathischen Arzneibuches« (HAB).

Die Vorschriften des HAB bilden die gesetzliche Grundlage für die Herstellung homöopathischer Arzneimittel in Deutschland. Dort sind sowohl die Verfahren als auch die zu verwendenden Substanzen beschrieben.

Die in diesem Buch beschriebenen Potenzen können rein intuitiv ausgewählt werden. Man muss nicht im klassischen Sinne wissen, welche Potenz für welche Beschwerde sinnvoll ist. Testen genügt völlig.

Verschüttelung (Dilution)

Ausgangsprodukt ist eine Urtinktur (Symbol: Ø), die entweder im Verhältnis 1:10 – das sind 1 Teil Urtinktur und 9 Teile Lösungsmittel (zusammen also 10 Teile, daher D-Potenzen) – oder im Verhältnis 1:100 – d.h. 1 Teil Urtinktur und 99 Teile Lösungsmittel (zusammen also 100 Teile, daher C-Potenzen) – oder im Verhältnis 1:50.000, also 1 Teil Urtinktur und 49.999 Teile Lösungsmittel (zusammen also 50.000 Teile, daher LM- oder Q-Potenzen), verdünnt und anschließend mit einer festgelegten Zahl von Schlägen geschüttelt wird. Diese Kombination aus Verdünnung und Schütteln wird jeweils pro Potenzierungsschritt durchgeführt.

Verreibung (Trituration)

Substanzen, die nicht in Alkohol oder destilliertem Wasser aufgelöst werden können (z. B. Mineralien), werden zunächst bis zur dritten oder vierten Potenz verrieben (trituriert). Bei der Verreibung wird die Ausgangssubstanz (Symbol O) je Potenzierungsschritt dreimal mit Milchzucker in einem Mörser verrieben und aufgescharrt. Das Verhältnis zwischen Ausgangssubstanz und Milchzucker entspricht pro Potenzierungsschritt in der Regel 1:100 (C-Potenz).

Die Buchstaben D, C und Q bzw. LM stehen für die durchgeführten Verdünnungsschritte:

Potenzart	Herstellung
D-Potenzen	Verdünnung 1:10 + 10 Schüttelschläge
C-Potenzen	Verdünnung 1:100 + 10 Schüttelschläge
Q-/LM-Potenzen	Verdünnung 1:50.000 + 100 Schüttelschläge

D6 bedeutet zum Beispiel sechs Potenzierungsschritte nach dem Verfahren für D-Potenzen, C30 bedeutet 30 Potenzierungsschritte nach dem Verfahren für C-Potenzen.

D-Potenz – körperliche Ebene

D(=Dezimal)-Potenzen können bei akuten Beschwerden öfter eingesetzt werden. Sie wirken mehr auf der körperlichen Ebene des akuten Symptoms.

C-Potenz – Körper- und Geistebene

C30 und C200 sind mittelhohe Potenzen, die nicht unbedingt jeden Tag gegeben werden sollten. C1000 und höher sind hohe Potenzen, die nur in einzelnen Gaben und selten verabreicht werden. C-Potenzen (Centesimalpotenzen) greifen bereits tiefer in den seelisch-geistigen Bereich hinein.

LM-Potenz – die tiefe Seelenebene

LM- oder Q-Potenzen (Quinquaginta-Millesimal-Potenzen) sind sehr hohe Verdünnungsstufen und sollten nur in einzelnen Gaben und sehr selten benutzt werden. Sie sind keine Akutmittel und schwingen die Lebenskraft auf einer tiefen essenziellen Ebene an, damit sich der Organismus selbst heilen kann.

Q-Potenzen entwickelte Hahnemann gegen Ende seines Lebens. Ihre Herstellung wurde erstmals in der 6. Auflage des »Organon« (erschienen 1922) beschrieben. Q-Potenzen sollen eine besonders sanfte Heilwirkung haben. Sie müssen von den LM-Potenzen unterschieden werden.

Q-Potenzen werden grundsätzlich aus der Verreibung (C1 bis C3) des jeweiligen Ausgangsstoffes (Trituration) hergestellt. LM-Potenzen dagegen werden zum größten Teil aus alkoholischen Auszügen der jeweiligen Grundsubstanz (C1 bis C3) hergestellt (Dilutionen).

Niedrige Potenzen sind diejenigen, bei denen aufgrund der noch geringen Zahl an Verdünnungsschritten eine messbare Anzahl an Molekülen der Ausgangssubstanz enthalten ist. Bei »pflanzlichen« Homöopathika ist hier also neben der energetischen auch noch eine rein substanzielle Mittelwirkung, wie in nicht-potenzierten Pflanzenarzneien, wirksam.

Mittelhohe Potenzen, wie die Potenzen ab etwa der C30, haben den Verdünnungsprozess bereits wesentlich öfter durchlaufen. Ihre »Energie« ist somit deutlich gesteigert, wenngleich rein rechnerisch ab ca. der D24 schon keine Moleküle der Ausgangssubstanz mehr in der Arznei vorliegen.

Hohe Potenzen haben einen nochmals gesteigerten Energiegehalt. Sie sollten nur noch ausnahmsweise von Laien selbst eingesetzt werden. Hohe Potenzen sind z.B. Potenzen ab C1000 oder LM- bzw. Q-Potenzen. Die hohen C-Potenzen haben eine lange Wirkdauer. Sie sollten nicht allzu oft wiederholt werden. LM-Potenzen sind stark und gelten als tief und dennoch sanft wirkende Potenzen.

Sehr hohe Potenzen sind z.B. die C10.000, C50.000 und noch höhere Potenzierungsgrade. Sie werden nur in besonderen Krankheitssituationen und bei besonderer Erfahrung seitens des homöopathischen Arztes zum Einsatz kommen. Ihre Wirkung kann unter Umständen Wochen bis Monate andauern.

Der Umgang mit den potenzierten Arzneien erfordert ein hohes Maß an Verantwortung in Anbetracht der großen »Kraft der kleinen Kügelchen«. Diese Beschreibungen gelten in besonderem Maße für den Einsatz von »echten« (immerhin frei verkäuflichen) Kügelchen. Im Rahmen der Symbolapotheke müssen Sie keine Angst haben, dass Sie etwas falsch machen könnten. Es sind reine Schwingungsenergien und eher mit dem Gebiet der mentalen »Geistheilung« vergleichbar. Auch wenn Sie hohe Potenzen austesten, wie eine C 100.000, eine LM- oder die kosmische Potenz, kann nichts Schlimmes passieren.

Kosmische Potenz – unendliche Schwingungserhöhung

Das homöopathische Wirkprinzip ist also bestimmt durch die (Grund-)Substanz und den nicht unwesentlichen Faktor der gewählten Potenz. Jenseits der vordefinierten, im Handel erhältlichen Potenzierungen gibt es natürlich theoretisch viele andere mögliche Potenzen, die bisher nur einfach (noch) nicht materiell hergestellt wurden. Letztendlich kann die Potenzierung im Sinne von Schwingungserhöhung ins Unendliche fortgesetzt werden. Diesen Gedanken hatten wir, als wir uns entschieden haben, eben diese Möglichkeit der Potenzierung bis ins Unendliche als Möglichkeitsprinzip in diesem Buch anzubieten. Das dringt natürlich in Bereiche vor, die wir nur (zumindest im Augenblick) durch geistige Interaktion erreichen können. Durch unseren Geist bzw. unser Wissen um die Möglichkeit einer bis ins Unendliche reichenden stufenlosen Potenzierung bzw. Schwingungserhöhung wird dies Realität, und zwar in genau dem Maße, wie es für uns dienlich und angemessen ist.

Die kosmische Potenz entspricht der absoluten Hingabe an das, was sein soll, nach dem Motto »Dein Wille geschehe«. Der Anstoß der inneren Lebenskraft läuft sozusagen so lange weiter, wie die Schöpferenergie dies für gut hält.

Auswahl und Aktivierung von Symbol und Potenz

In der klassischen Homöopathie ist es relativ schwierig, das passende Mittel für den jeweiligen Fall herauszufinden. Unzählige Einzelsymptome werden zusammengetragen und ausgewertet, bevor sich der geschulte Homöopath für ein Mittel entscheidet. Wenn man ein Testsystem wie den Muskeltest oder den Umgang mit einem Tensor eingeübt hat, ist es relativ einfach, das stimmige Mittel und die passende Potenz herauszufinden. Deshalb möchten wir Sie ermutigen, sich in aller Ruhe damit zu beschäftigen. Aber auch wer sich komplett auf seine Intuition verlassen mag, ist hier genau richtig, wie Sie in diesem Kapitel erfahren werden.

Auswahl der Homöopathie-Symbole

Es gibt mehrere Möglichkeiten, das passende Symbol für Ihr Anliegen herauszufinden. Wichtig ist, dass Sie wissen, wofür Sie das Symbolmittel brauchen bzw. anwenden möchten, z.B. für ein körperliches oder emotionales Anliegen oder für eine Situation, die Sie beschäftigt.

Mit dem Plakat

Das dem Buch beiliegende A2-Plakat können Sie zum Beispiel gut an die Wand hängen, sich davor hinstellen und mit Ihrem gewählten Testsystem das passende Symbol auswählen. Die Potenzen D, C, LM und KP sind auf dem Plakat gleich mitintegriert.

Mit dem Symbolechart

Das Symbolechart auf der hinteren Einklappseite des Buches eignet sich besonders gut, wenn Sie das Testchart zum Beispiel auf einem Tisch vor sich auflegen wollen. Sie können es auch kopieren, ggf. laminieren und dann auch unterwegs immer dabeihaben.

Testsysteme

Testsysteme wie der Kinesiologische Muskeltest, das Pendel oder die Einhandrute sind hier sehr gut geeignet, um das richtige Symbol (oder auch mehrere) aus den Abbildungen herauszufiltern.

Armlängentest

Wenn Sie noch kein Testsystem gelernt haben, ist die einfachste Möglichkeit, über den Körper Ja- oder Nein-Antworten zu bekommen, der Armlängentest. Stellen Sie sich gerade hin, und strecken Sie beide Arme seitlich aus. Die Daumen zeigen dabei zur Innenseite des Körpers. Denken Sie dann »Ja«, und führen Sie die Daumen vor Ihrem Körper zusammen. Die Daumen sollten jetzt auf gleicher Höhe liegen (wenn nicht, macht Ihnen etwas Stress, und Sie sollten zunächst mal zur Ruhe kommen, ein Glas Wasser trinken und es dann noch einmal versuchen). Das ist jetzt Ihre »Ja-Aussage«. Denken Sie anschließend ein »Nein«, und führen Sie Ihre Daumen wieder zusammen; die Daumen sind jetzt gegeneinander verschoben, das heißt, dieser energetische Impuls ist für Sie jetzt ungeeignet.

Intuitive Auswahl

Sie können auch rein intuitiv vorgehen, indem Sie Ihre Augen über die Symbole wandern lassen und dasjenige auswählen, an dem Sie hängen bleiben. Vertrauen Sie Ihrer geistigen Führung, dass dieses Symbol das richtige ist, und testen Sie nicht noch einmal nach.

Blind eine Seite im Buch aufschlagen

Noch eine Möglichkeit, ohne das Plakat zu benutzen: Sie denken an Ihr Anliegen, Symptom oder die Beschwerde und schlagen »blind« eine Seite des Buches auf. Das Mittel und die Botschaft, die Sie hier lesen, sind Ihre!

Auswahl über das Symptomregister

Das Symptomregister im Anhang kann Sie auf die Spur führen, welche Mittel geeignet wären. Dies kann hilfreich sein, ist aber mehr verstandesorientiert, und letztendlich bedienen viele Mittel gleiche oder ähnliche Symptome, sodass am Ende doch wieder eine Entscheidung notwendig sein wird. Der klassische Homöopath trifft diese Entscheidung aus seiner Erfahrung heraus. Da wir die Symbolapotheke aber auch Laien zugänglich machen möchten, ist hier am Ende doch wieder eine Testmöglichkeit bzw. das Vertrauen in Ihre Intuition gefordert. Oder Sie orientieren sich am Stichwortregister und schlagen zusätzlich eine Seite auf.

Auswahl der Potenzen

Nachdem Sie das passende Homöopathie-Symbol ausgewählt haben, ist es, wie in der klassischen Homöopathie auch, wichtig, die richtige Potenz zu bestimmen, um sie mit dem Mittel zu koppeln, damit es optimal wirken kann. Die kosmische Potenz gibt es natürlich nur einmal.

Mit dem Plakat

Sie sehen auf dem Plakat vier Kreise für die Potenzen D, C, LM und KP. Bestimmen Sie zunächst (intuitiv oder mit Testsystem), in welchem der vier Kreise sich die passende Potenz befindet. Danach wählen Sie in diesem Kreis eine Potenz aus.

Mit dem Potenzierungschart

Lassen Sie Ihre Augen am besten intuitiv über die Kästchen gleiten, und wählen Sie das Kästchen aus, wo Sie hängen bleiben – oder nutzen Sie Ihr jeweiliges Testsystem.

Aktivierung der Homöopathie-Symbole

Nun haben Sie sowohl das Homöopathie-Symbol als auch die Potenz ausgewählt. Jetzt geht es darum, beide zu kombinieren.

Geistig potenzieren

Betrachten Sie das ausgewählte Symbol, und stellen Sie sich vor, wie die Potenz in das Mittel hineinfließt. Die Potenz durchdringt jetzt quasi das Mittel bzw. das Symbol für das Mittel. Bleiben Sie für circa eine Minute bei dieser Vorstellung (möglichst ohne sich ablenken zu lassen). Sobald sie eine andere Potenz in das Symbolmittel einspeichern, wird die vorherige Potenz automatisch »überschrieben«.

Das Mittel einnehmen

Anschließend reicht es, wenn Sie nur noch mit dem Symbol arbeiten. Die beste Möglichkeit ist die Übertragung der Energie auf Wasser mit anschließendem schluckweisem Trinken. Die »Wasserübertragung« ist eine wunderbare Möglichkeit, heilende Informationen zu speichern, denn Wasser ist der beste Informationsträger überhaupt. Zeigen Sie mit der linken Hand auf das Symbol im

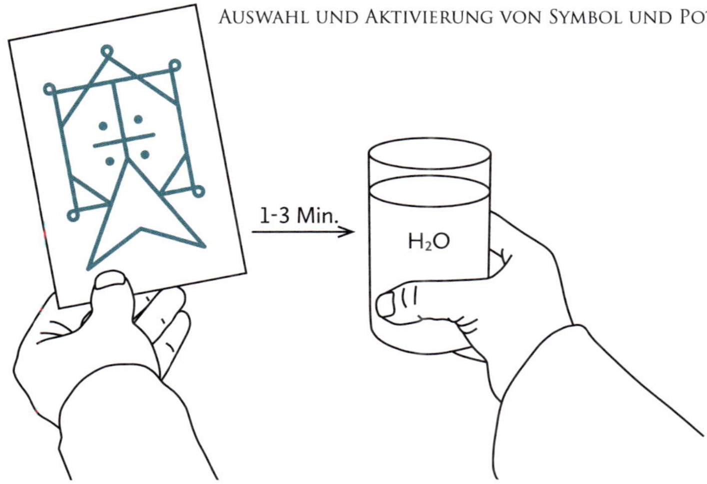

Die Energie des Symbols fließt in das Wasser.

Buch oder auf dem Plakat, oder schauen Sie es einfach an (Sie wissen ja, dass die Potenz jetzt auch schon drin ist). In der rechten Hand halten Sie ein Glas Wasser (muss nicht ganz gefüllt sein). Nun stellen Sie sich etwa eine Minute vor, wie das Symbol in das Wasser hineinfließt und darin ganz aufgenommen bzw. gespeichert wird. So haben Sie Ihr eigenes Heilmittel programmiert. Dann trinken Sie einige Schlucke davon. Bei Bedarf wiederholen Sie bzw. testen Sie aus, wie oft und wie lange Sie ein solches Wasser trinken sollen.

So wie eben beschrieben können Sie natürlich auch vorgehen, wenn Sie die Symbolschwingung statt auf Wasser auf leere Globuli übertragen und diese dann einnehmen möchten.

In den Körper fließen lassen

Legen Sie die linke (Energie aufnehmende) Hand auf das Symbol, oder zeigen Sie darauf. Die rechte Hand legen Sie auf die Stelle am Körper, die Beschwerden macht (wenn das nicht geht, denken Sie sich dorthin), und stellen Sie sich vor, wie die Energie des Symbols jetzt in diese Stelle Ihres Körpers hineinfließt und sich von dort aus verbreitet, wo immer sie hinfließen möchte.

Das Symbol einatmen

Stellen Sie sich vor, wie das Symbol an die entsprechende Stelle im Körper einfließt, während Sie gezielt dorthin atmen. Atmen Sie zum Beispiel direkt in die Schmerzzone und zusätzlich in den ganzen Körper bis in die Tiefen der Zellen.

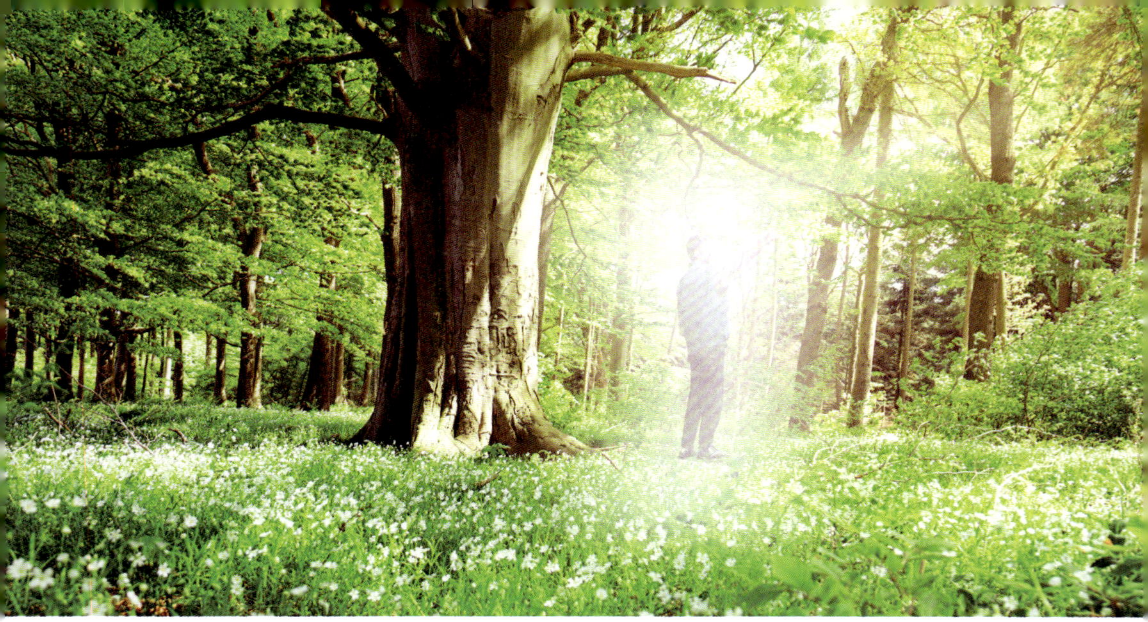

Das Heilmittel kann in das feinstoffliche Feld eingespeichert werden.

Das Symbol visualisieren

Mithilfe Ihres Vorstellungsvermögens können Sie jedes Symbol in eine kraftvolle Energie verwandeln und einfach überall hinschicken, wo es benötigt wird. Stellen Sie sich zunächst die Körperstelle oder die Beschwerde bildlich vor Ihrem geistigen Auge vor. Dann stellen Sie sich vor, wie das Symbol quasi »in die Situation hineinfließt« und alles umhüllt und durchdringt. Sie können auch daran denken, wie das Symbol vor Ihrem inneren Auge erscheint, immer größer wird und dann Ihren ganzen Körper und die Aura einhüllt. Man kann es anschließend noch eine Weile (im Uhrzeigersinn) rotieren lassen. Sie werden spüren, wann dieser Vorgang beendet ist. Dann bedanken Sie sich bei der geistigen Welt, die hierbei geholfen hat.

In die Aura speichern

Die Praxiserfahrungen zeigen, dass es oft sinnvoll ist, das Symbol/Mittel in die Aura der Person, also in einigen Zentimetern Abstand vom Körper, hineinzuspeichern. Das ist das feinstoffliche Feld, in dem die Krankheit zuerst entsteht, bevor sie sich quasi körperlich spürbar manifestiert. In diesem Fall ist es gut zu wissen (bitte austesten), in welcher Region des Körpers Sie das Symbol einspeichern sollen, zum Beispiel in Höhe des Rückens, Bauches, Kopfes usw. Halten Sie das Symbolmittel mit der Hand vor den Körper, und fühlen Sie, wie es in die Aura hineinfließt. Lassen Sie dem Behandelten anschließend genügend Zeit zum Nachwirken, und sprechen Sie dann mit ihm, ob und was er eventuell gespürt hat.

Potenzakkorde herstellen

Wenn sich in einem Fläschchen ein einziges Mittel in verschiedenen Potenzen befindet, also zum Beispiel Verbascum in D4, D6 und D12, dann sprechen wir von Einzelmittel-Potenzakkorden. Da in der Homöopathie die Auswahl der Potenz oft eine genauso schwierige Aufgabe ist wie die Entscheidung für das Mittel selbst, sorgt das nicht nur bei Laien immer wieder für Unsicherheiten. Dies versucht man, mit Potenzakkorden zu umgehen, was allerdings von klassischen Homöopathen kritisiert wird. Dies liegt wohl daran, dass es sich bei diesen Mischungen von verschiedenen Potenzen des gleichen Mittels um eine neue Zubereitungsform handelt, die in der alten Literatur nicht erwähnt ist und somit von Homöopathen, die nach Hahnemanns Regeln arbeiten, nicht gern aufgenommen wird.

Fragen Sie: »Ergibt ein Potenzakkord dieses Mittels Sinn für mein Anliegen?« Wenn ja, müssen Sie herausbekommen, welche Potenzen zum jeweiligen Mittel dazugegeben werden sollen. Wir empfehlen hier, innerhalb der gleichen Potenzreihe zu bleiben, also zum Beispiel drei D-Potenzen, vier C-Potenzen usw., nicht etwa eine D-Potenz, eine C-Potenz und eine LM-Potenz. Es kann aber durchaus vorkommen, dass die kosmische Potenz (KP) zum Akkord dazugenommen wird. Dies ist ein experimenteller Bereich! Stellen Sie sich der Reihe nach vor, wie die einzelnen Potenzen in das Symbol hineinfließen, und dann übertragen Sie das Symbol auf Wasser, Globuli usw.

Kombipräparate herstellen

Die klassische Homöopathie nach Hahnemann verordnet eigentlich keine Kombipräparate, weil sie den ganzen Menschen betrachtet und nicht nur körperliche Symptome. Dennoch sind natürlich – schon aus geschäftlichen Gründen bzw. zum Zwecke der beliebten Selbstmedikation – inzwischen viele Mischmittel auf dem Markt, in denen für ein bestimmtes Beschwerdebild mehrere homöopathische Mittel mit ähnlichen Wirkungsbereichen kombiniert sind. Wenn Sie den Wunsch haben oder getestet haben, dass das Sinn machen würde, können Sie natürlich auch mehrere Symbole »mischen« bzw. kombinieren. In diesem Fall müssen Sie dann auch für jedes Mittel einzeln die Potenz bestimmen. Da »alle guten Dinge drei sind« würden wir Ihnen aber empfehlen, nur jeweils drei Mittel zu kombinieren, da sonst die Klarheit im Körper-Seele-Geist-Organismus vielleicht nicht mehr gegeben ist.

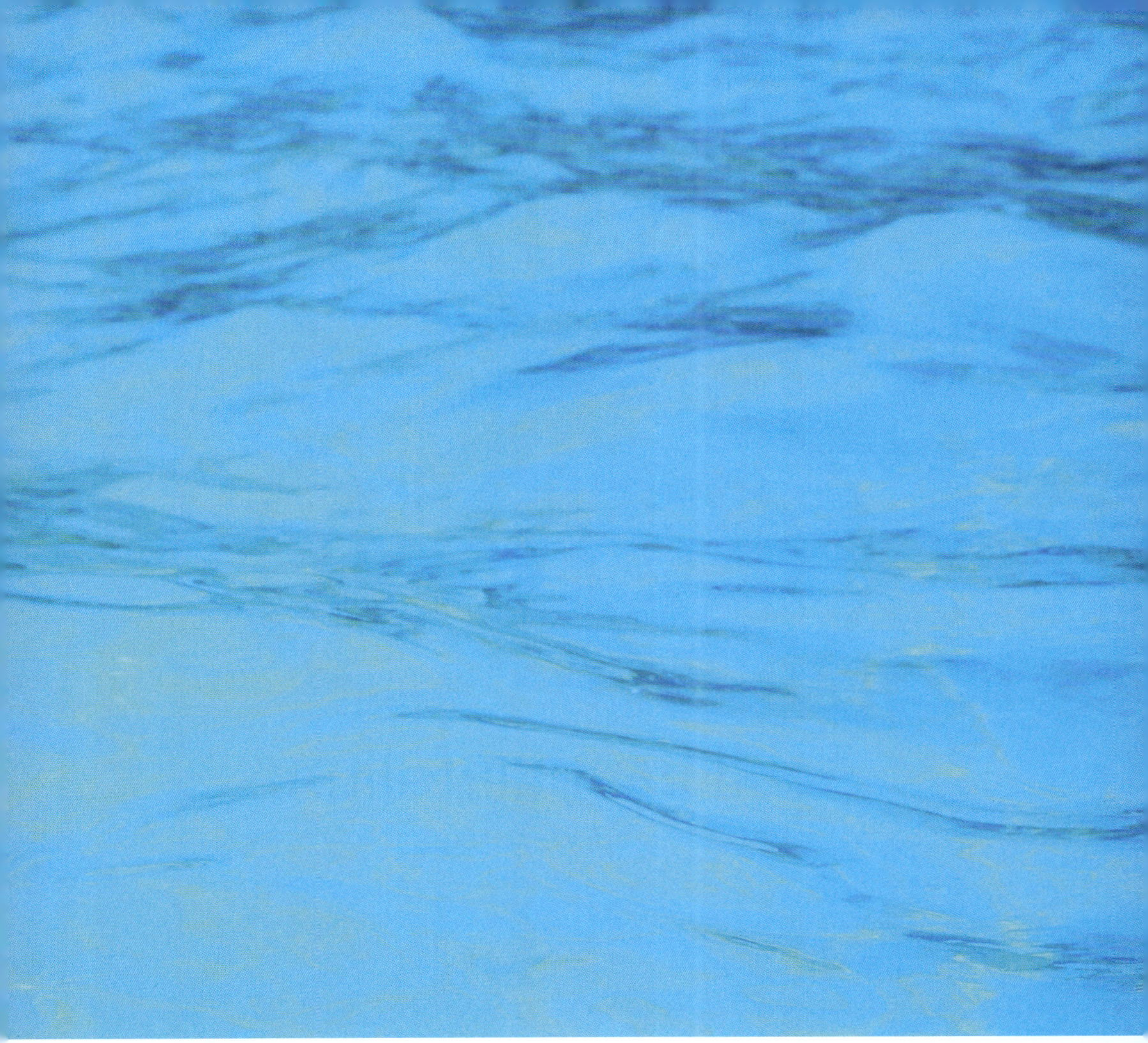

TEIL 2:
DIE 70 »KLEINEN MITTEL«

In diesem Teil finden Sie nun alle Symbole, die als Codierung für 70 klassische homöopathische »kleine Mittel« stehen. Kleine Mittel sind wichtig und effektiv, nur weniger verbreitet als die bekannten Mittel. Die Beschreibung der Substanzen und der körperlich-geistigen Einsatzgebiete sind den Beschreibungen der klassischen Mittel entlehnt bzw. stammen aus dem klassisch-homöopathischen Wissensschatz. Die Botschaften der Seelenwesen sind intuitiv erfasst und möchten Sie ermutigen, die innere Substanz jenseits des Verstandes mit Herz, Seele und Geist zu erfassen.

Achillea millefolium

Schafgarbe

Das Seelenwesen

So fein und zartgliedrig wie die zierlichen Blätter der Schafgarbe – so sind die innersten verletzlichen Anteile deines Seelenwesens. Es wäre sehr schade, wenn du sie weiterhin aus Angst vor Verletzungen verdecken würdest unter dem Panzer deiner dick gewordenen Haut. Jetzt ist die Zeit, dass du lernst, sensibler zu sein, ohne in die Überempfindlichkeit zu gehen.

Pflege und heile die Anteile in dir, die einst verletzt wurden, und öffne dich für die Schönheit und Anmut des Lebens. Richte deinen Blick hinaus in das Licht, und genieße den Duft, der von den Geschenken des Lebens ausströmt. Nimm wieder teil an der Fülle des Lebens, sammle die Blüten und Früchte, schmecke, rieche und genieße dein Sein.

*Ich erlaube mir,
weich und sanft zu sein.*

Substanz

Millefolium wird aus den frischen, oberirdischen Teilen der Gemeinen Schafgarbe gewonnen. Die Ernte findet dabei zur Blütezeit statt. Das Wort Achillea stammt von Aphrodites Empfehlung, diese Pflanze auf die Ferse des Achilles, der im Trojakrieg durch den vergifteten Pfeil des Paris verletzt wurde, zur Heilung aufzutragen. Die Bezeichnung Millefolium deutet auf die äußerst fein gefiederten Blätter der Pflanze hin.

Charakter

Achillea millefolium ist eines der größten Frauenmittel. Die »Achillesferse« weist auf die Verletzbarkeit der betroffenen Menschen hin. Menschen, für die Millefolium geeignet ist, machen oft einen etwas verwirrten, benommenen Eindruck. Sie sind eigentlich sanfte Menschen, die aber unter dem Druck anderer leiden und zum Beispiel durch Blutungen auf Überanstrengung reagieren. Achillea schützt sie vor Angriffen auf ihre schwachen Punkte. Es kann helfen, das Vertrauen in sich und das Leben wiederzufinden, zum Beispiel bei Minderwertigkeitskomplexen. Es ist ein guter Leberschutz, auch wenn einem zu viele »Läuse über die Leber gelaufen« sind.

Einsatzgebiete

Innere und äußere Blutungen, Nasenbluten, Wunden, starke oder schwache Menstruation, Periodenschmerzen. Das Blut ist hellrot. Krampfartige Darmstörungen, Appetitlosigkeit, Entzündungen der Magen-Darm-Schleimhaut, Störungen und Krämpfe im kleinen Becken. Venöse Durchblutungsstörungen, Hämorrhoiden und Krampfaderleiden.

Gute Wirkung auf das weibliche Hormonsystem: unregelmäßige Periode (Menstruation zu lang/zu kurz) besonders bei jungen Mädchen, Ausbleiben der Regel, Regelschmerzen, Prämenstruelles Syndrom, Wechseljahre, Hitzewallungen. Blutstillend bei Nasenbluten oder auch tiefen Wunden mit hellem, rotem Blut.

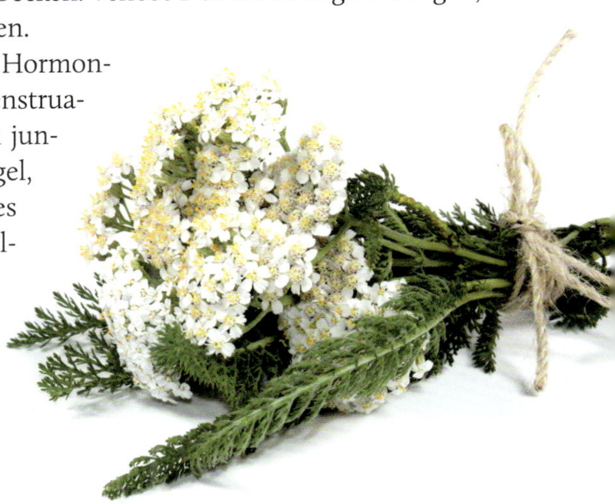

Aethusa cynapium

Hundspetersilie

Das Seelenwesen

Das Leben fühlt sich deshalb im Augenblick so anstrengend für dich an, weil du nicht bereit bist, dich von unverdaulichen Schlacken zu befreien, die sich in deinem körperlichen und geistigen Organismus wie Schlieren abgelagert haben. Das beschwert deinen Körper und deinen Geist unnötig. Eigentlich weißt du ja schon länger, dass dich ein weiteres Anfüllen mit schwer verdaulicher Nahrung und unguten Eindrücken nur noch zu mehr Unzufriedenheit mit dir selbst und deiner Umwelt führen wird. Mache den ersten Schritt: Schaue dich um, wo du Unterstützung finden kannst, um den ersten Schritt zu gehen. Das kann eine begleitete Fastenkur sein oder ein sanftes Fitnessprogramm. Sei es dir wert!

Ich befreie mich Schritt für Schritt und sehe wieder klar.

Substanz

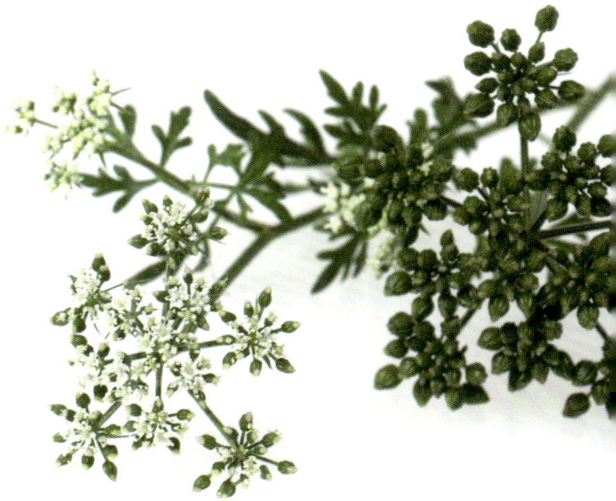

Aethusa cynapium, die Hundspetersilie, ist eine in ganz Europa vorkommende krautartige Pflanze. Sie gehört zur Familie der Doldenblütler (Umbelliferae), welche mehrere Hundert Gattungen und mehrere Tausend Arten umfasst. Es besteht eine gewisse Ähnlichkeit zwischen Aethusa und der uns bekannten Küchenpetersilie. Aethusa enthält den Wirkstoff Coniin, der Vergiftungserscheinungen hervorrufen kann.

Charakter

Patienten, die Aethusa benötigen, haben infolge übermäßiger geistiger Anstrengung Schwierigkeiten mit der Konzentration oder das Gefühl, nicht mehr denken zu können. Zum Arzneibild gehören auch Ängste vor Prüfungen, bei denen der Prüfling das Gefühl hat, überhaupt nichts zu können. Großes Erschöpfungsgefühl. Der Genuss von Milch und zu häufige Mahlzeiten führen zu einer Verschlimmerung der Symptome. Während der Zahnungsperiode und nach geistiger Anstrengung kann ebenfalls eine Verschlechterung beobachtet werden. Es treten Zustände geistiger Verwirrung auf, auch abwechselnd mit Wutanfällen.

Einsatzgebiete

Wichtiges Kindermittel bei Unverträglichkeit oder Unverdaulichkeit von Milch (auch Muttermilch) mit viel Erbrechen, danach große Erschöpfung und evtl. Krämpfe bis hin zur Epilepsie. Einschlafen beim Erbrechen. Hauptangriffspunkte von Aethusa sind das Gehirn, die Nerven und die Verdauung. Verdauungsstörungen, Brechdurchfälle, innerer Aufruhr, Verwirrtheit, Krampfanfälle. Große Erschöpfung der Kinder. An der Mundschleimhaut entwickeln sich kleine, sehr schmerzhafte Geschwüre (Aphthen). Krampfartige Bauchschmerzen und Erschöpfung werden durch übermäßige geistige Anstrengung ausgelöst.

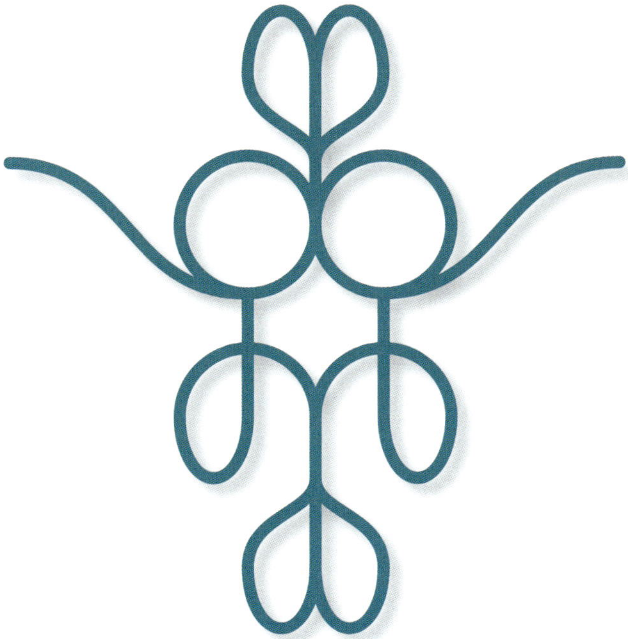

Agaricus muscarius

Fliegenpilz

Das Seelenwesen

Es gibt so wunderbare sanfte und mystische Universen, die jenseits dieser für dich oft so harten Welt existieren. Du glaubst, du hättest keinen Zugang dazu und müsstest im Hier und Jetzt ausharren und die Dinge des Alltags irgendwie ertragen? Allerlei Unternehmungen hast du schon ausprobiert oder dir zur Gewohnheit gemacht, die dich aber nicht wirklich voranbringen. Oder versuchst du mit Hilfsmitteln, wie Drogen oder übermäßiger Ablenkung, Entspannung vor dem alltäglichen Druck zu finden? Besinne dich, dass die »andere« Welt gleichzeitig mit der deinen existiert. Du kannst die Augen schließen und bist dort. Dann hole die sanfte Energie in dein diesseitiges Dasein, und es wird milder und wärmer für dich werden.

Ich habe den Mut,
mein Potenzial im Frieden mit mir selbst zu leben.

Substanz

Durch Verdünnung und Verschüttelung entsteht aus dem Fliegenpilz (Agaricus muscarius) das homöopathische Mittel Agaricus muscarius. Verarbeitet wird der frische oberirdische Fruchtkörper. Jeder kennt den Fliegenpilz aus den Kindertagen oder den Märchen, wo vor seiner Giftigkeit und den Rauschzuständen gewarnt wird, die er erzeugen kann. Manche Naturvölker essen bewusst kleine Mengen des hübschen Pilzes, um in Rausch- oder Trancezustände oder in »andere Welten« zu gelangen.

Charakter

Agaricus-Menschen sind nervös und unruhig und leiden unter Zucken, Prickeln, Kitzeln, Taubheitsgefühlen und ähnlichen Missempfindungen. Diese treten bei geistiger Anstrengung oder seelischem Druck auf. Typisch ist ein Stechen auf der Haut, starkes Kältegefühl, Erfrierungen oder Frostbeulen. Die Patienten sind nervös und geschwätzig und neigen zu Ängsten, Nervosität, Unsicherheit und Zittern. Es besteht ein verdrängter Konflikt, um dessen Lösung sich nicht bemüht wird, da ein Trauma oder ein seelischer Schock zugrunde liegt. Sie glauben, Verlierer zu sein. Demzufolge fühlen sich Betroffene ausgestoßen und von der Umwelt verkannt, was sie daran hindert, ihr eigentliches Potenzial zu leben.

Einsatzgebiete

Nervensystem, Atmungsorgane, Herz-Kreislauf-System, Haut. Fast ausschließlich sind unwillkürliche Körperfunktionen betroffen, wie Rückenmark, unwillkürliche Muskulatur, Verdauung oder Harnwege. Nervenerkrankungen wie Parkinson, Multiple Sklerose, Epilepsie oder auch Altersdemenz. Unruhezustände und Zuckungen, Koordinationsstörungen, Krämpfe und Spasmen, Stottern. Erfrierungen und Frostbeulen, brennende juckende Haut. Kinder mit nervöser Überlebendigkeit mit psychischer und motorischer Unruhe und später Entwicklung, die sowohl hyper- als auch hypoaktiv sind. Bipolare Störungen mit Halluzinationen und Delirien, Alkoholismus, Apathie.

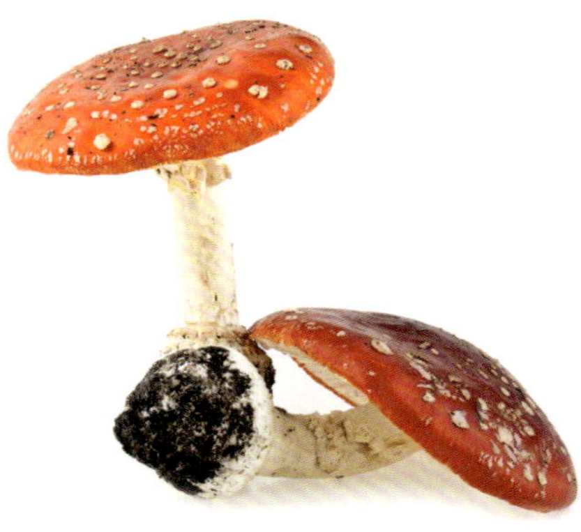

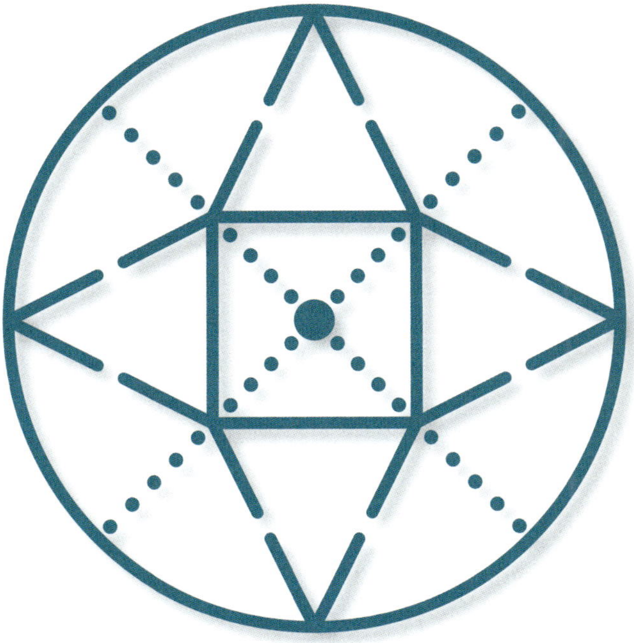

Allium cepa

Küchenzwiebel

Das Seelenwesen

Du möchtest die Dinge, die dir nicht so gut gefallen, gern verändern und Freude und Genuss am Leben finden. Doch immer wieder beobachtest du Szenen, die dich zu Wut und Ärger verleiten. Du willst dich zum Beispiel gegen Einflussnahmen wehren, die von deinen Eltern oder anderen Ahnen stammen, aber irgendetwas in dir wehrt sich dagegen, dies liebevoll gehen zu lassen. Du spürst es, und das macht dich wütend und ungeduldig. Deine Nase ist voll von beißendem Ärger, weil Gewalt nicht fremde Dominanzen lösen kann. Lasse diese Gefühle zu, erkenne ihren Wert. Beruhige dich und zeige dein wahres sanftes Gesicht. Damit lädst du Sanftheit und Milde in dein Leben ein.

Ich lade alle meine milden Anteile zu mir ein.

Substanz

Allium cepa wird aus den Wirkstoffen der Zwiebel gewonnen. Die Pflanze gehört zu den Knollengewächsen (Amaryllidaceae) und wird weltweit seit Jahrhunderten als Nahrungsmittel, Gemüse und Gewürz verwendet. In Form von Zwiebelsirup oder Zwiebelsaft hat sie sich bei Erkältungsbeschwerden oder bei Wespen- und Bienenstichen bewährt. Die schmerzlindernde und entzündungshemmende Wirkung wird vor allem durch den hohen Gehalt an Flavonoiden hervorgerufen.

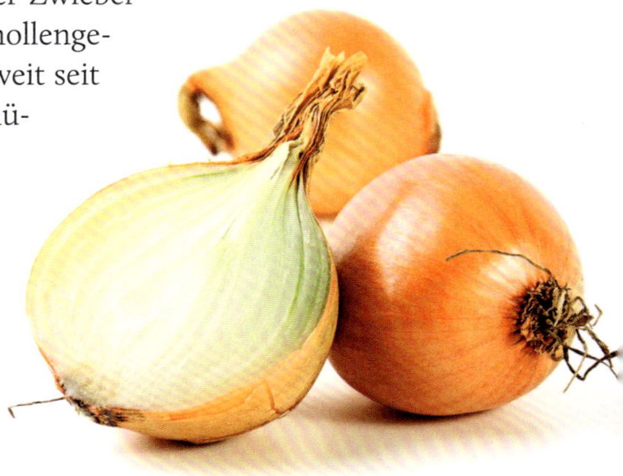

Charakter

Die Allium-cepa-Schwingung symbolisiert, dass sich die Persönlichkeit in der Familie oder Gemeinschaft, in der sie sich befindet, nicht wirklich wohlfühlt und dort nur trotzend und im Widerstand gegen ihr wahres Wesen verbleibt. Eigentlich findet sie vieles »ätzend« und hat die Nase voll davon. Der scharfe Nasenfluss ist ein Ventil, um nicht innerlich noch mehr zerfressen zu werden. Auch der häufig in die Allergie übergehende Ausfluss in Form von Heuschnupfen ist ein Zeichen der Aggression gegen einen falschen Feind (die Pollen). Der Mensch hat das Gefühl, gegen etwas ankämpfen zu müssen, das er nicht wirklich im Frieden loslassen kann.

Einsatzgebiete

Allium cepa wird hauptsächlich zur Therapie von wässrigem Schnupfen eingesetzt. Reichliche scharfe, beißende und die Haut wundmachende Absonderungen aus der Nase sind besonderes Kennzeichen, wohingegen der Ausfluss aus den Augen mild ist. Geschwollene, gerötete, brennende Augen. Allergischer Schnupfen oder Heuschnupfen jedes Jahr im Frühling und/oder im August. Stechender Kopfschmerz in den Seiten der Stirn, erstreckt sich zum Kiefer und zu den Zähnen, Gesichtslähmung. Geruchsempfindlichkeit, vor allem gegen den Geruch von Pfirsichen.

Aloe socotrina

Aloepflanze

Das Seelenwesen

Du liebe weiche Seele. Du bist so empfindsam, verträgst so wenig des »normalen« Lebens. Ja, du kommst aus einer Welt, wo keine Bitterkeit, kein Trotz und keine Härte existieren. Dennoch hast du dich entschieden, hier in diesem Leben andere und durchaus trotzdem wertvolle Erfahrungen zu machen. Du kannst mit dem Leben mitfließen und deine Arme öffnen für die Schönheiten, die dich umgeben. So viele Blumen, Kräuter, Schätze der Natur. So viele liebevolle Wesen, ja, auch die Menschen, die du so skeptisch beobachtest. Schau in ihre Augen, und du wirst dich selbst erkennen. Erlaube dir, weich zu sein, milde und gütig, denn dies ist dein innerstes Wesen, und du hast dir vorgenommen, genau dies zu leben, als du auf der Erde inkarniert bist.

*Ich bin liebevoll
zu mir selbst und anderen.*

Substanz

Schon den antiken Ärzten war die Aloe als Heilpflanze bekannt. Im Deutschen wird sie aufgrund des bitteren Geschmacks ihres Saftes auch Bitterschopf genannt. Während des Mittelalters verwendete man Aloe zur Behandlung von Hämorrhoiden, stark blutenden Wunden und Verstopfung. In der Heilkunde gilt die Pflanze noch heute als wirksames Mittel bei diversen Verdauungsstörungen, Hauterkrankungen, Entzündungen, bei Immunschwäche, Kreislauferkrankungen und Allergien.

Charakter

Der Durchfall symbolisiert, dass keine weiteren Informationen mehr verarbeitet werden können; die Eindrücke »rauschen einfach durch«. Eventuell hat ein gravierendes Erlebnis bezüglich der Sexualität deren Selbstverständlichkeit zerstört oder die Trennung von Liebe und Sexualität bewirkt. Die Persönlichkeit versucht nun, ihre Aggressionen oder Vitalkraft zu beherrschen. Der Betroffene lässt den natürlichen Lebensfluss nicht mehr zu. Nach Aloe-Gaben werden oft die Schocksituationen deutlich, die zur Lebensverweigerung geführt haben. Versucht, Kritik zu unterdrücken, kann sich aber manchmal nicht beherrschen.

Einsatzgebiete

Der Homöopath zählt Aloe zu den spezifisch wirkenden Einzelmitteln bei Durchfall, unwillkürlichem Stuhlabgang (Sphincterschwäche), Hämorrhoiden oder entzündlichen Erkrankungen des Dickdarms. Bei Magen-Darm-Infektionen, Mastdarmvorfall. Diarrhoe nach unreifem Obst. Schleim geht in gallertartigen Klumpen ab. Kolik vor und beim Stuhlgang; den Anfällen geht hartnäckige Verstopfung voraus. Anuslähmung, unwillkürlicher Stuhlabgang beim Gehen. Hämorrhoiden, abwechselnd mit Lumbago. Aufgesprungene Haut mit tiefen, feuchten Rissen.

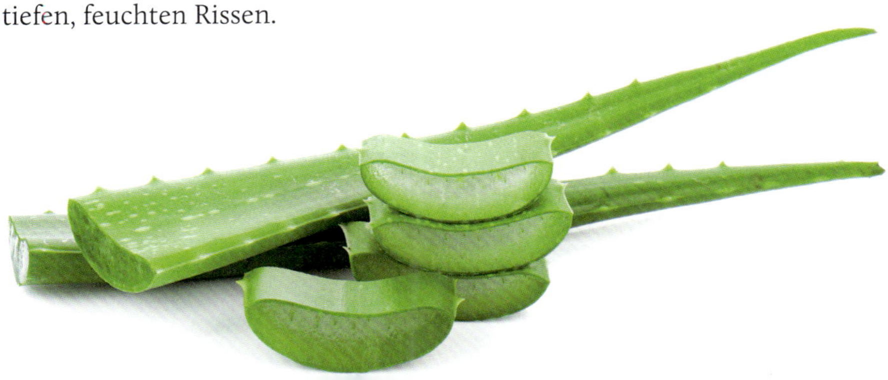

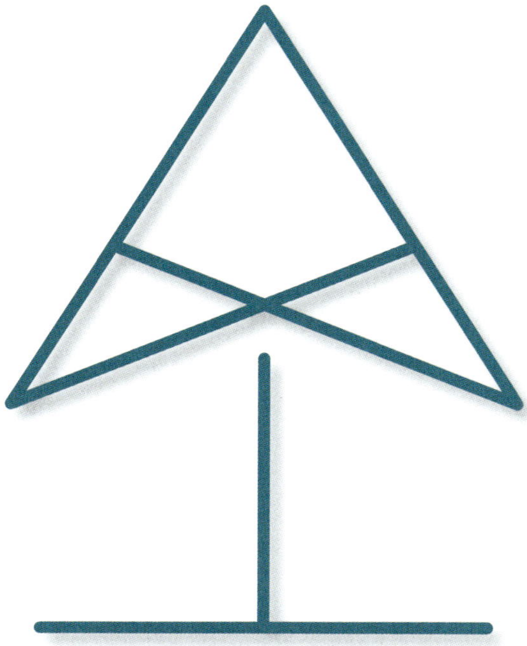

Alumina

Tonerde

Das Seelenwesen

Fühlst du, dass du eigentlich etwas aussprechen möchtest, das dich schon so lange drückt? Es ist in deinem Körper und in deinen Gedanken gespeichert und belastet dich. Du weißt aber nicht, wie, und fühlst dich auch nirgendwo unterstützt. Wenn du die Menschen in deinem Umfeld einmal mit bewussten und offenen Augen betrachtest, dann wirst du jemanden finden, wo du den Mut haben kannst, dich ein wenig zu öffnen, damit man deine wunderschöne Seele spüren kann. Es wäre doch schade, wenn du weiterhin einen Eindruck von Härte vermitteln musst und dein Leben auf Farbenreichtum und Wärme verzichtet. Der erste Schritt liegt aber bei dir! Gib einen Vertrauensvorschuss in die Welt, und zeige dein schönes Inneres!

Ich entspanne mich in die Liebe hinein.

Substanz

Das homöopathische Mittel Alumina wird aus Aluminiumoxid hergestellt. Man bezeichnet es auch als gebrannte Tonerde. Etwa sieben Prozent der Erdkruste bestehen aus Aluminium, das besonders in Gesteinen wie Bauxit zu finden ist. Reichliche Aluminiumvorkommen sind auch in Ton- und Lehmböden zu finden. Die größten Bauxitvorkommen findet man derzeit in den Vereinigten Staaten, Südfrankreich, Ungarn, Bosnien, Herzegowina, Russland, Guinea, Australien und Jamaika.

Charakter

Der Alumina-Charakter bewegt sich eher unbeholfen in einer Gemeinschaft. Er fühlt sich nicht angenommen oder von einer oder mehrerer dominanter Personen oder dem ganzen »System« unter Druck gesetzt. In diesem Gefüge ist er nicht in der Lage, eine eigene Position einzufordern. Die Persönlichkeit passt sich trotzig an. Das wahre Gesicht wird nicht gezeigt, es entstehen Missmut und ein oft unfreundlicher Gesichtsausdruck. Grundsätzlich wird Sachlichkeit angestrebt und Emotionales unterdrückt, was sich im Symptom des körperlichen Austrocknens zeigt. Die Emotionen können sich aber plötzlich explosiv entladen.

Einsatzgebiete

Trockenheit von Haut und Schleimhäuten, Haarausfall. Untätigkeit des Mastdarmes, selbst weicher Stuhl erfordert große Anstrengung. Lidrandentzündung, Kehlkopfentzündung, Nägel brechen ab, Stuhlverstopfung, trockener Stuhl. Häufig absonderlicher Appetit nach Stärke, Kreide, Lappen, Kohle. Unruhe der Füße im Liegen, ruhelose Beine (Restless-Legs-Syndrom), Erwartungsängste, Versagensängste, Schwindel. Neuromuskuläre Symptome und Affektionen des Zentralnervensystems. Anspannung und Empfindung wie elektrischer Strom im Körper, Zwangsvorstellungen, Verwirrung bis hin zum Verlust der Persönlichkeit oder Demenzerkrankungen.

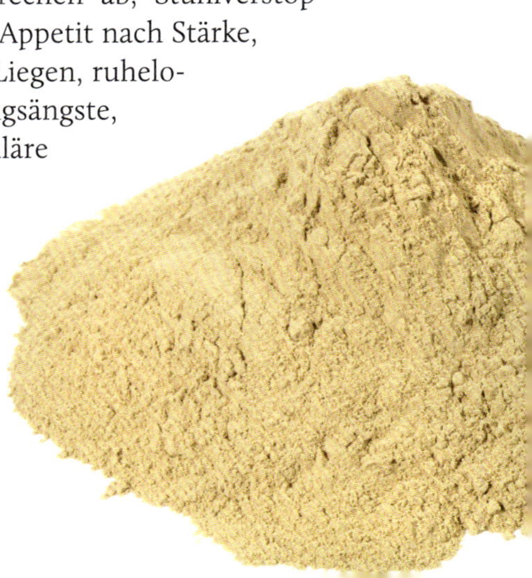

Ammonium carbonicum

Hirschhornsalz

Das Seelenwesen

Wenn du gern hättest, dass andere für dich da sind und sich um dich kümmern, dann musst du aufhören, das Leben als Kampf zu betrachten. Der andere Mensch wird sich nicht für dich ändern, nur weil du dich schwach und bedürftig fühlst. Und gut gemeinte Rat-»Schläge« von anderen, wie du dich verändern müsstest, helfen dir auch nicht weiter. Vielleicht hast du bis heute nicht wirklich gelernt, dein eigenes naturgegebenes Potenzial zu spüren und zu deinem eigenen Nutzen zu verwenden. So orientiere dich nicht mehr so stark an anderen. Es bedarf nun eines wesentlichen Bewusstseinswandels, um die Energie für deine eigene Persönlichkeit nutzen zu können. Tauche tief in dich hinein und lausche deiner eigenen Weisheit.

Ich richte meinen Blick nach innen
und finde mich selbst.

Substanz

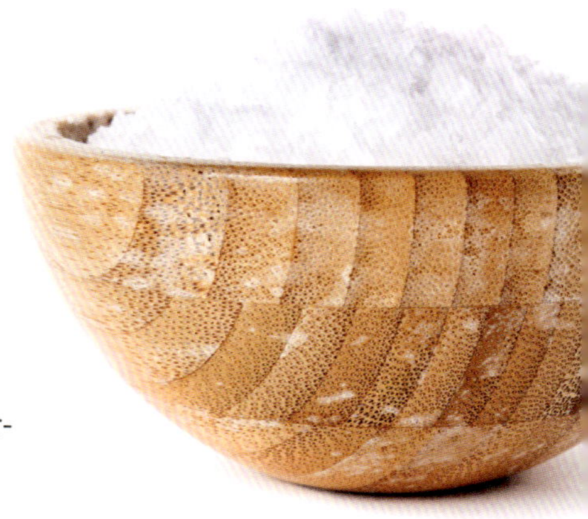

Ammonium carbonicum, Hirschhornsalz, ist eine chemische Verbindung, ein wasserlösliches, farbloses und leicht nach Ammoniak riechendes Pulver. Der Stoff bildet sich bei der Verwesung vieler stickstoffhaltiger organischer Körper und wurde früher unter anderem aus Hirschgeweihen gewonnen. Hirschhornsalz dient beim Backen als Backtriebmittel, das aufgrund des hohen Ammoniakgehaltes schädlich sein kann, beim Erhitzen jedoch ausgetrieben wird.

Charakter

Ammonnium carbonicum passt eher zu Menschen mit sitzender unbeweglicher Lebensweise und älteren schwächeanfälligen Menschen. Ein »Riechfläschchenmittel«, das bei Schwächeanfällen und Atemnot nützlich sein kann. Die Betroffenen sind eher dicklich, oft müde, kraftlos und erkältungsanfällig. Auch bei stets schniefenden Kindern. Man ergibt sich in sein Schicksal, und eigene Ansprüche werden eher nicht angemeldet. Dieser Mensch traut sich nicht, erfolgreich zu seinen Fähigkeiten zu stehen, und man hat den Eindruck, dass er sich immer wieder Misserfolge erschafft. Die Person will unterstützt werden, fühlt sich aber ständig missachtet und abhängig.

Einsatzgebiete

Ammonium carbonicum hat seinen Schwerpunkt beim Herz-, Kreislauf- und Atemsystem. Kreislaufstörungen mit Kollapsneigung, niedriger Blutdruck, Herzprobleme mit Durchblutungsstörungen, bläuliche Verfärbung der Haut, Schwächezustände. Auch bei Atemwegsbeschwerden, Keuchen auf der Brust, stechendem Brustschmerz und Atemnot im warmen Zimmer. Erstickungsanfälle vor allem bei alten Menschen. Sehr empfindlich gegen nasses und kaltes Wetter und kalte Luft. Entzündungen der Nasenschleimhaut und Kehlkopfentzündungen. Schweregefühl in allen inneren Organen, Zerschlagenheitsschmerz des ganzen Körpers.

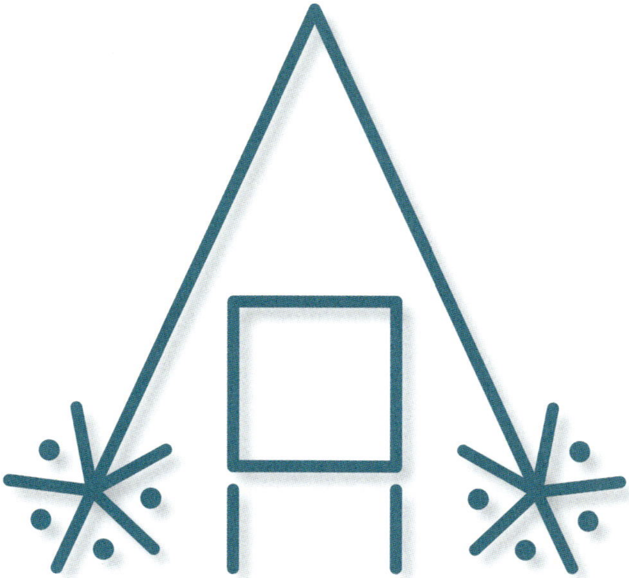

Antimonium tartaricum

Brechweinstein

Das Seelenwesen

Du bist stolz darauf, ein kritischer Geist zu sein, und dass du »denen da draußen« die Stirn bietest? Du ziehst gegen Ungerechtigkeiten ins Feld und meinst, du würdest es besser machen können. Soziale Chancengleichheit und ein Kämpfen für die Unterdrückten liegen dir am Herzen. Hast du dich schon verausgabt bei all dem Kämpfen? Nun, im Augenblick liegt dir das wohl eher wie ein schweres Gewicht auf deinem Atem, dem Lebensstrom von Geben und Nehmen. Stelle das Gleichgewicht wieder her, indem du dich mit deinem Höheren Selbst verbindest. Es hat den besseren Überblick über den Sinn aller Geschehnisse in deinem Leben und über das Leben überhaupt. Dann atme durch und entdecke die Freude und Leichtigkeit des Lebens.

*Leben und leben lassen
ist meine Heilung.*

Substanz

Antimonium tartaricum wird durch das Sättigen von gereinigtem Weinstein mit Antimonoxyd hergestellt. Es bildet farblose, durchsichtige, glänzende Kristalle, die an der Luft bald undurchsichtig und weiß werden. Der Brechweinstein wird nicht nur medizinisch innerlich und äußerlich angewendet, sondern er wird auch in großen Mengen als Beize für Anilinfarben in der Färberei beigefügt. Früher war es das beliebte Brechmittel »Brechweinstein«.

Charakter

Der Patient ist apathisch, schwerfällig und leicht zu verärgern. Er will nicht angesehen oder angefasst werden. Er hat aber auch Furcht vor dem Alleinsein. Oft ruhelos, mürrisch oder schlecht gelaunt will er allein gelassen werden, hat aber auch Angst, nach draußen zu gehen. Abneigung, berührt zu werden, bei Kindern sogar eine Abneigung, angesehen zu werden. Schwach, wie er ist, verträgt er jede Art von seelischem Druck von außen schlecht. Dementsprechend ist er zu schwach, um das, was ihn bedrückt, in Form des hartnäckig in Bronchien und Lunge sitzenden Schleims abzuhusten, was ihn immer noch schwächer und schlaffer werden lässt.

Einsatzgebiete

Wichtiges homöopathisches Medikament bei Husten mit starkem Schleimrasseln und geringem Auswurf. Die Brustsymptome sind charakteristisch: große Ansammlung von Schleim, mit rauem Rasseln beim Atmen und feucht klingendem Husten, aber der Patient ist zu schwach, den Schleim auszuwerfen. Entzündungen der Bronchien oder Lunge mit viel Schleim und lautem Rasseln. Gequälte, anstrengende Atmung. Muss sich aufstützen, um die Atemhilfsmuskulatur zu benutzen. Bronchitis bei Säuglingen und älteren Patienten mit schwacher Brust und mangelnder Kraft. Erschöpfung, Schwäche und Schweiß während Husten oder Bronchitis.

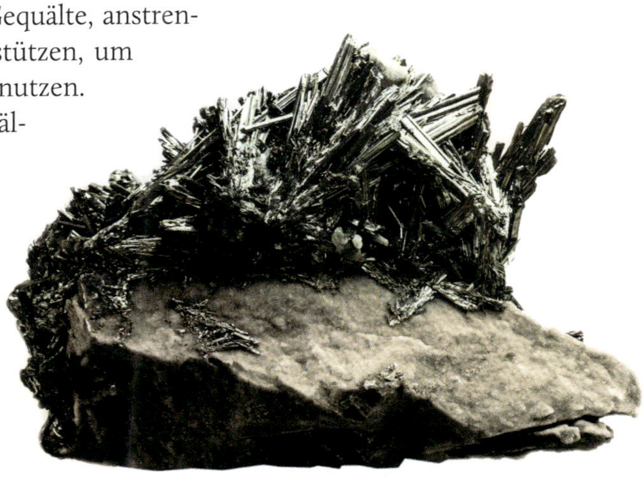

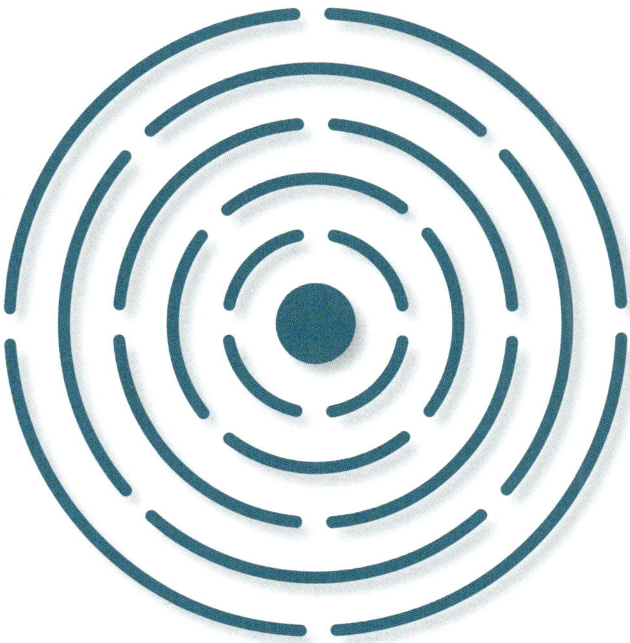

Argentum phosphoricum

Silberphosphor

Das Seelenwesen

»Zwei Seelen wohnen, ach! in deiner Brust.« Die eine hart, glänzend, voller Tatendrang und bereit zu kämpfen wie ein Krieger, selbst wenn es gar nichts mehr zu erkämpfen gibt. Die andere durchlässig und verbunden mit anderen ätherischen magischen Welten, in die nicht jeder hineingelangen kann. Was nützt der Streit? Du kannst nicht die eine Seite von der anderen abtrennen. Sie sind andersartig, aber existieren doch gleichberechtigt nebeneinander. So versuche nicht mehr, die gegenläufigen Anteile in dir zu verstehen oder gar zu verändern. Es reicht, wenn du beobachtest, was geschieht. Eingreifen ist nicht notwendig und sogar kontraproduktiv für deine Entwicklung. Akzeptiere, was ist.

Mein Geist ist frei so wie du.

Substanz

Argentum phosphoricum ist eine Mischung aus Silber (Argentum) und Phosphor. Beide Einzelmittel sind in der Homöopathie gut beschrieben, die Kombination allerdings so gut wie gar nicht. Sowohl das »Mondmittel« Silber als auch das ätherische »Mittel der Zwischenwelten« Phosphorus hat einen Bezug zum Übersinnlichen und Medialen. Argentum phosphoricum kann deshalb eine geeignete Arznei zur Vernetzung der beiden Gehirnhälften sein (intuitiv rechts, rational links).

Charakter

Der Argentum-phosphoricum-Charakter passt zu Menschen, die sich im Glanz und »schönen Schein« wohlfühlen und ihre Taten danach ausrichten, was Schönheit und Erfolg verspricht. Sie haben viele Talente und möchten ihre Kreativität und Inspiration mit Freunden und Bekannten teilen. Dabei verfolgt sie stets eine diffuse Angst, für Bekannte nicht mehr interessant zu sein oder ihre kreative Leistungsfähigkeit einzubüßen. Sie haben Sorge, dass sie eigentlich gar nichts können und intelligentere Menschen ihre leuchtende Fassade durchschauen. So ist ihr innerer Kritiker stark, und das Selbstwertgefühl leidet unter Zweifeln an ihrem Denken, Fühlen und Tun.

Einsatzgebiete

Unsicherheit und Nervosität. Erschöpfung durch Selbstzweifel und Versuche, stets das Richtige zu tun und den Anforderungen der Umwelt zu genügen. Empfindlich gegen Kritik. Vor allem, wenn sie innerlich unsicher sind, werden sie nervös und versuchen es durch Überheblichkeit zu überspielen. Im Versuch, besser als andere zu sein, erschöpfen sie sich, was zu irrationalen Angstzuständen, Angst vor Gewitter, Fallangst, Angst, die Selbstkontrolle zu verlieren usw. führen kann. Versagensängste, Lampenfieber, Blackout bei Prüfungen. Durchfall, Verdauungsstörungen, elektrische Schläge und Krämpfe als Folgen von innerer Anspannung.

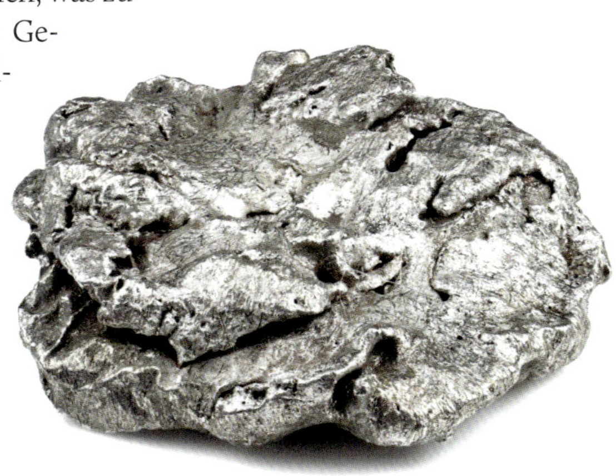

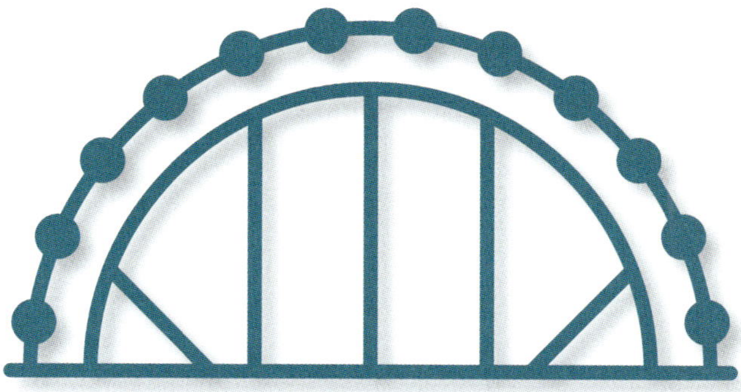

Arum triphyllum

Indianerrübe

Das Seelenwesen

Jetzt mal in aller Ruhe: Was nützt dir deine Hyperaktivität, wenn du doch nicht alles auf einmal erledigen kannst. Du rennst von einem Geschäft zum anderen, meinst, alles gleichzeitig machen zu müssen, und verlierst dabei bald die komplette Übersicht. Das, was wichtig ist, kannst du nur sehen, wenn du einmal innehältst und einen Moment tief durchatmest. Spüre die überschießende Energie in deinem Zentrum. Hier brodelt ein Vulkan, und du hast die Wahl: Entweder du schraubst deine Geschwindigkeit mindestens um zwei Stufen hinunter und findest Wege, dich zu beruhigen. Oder es zerbirst etwas, und dann guckst du dumm aus der Wäsche. Möchtest du gesund und effektiv bleiben? Dann gib ganz viel ab!

Danke, ich werde gebremst.

Substanz

Arum triphyllum wird aus dem Wurzelstock der so genannten Zehrwurzel oder Indianerrübe hergestellt. Die Pflanze kommt hauptsächlich in Nordamerika vor. Ihr Gift verursacht Entzündungen der Schleimhäute, starke, übelriechende und ätzende Sekretionen bis hin zur Gewebezerstörung. Die homöopathischen Einsatzgebiete sind hauptsächlich Heiserkeit und Stimmverlust bei Menschen, die viel sprechen müssen – oder bei Sängern.

Charakter

Arum triphyllum passt auf Menschen, die beruflich oder privat gezwungen sind, viel zu sprechen oder zu singen und damit ihre Stimme überanstrengen. Die daraus resultierende Heiserkeit (Laryngitis) oder der vollständige Stimmverlust (Aphonie), beides womöglich immer wiederkehrend, können gut mit Arum triphyllum behandelt werden. Die Patienten sind nervös und gereizt und zupfen, kratzen oder bohren die ganze Zeit über an den wunden Arealen herum oder kauen die Nägel ab. Das trifft vor allem auf Kinder zu. Die Patienten sind nicht in der Lage, ihre Wundflächen in Ruhe zu lassen, obwohl sie bei ihrem nervösen Zupfen starke Schmerzen empfinden.

Einsatzgebiete

Primär sind die Schleimhäute von Nase, Mund, Hals und Kehlkopf betroffen. Bei sekretreichem, wund machendem Schnupfen, Heiserkeit, vollständigem Stimmverlust und Wundheit von Mund- und Rachenraum. Wunde gerötete Lippen und Nasenlöcher. Allergischer Schnupfen oder Heuschnupfen mit starker Sekretion. Vor Kopfschmerzen bohrt der Patient seinen Kopf ins Kissen. Wie der Mund ist der Hals roh, zusammengezogen und wund. Räuspern oder Husten ist für den Patienten äußerst schmerzhaft. Begleitend nach Scharlach; wie an allen anderen wunden Stellen zupft der Patient auch an seinen Hauterkrankungen ständig herum.

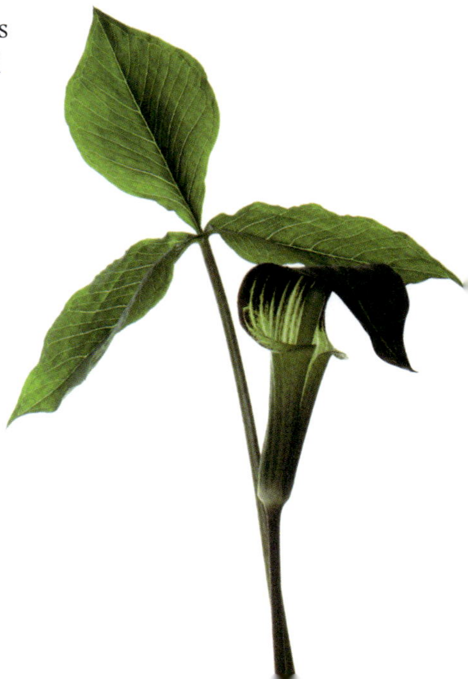

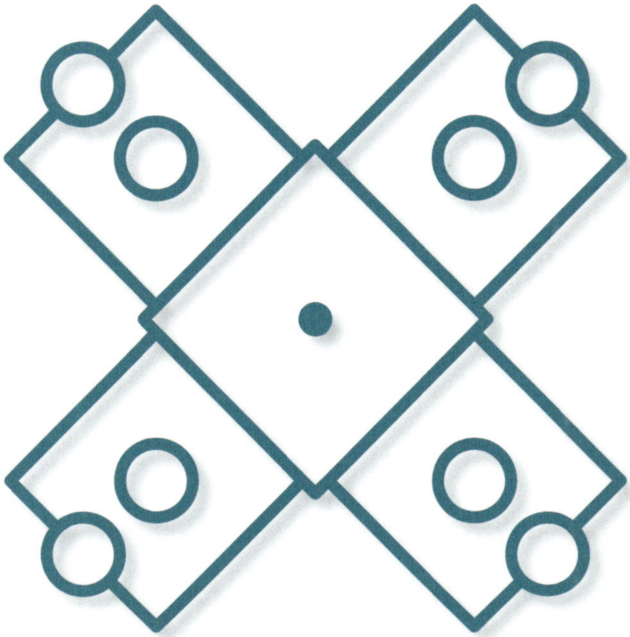

Badiaga

Süßwasserschwamm

Das Seelenwesen

Ein Schock oder eine tief vergrabene unangenehme Erfahrung hat sich in deinem Körper oder in deiner Seele eingespeichert. Du hast sie abgekapselt und weißt vielleicht nicht einmal mehr, dass es ein Erlebnis gab, das dich zutiefst verletzt hat. Damals hast du Anteile deines großen Ganzen liegen gelassen, weil du die Szenerie fluchtartig verlassen hast. Jetzt fühlst du dich unbeweglich und verhärtet, und es wird Zeit, dir sanfte geistige Massagen zu holen, damit das Eingekapselte wieder ins Fließen kommen kann. Bitte dafür die bestmöglichen geistigen Helfer oder Engel zu dir, und überlasse dich ihren kundigen Händen. Lerne, das Leben wieder zu genießen. Du kannst jederzeit um Hilfe bitten. Es ist genügend für alle da!

Ich streichle meine Wunden
und löse sanft Verhärtungen.

Substanz

Das homöopathische Arzneimittel Badiaga wird aus dem getrockneten Süßwasserschwamm Spongilla fluviatilis hergestellt. Das Heilmittel stammt ursprünglich aus der russischen Volksmedizin. Es wirkt insbesondere auf die Atemwege, die Haut, die Muskeln und die Drüsen. Bei Muskelkater oder bei braunen und blauen Flecken nach Prellungen oder Unfällen folgt das unbekanntere Badiaga oft gut auf das wohl bekannte Arnica.

Charakter

Badiaga eignet sich für Menschen, die als Folge von körperlichen oder seelischen Verletzungen oder auch Überanstrengungen mit Verhärtungen im Körper oder der geistigen Ebene zu kämpfen haben. Nach Unfällen heilen die blauen Flecken trotz Arnikagaben nicht ab und bilden eventuell Knoten, oder es bleiben Entzündungen. Die Drüsen verhärten sich und sind geschwollen, oder der Mensch leidet unter Rückenschmerzen und Nackensteifigkeiten, die Muskeln schmerzen. Die aus einer Situation entstandenen Verletzungen körperlicher oder seelischer Art sind bisher eher verkrustet und eingekapselt, aber nicht verheilt.

Einsatzgebiete

Drüsenschwellungen an Gesicht, Halsdrüsen, Brustdrüsen, Leistenlymphknoten, auch chronisch; Struma. Wundschmerz der Haut und der Muskeln. Fühlt sich wie wund geschlagen. Empfindlichkeit gegen Berührung und Druck. Hilfreich bei Prellungen, Quetschungen und Muskelkater, wenn Arnika nicht genügend durchgreifen konnte. Bronchitis und Husten, Erkältungen und grippale Infekte, die mit extremer Wundschmerzhaftigkeit der Haut und der Muskeln sowie schwallartigen Absonderungen aus der Nase verbunden sind. Der Auswurf fliegt beim Husten aus Mund oder Nasenlöchern.

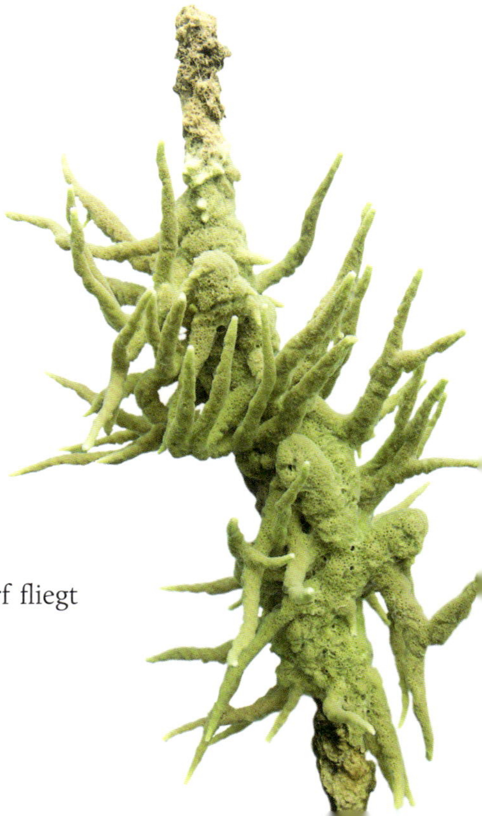

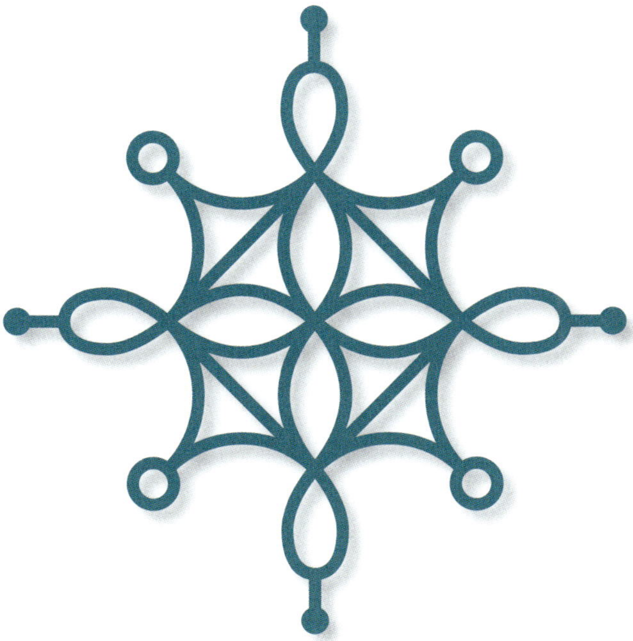

Bismutum subnitricum

Bismutnitrat

Das Seelenwesen

Es liegt ein Missverständnis vor. Natürlich wolltest du als Kind den Schutz und die Liebe deiner Eltern spüren, und ja, du hast nicht das bekommen, was du meintest zu brauchen. Du hast dich angepasst, wolltest ein liebes Kind sein und hast dein Bedürfnis doch nicht erfüllen können. Bis heute? Nun, die Schutzmechanismen wie Rollenspiel oder Anpassung an dein Elternhaus, Partner oder Freunde haben ihre Schuldigkeit getan. Erkenne nun, dass dein Anpassungswille deine Persönlichkeitsentfaltung behindert. Deine erlittene Enttäuschung durch vertraute Menschen sollte einen Entwicklungsimpuls aktivieren und nicht Zorn und Bruch. Gehe das Risiko der Persönlichkeitsentfaltung ein!

Durch mich selbst
werde ich reich beschenkt.

Substanz

Das homöopathische Arzneimittel Bismutum subnitricum wird aus dem Schwermetall Bismut hergestellt. Es hat eine Zwischenposition im Periodensystem zwischen nicht-radioaktiven und radioaktiven Elementen und kann deshalb symbolisch als »Pförtnermittel« bezeichnet werden. Auf der Körperebene gibt es viele Probleme des »Pförtners«, des Eingangs bzw. der Tür zum Magen, wo ein Schwerpunkt des Themenkomplexes liegt.

Charakter

Die Bismutum-Persönlichkeit wünscht sich Unterstützung in allen Lebensbereichen. Wahrscheinlich hat sie schon als Kind in ihrem Verlangen nach Schutz und Anlehnung Verletzungen erlitten, die zur Resignation geführt haben. Ein Mensch, der Bismutum benötigt, leidet oft unter einer Art ruheloser Verdrießlichkeit. Alles ist zuwider. Er fängt mal dies, mal jenes an, hält aber bei jeder Sache nur kurze Zeit aus. Der Kranke kann sehr still sein und eine Abneigung haben zu reden. Es besteht ein Verlangen nach Gesellschaft, da Einsamkeit unerträglich ist. Große Furcht vor dem Alleinsein; der Betroffene braucht immer jemanden, der bei ihm ist.

Einsatzgebiete

Das Arzneimittel wirkt hauptsächlich auf den Magen-Darm-Kanal. Entzündungen der Magenschleimhäute, Erbrechen und Übelkeit, akute Darmentzündung, Gastritis und Sodbrennen. Ein klemmender drückender Schmerz in der Gegend des Zwerchfells strahlt quer durch die Brust aus. Druck im Magen, besonders nach dem Essen. Kann einige Tage normal essen, dann tritt Erbrechen alles Gegessenen auf. Die Verdauungsfunktion ist träge und langsam mit Auftreibung oder schmerzhaftem Kneifen und Kollern im Unterbauch. Nervenschmerzen im Gesicht und Zahnschmerzen, gebessert durch kalte Getränke. Krampfartige Zusammenziehung der Muskeln, und reißende Gliederschmerzen.

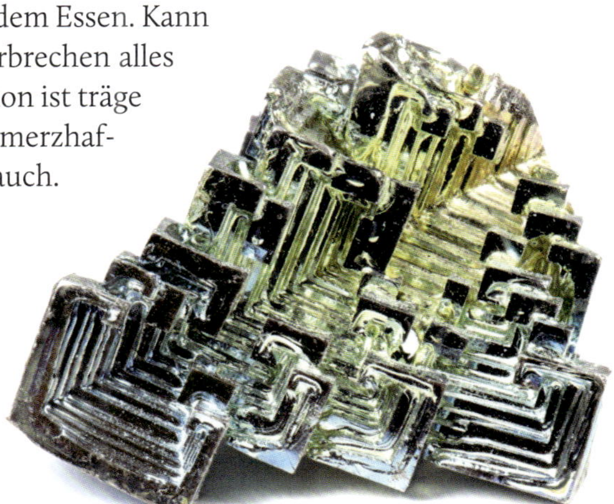

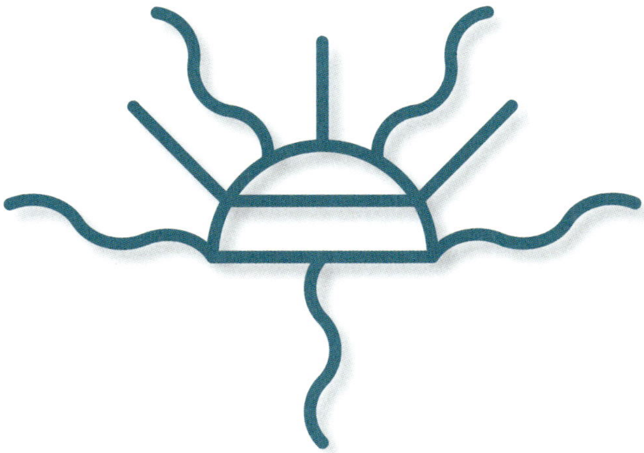

Borax

Natriumtetraborat

Das Seelenwesen

Deine Seele hat auf deiner Weltenreise viel Unrecht erfahren und auch einiges an Unrecht ausgeteilt. Aber erinnere dich: Es gibt keinen wertenden und strafenden Gott, und es wird Zeit, dass du weißt, dass du völlig rein und unschuldig bist, denn in Wirklichkeit gibt es gar keine Schuld. Und so ist es nun an der Zeit, dass du dich endlich von anderen abnabelst und nicht mehr versuchst, durch Abhängigkeiten eine Schuld zu sühnen, die gar nicht existiert. Damit schadest du nur dir selbst und anderen. Nein, du nutzt andere weder aus noch lässt du sie fallen, wenn du dir erlaubst, deinen eigenen Weg zu gehen. Es kann nur gesund sein für dich und die anderen wunderbaren Seelen. Ihr seid beide frei!

Ich gebe dich und mich in Liebe frei.

Substanz

Borax oder auch Natriumtetraborat oder Natrium boracicum genannt, ist ein Salz, das als Sediment bei der Austrocknung von Seen entsteht und als Ausgangsmaterial für die Homöopathie genutzt wird. So wurde es zum Beispiel aus verschiedenen Seen in Ostindien und Tibet sowie der Toskana gewonnen. Heute findet man Borax auch in Kalifornien und in der Türkei. Das Weiß des Salzes findet man symbolisch in den Aphthen oder dem Pilzbefall des Betroffenen wieder.

Charakter

Menschen, denen Borax guttut, leiden häufig unter Störungen des Zentralnervensystems. Die Betroffenen sind überreizt oder ängstlich. Die Ängstlichkeit vor jeglicher nach unten gerichteter Bewegung ist eines der Hauptanzeichen für Borax, gerade bei Kindern, die zum Beispiel Probleme haben, in der Wiege abgelegt zu werden, oder Erwachsene, die im Lift nicht nach unten fahren können. Dieses auffällige Symptom ist meist mit anderen Krankheitszeichen vergesellschaftet, wie allgemeiner Schwäche, Zittern der Arme und Beine oder Übelkeit und Schreckhaftigkeit. Die Lösung von der Mutter ist schwierig oder nie gelungen; sie leben in gegenseitiger Abhängigkeit.

Einsatzgebiete

Wenn Borax wichtig wird, ist meist ein starker Pilzbefall vorhanden. Schmerzhafte Aphthen an der entzündeten Mundschleimhaut, Weißfluss bei Frauen wie Kleister oder Eiweiß, chronische Magenschleimhautentzündung. Die Haut der Patienten ist oft mitbetroffen, zeigt Bläschen, Pusteln, übermäßige Trockenheit oder Schuppenflechte. Die Bindehaut der Augen ist entzündet und juckt. Die Schleimhäute des Magen-Darm-Traktes können vom Mund bis zum After befallen sein. Manche Patienten können keinen oder nur wenig Urin abgeben, obwohl sie ständig das Gefühl haben, auf die Toilette zu müssen; andere müssen sich sehr beeilen, um die Toilette rechtzeitig zu erreichen.

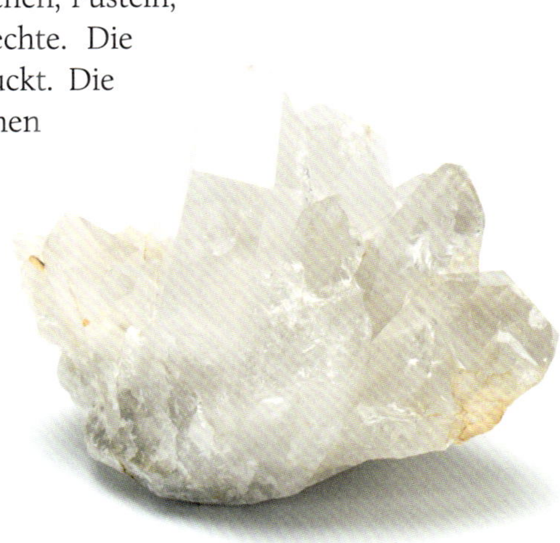

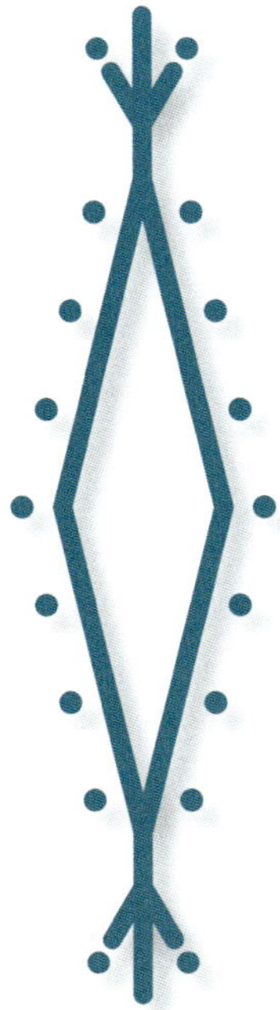

Bryonia alba

Weiße Zaunrübe

Das Seelenwesen

Du hast dich lange Zeit an allem Möglichen festgehalten, was dir als Stütze dienen konnte. Vielleicht so fest, dass deine Stütze zerbrochen ist aufgrund der Last? Du hattest wunderbare Hilfen auf deinem Weg. Und dennoch: Es waren und sind nur Krücken, und diese können sich niemals so wunderbar kraftvoll anfühlen wie eine Bewegung auf zwei eigenen geübten Beinen. Es wird jetzt Zeit für eine Neuausrichtung und für eine Besinnung auf dein ureigenstes kraftvolles Potenzial. Du bist einzigartig, es gibt dich nur einmal! Erweitere dein Bewusstsein, und triff die Entscheidung, die nächsten Schritte allein zu gehen. Nur so kannst du an Vertrauen in dich selbst und an Kraft und Flexibilität gewinnen. Lasse liebevoll los.

Ich bin die beste Begleitung auf meinen Weg.

Substanz

Die weiße Zaunrübe ist eine Kletterpflanze mit großer, wasserspeichernder Wurzel. Sie gehört zu den Kürbisgewächsen. Die Signatur der Pflanze hilft uns, einige wesentliche Aspekte des Arzneimittelbildes zu verstehen. Zum Klettern braucht die Pflanze Halt.

Die Wurzel verlangt nach viel Wasser, so, wie der Bryonia-Patient. Der Zusammenhang mit dem Wasserbedarf bildet die Brücke zur Trockenheit, einem wesentlichen Symptom im Bild von Bryonia.

Charakter

Der Patient ist widerspenstig, reizbar oder jähzornig und überlastet. Er möchte den schmerzhaften Bereich absolut ruhig halten, seine Ruhe haben und hat großen Durst auf kalte Getränke. Er hat viele Ängste: vor Armut, Einsamkeit, dem Tod, dem Bösen, vor Stürmen, vor Fremdem und der Zukunft. Bei Abwesenheit von »Sicherheiten« und Halt wird er ängstlich, reizbar und traurig. Er hat auch im übertragenen Sinne Angst vor Bewegung bzw. Abneigung gegen Anstrengungen. Das Bryonia-Kind klammert sich wie eine Klette an die Mutter und ist auch als Erwachsener gebunden an sein Zuhause und die Heimat und kann sich nicht vorstellen, anderswo zu leben.

Einsatzgebiete

Bryonia wirkt auf alle »inneren Häute«, Hirnhaut, Rippenfell, Bauchfell, Gelenkinnenhaut. Schmerzen der entzündeten Gelenke oder Bereiche bei jeder Bewegung. Die Schleimhäute sind ausgesprochen trocken. Meist entstehen die schmerzhaften Beschwerden durch Entzündungen der entsprechenden Gewebsregion. Die Schmerzen können sich auf den Kopf und den gesamten Bewegungsapparat erstrecken. Heftige, stechende, berstende oder reißende Schmerzen. Schmerzen werden schlimmer durch die geringste Bewegung. Die Gelenke sind heiß, rot, geschwollen und bewegungsempfindlich; Arthrose, akutes und chronisches Gelenkrheuma, steifer Nacken, Ischias, Hexenschuss, Neuralgien, Neuritis.

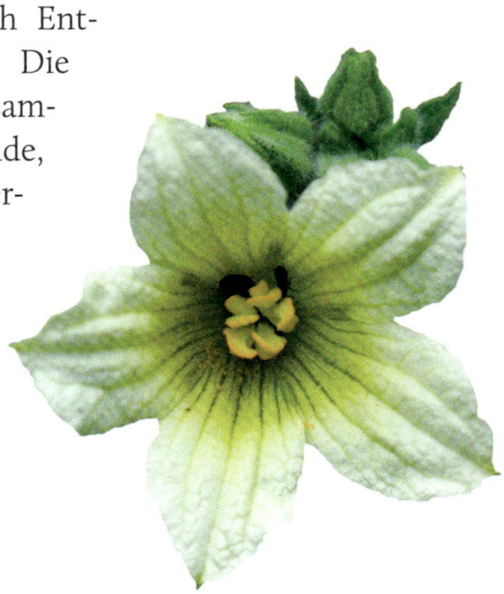

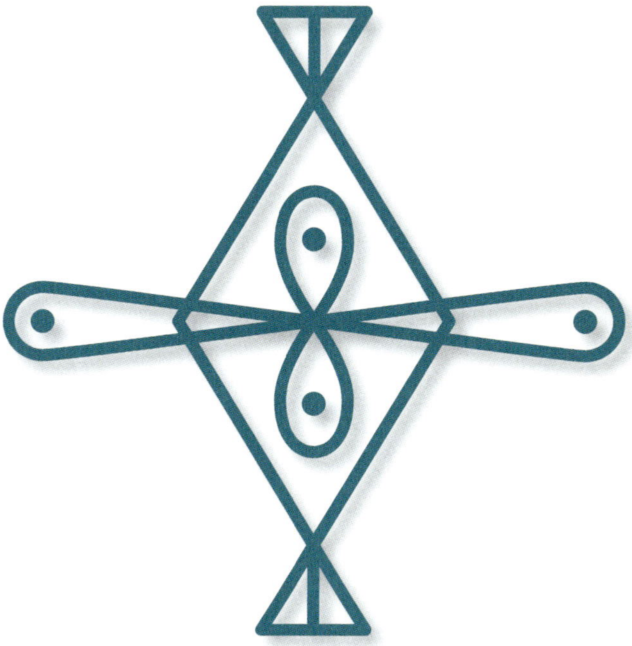

Bufo rana

Erdkröte

Das Seelenwesen

Es gibt einen Unterschied zwischen Lustbefriedigung und reiner Freude. Die Suche nach der Lust ist kurzlebig und entsteht aus einem permanenten Mangelgefühl im Inneren deines Wesens. Dieses Loch muss immer wieder gestillt werden, in immer kürzeren Abständen. Irgendwann findet keine Befriedigung mehr statt, und du bist völlig frustriert oder verkrampft. Was hat jetzt noch Sinn in diesem Leben? Genau darum geht es! Zuletzt bist du doch auf dich selbst zurückgeworfen, und deine Seele möchte sich in reiner Freude entfalten und sich an das Licht ihrer unendlichen Heimat anbinden. Dort, wo reine Freude ist und du endlich zur Ruhe kommst. Vertraue der göttlichen Schöpfung und wisse, dass für dich gesorgt ist und du dich jederzeit an dieser Quelle laben kannst.

Ich weite meinen Geist
und mache Platz für reine Freude.

Substanz

Bufo rana, die Erdkröte, gehört zur Klasse der Froschlurche innerhalb der Familie der Kröten. Sie kommt in Europa, Nordafrika und Asien vor. Die zahlreichen Hautdrüsen der Kröte sondern Digitalis-ähnliche Stoffe ab, die das Tier zur Abwehr von Fressfeinden einsetzt. Die Krötengifte wurden schon im Altertum als Heilmittel benutzt und werden auch heute noch in Teilen Asiens zur Behandlung von Herzwassersucht und Altersherz verwendet. Das homöopathische Mittel wird aus dem getrockneten Sekret der Hautdrüsen hergestellt.

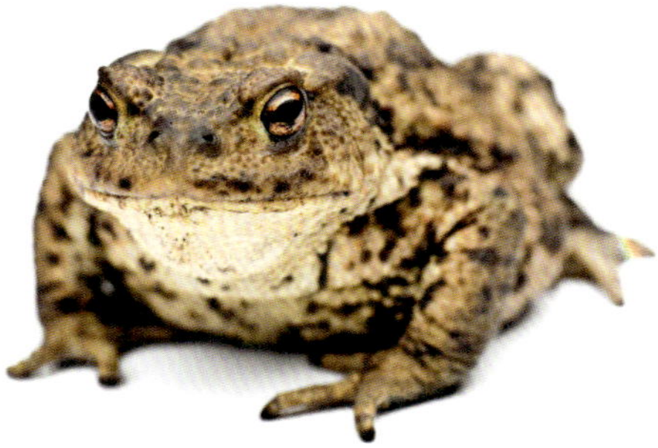

Charakter

Menschen, deren Beschwerden mit Bufo rana gebessert werden, sind oft körperlich stark, geistig aber naiv, kindisch oder hyperaktiv. Der Sexualtrieb ist gesteigert. Es besteht ein starkes Verlangen zu masturbieren, und sie wollen deswegen häufig allein und ungestört sein. Die Betroffenen haben keine Hemmungen, im Beisein anderer ihre Genitalien zu berühren. Die Sprache ist undeutlich und stotternd. Kinder können nicht still sitzen, sie sind ungeduldig, haben Tics. Es besteht ein Bezug zu Tönen, die Kinder hören gern Musik und tanzen dazu. Viele Ängste. Ein auffälliges Symptom ist, dass sie keine glänzenden Gegenstände oder Spiegel anschauen können.

Einsatzgebiete

Nervensystem, Geschlechtsorgane, Haut. Kindliche Entwicklungsstörungen und geistige Unreife mit auffälligem sexuellem Verhalten. Bei epileptischen Anfällen kann der Einsatz von Bufo rana erwogen werden. Auf der Haut zeigen sich nach kleinsten Verletzungen eitrige Entzündungen. Gemeinsames Auftreten von Hautausschlägen und Epilepsie ist ein starkes Indiz für Bufo rana. Wichtiges Arzneimittel bei Nagelbettentzündung (Panaritium). Allgemein eine schnelle Eiterungstendenz, schon bei kleinsten Verletzungen. Juckende, brennende Blasen auf Handflächen und Fußsohlen. Ekzeme, Akne rosacea, Schuppenflechte und Abszesse. Autismus und Hyperaktivität.

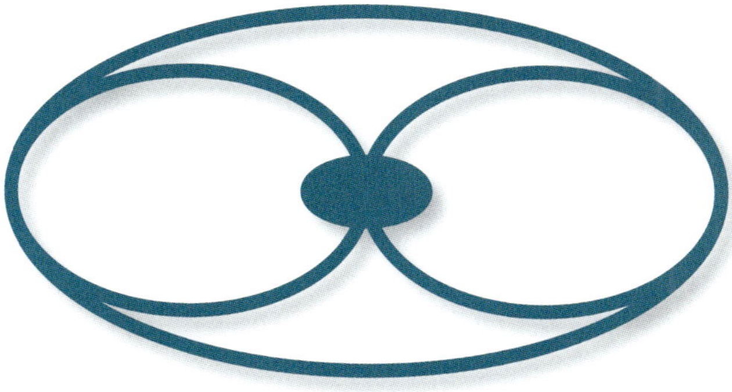

Caladium seguinum

Dieffenbachie

Das Seelenwesen

Du bist eine starke Persönlichkeit. Pure reine Energie, die sich in deinem Leben gern voll entfalten möchte. Du hast es nicht nötig, zornig und rachsüchtig zu sein, nur weil du dich ungerecht behandelt fühlst. Das ist deine Schwachstelle. Du kannst das jetzt loslassen. Ebenso wenig musst du dich wegen deiner inneren Unsicherheit zurückziehen und vielleicht sogar weltfremd werden. Du kannst dich so lange um dein Leben betrogen fühlen, bis du gelernt hast, deine Potenziale für dich und deinen eigenen Ausdruck zu verwenden und deine Kraft nicht mehr für die Nachahmung anderer zu verschwenden. Unternimm jetzt das, was dir wirklich guttut, und handle entschieden für deine echten Interessen.

Ich vertrete meine wahren Interessen.

Substanz

Das homöopathische Mittel Caladium seguinum wird aus der Pflanze Dieffenbachia seguine oder Schweigrohr hergestellt. Kaladien sind ausdauernde krautige Pflanzen und bilden eine Pflanzengattung aus der Familie der Aronstabgewächse. Viele Arten sind ursprünglich im tropischen Süd- und Mittelamerika heimisch. Seit dem 18. Jahrhundert werden die Buntwurze auch in Europa und Nordamerika gezüchtet. Dieffenbachia seguine kann bis zu zwei Meter hoch werden, und auch ihre feinen langen Blätter werden bis zu 50 Zentimeter lang. Die Blüten haben am oberen Ende viereckige warzenartige Drüsen. Als homöopathisches Mittel ist Caladium seguinum schon seit dem 19. Jahrhundert bekannt.

Charakter

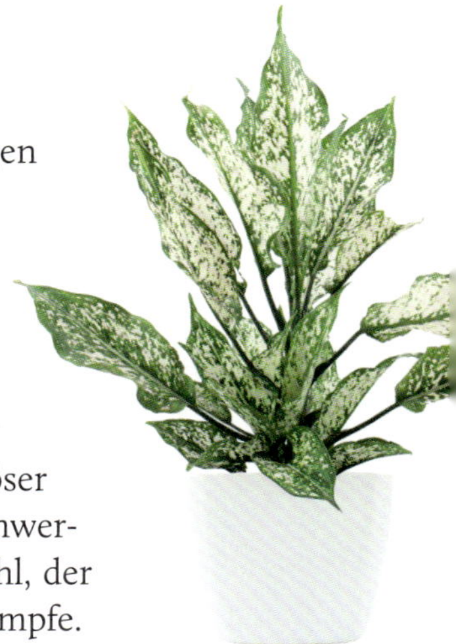

Der Caladium-Charakter dreht sich um Reden und Schweigen (Schweigrohr) und zahlreiche Glaubenssätze, die das Thema betreffen: Man muss schweigen können; Schweigen ist Silber, Reden ist Gold, Man muss aufpassen, was man sagt usw. Privat kann er sehr redselig sein. Die meisten Patienten haben eine Abneigung gegen Bewegung, und es sind viele Kettenraucher darunter. Sie sind zwar körperlich faul, mental aber in einem Zustand nervöser Erregung. Wenn bei Caladium-seguinum-Patienten Beschwerden der Atemwege auftreten, dann zumeist mit dem Gefühl, der Kehlkopf ziehe sich zusammen, die Atemmuskulatur verkrampfe.

Einsatzgebiete

Das Mittel hat eine starke Wirkung auf die Geschlechtsorgane beider Geschlechter. Es wird vor allem bei Juckreiz der Genitalien und Fruchtbarkeits- oder Potenzproblemen empfohlen. Vorzeitiger Samenerguss, Genitaljucken, Impotenz, obwohl sie sexuelles Verlangen verspüren. In der Nacht kann es auch zu krampfartigen Schmerzen in der Gebärmutter kommen. Caladium seguinum kann bei Kopfschmerzen hilfreich sein, die durch Rauchen entstanden sind. Bei Caladium-Patienten brennen und jucken Insektenstiche oft intensiver als bei anderen Menschen, sie leiden außerdem unter Entzündungen der Haut. Asthma-Patienten mit juckenden Hautausschlägen.

Calcium silicata

Calciumsilikat

Das Seelenwesen

Deine Eltern und alle deine Ahnen haben dir Wissen und Lebenserfahrung mit auf deinen Weg gegeben. Das ist sehr wertvoll, und dir sind damit viele nützliche Ressourcen mit auf den Weg gegeben worden. Dennoch solltest du Wertschätzung und Dankbarkeit für diese Gaben nicht mit Verpflichtung zur Beibehaltung von starren vorgegebenen Regeln verwechseln. Deine Seele hat die freie Wahl, jene Gaben und Ressourcen zu nutzen, die deinem weiteren Lebensweg und deiner Entwicklung dienen, und das ist vor allem das Potenzial, das du frei und ungebunden und ganz dir selbst treu ausbauen kannst. Es ist die Kreativität und Schöpferkraft, die dir ganz individuell zur Verfügung steht. Nur du kannst sie ungebunden und frei entfalten.

Freiheit ist mein höchstes Gut.

Substanz

Kalziumsilikat ist eine Mischung aus Calcium und Silizium. Die Herstellung von Calciumsiliciden kann durch das Aufschmelzen von Calciumcarbid (CaC_2) und Siliciumdioxid (SiO_2), zum anderen durch Reduktion von Siliciumdioxid, Calciumoxid oder Calciumcarbid mit Kohlenstoff hergestellt werden. Eingesetzt werden Calciumsilicide beispielsweise in der Metallverarbeitung. In der Erdhülle ist Silizium das zweithäufigste und elementares Calcium das fünfthäufigste Element.

Charakter

Das Thema von Charakteren, die Calcium silicata brauchen, ist durch seine beiden als Einzelmittel in der Homöopathie sehr bekannten Komponenten Calzium und Silizium gekennzeichnet. Silicea möchte gern einen bestimmten verlässlichen Standard in seinem Leben innehaben, wohingegen Calcium durch sein starkes Sicherheitsbedürfnis gekennzeichnet ist. Der zentrale Gedanke könnte hierbei also so formuliert werden: »Ich muss eine bestimmte Stellung innehaben und bewahren, damit ich den Schutz erhalte, den ich brauche.« Das kann natürlich sehr anstrengend sein, der Lebensfluss ist nicht gegeben, und dies wiederum führt zu Schwäche und Erschöpfung.

Einsatzgebiete

Magerkeit mit Frösteln und kaltem Schweiß, Verstopfung, immer müde und erschöpft. Nimmt schlecht zu. Ständige Angst um die Familie, um die Gesundheit oder unheilbar krank zu sein. Blässe und Anämie. Steifheit oder Knochenschmerzen nach Anstrengung. Verschlechterung durch alles Mögliche: Alkohol, Frühstück, Bewegung, Anstrengung, Sex, Trost, Ärger, Tadel, Baden, Berührung, Überhitzung, Kälte, Wetterwechsel. Akne, Furunkel und Komedonen im meist knochigen Gesicht. Lunge, Schleimhaut, Drüsen, Haut und Knochen sind oft betroffen. Viele Erkältungen. Calcium silicata hat auch schon bei schweren Grand-mal-Anfällen (Epilepsie) geholfen.

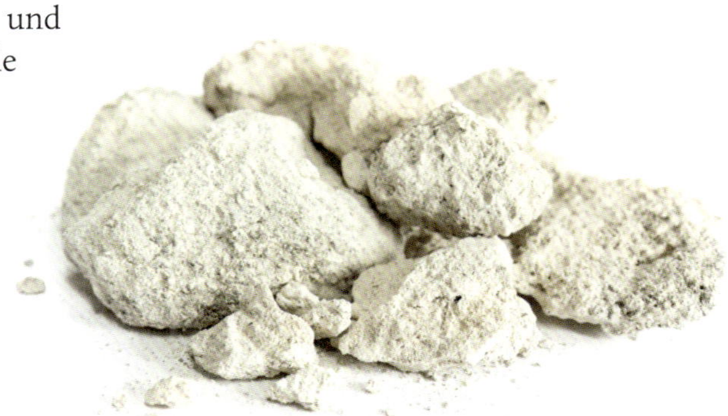

Cannabis sativa

Nutzhanf

Das Seelenwesen

Du kommst dir vor wie ein wandelnder Geist, nicht wirklich zugehörig zu dieser Erde, und bist befremdet, wie sich die Menschen um dich herum verhalten? Viele Dinge verstören dich, weil deine Seele sie nicht verstehen kann. Zugegeben, es ist nicht immer leicht, Teil dieser menschlichen Gemeinschaft zu sein, und deine Fluchtgedanken sind aus der Perspektive deiner sich unter Druck fühlenden Persönlichkeit verständlich. Es ist jedoch Zeit, dass du dich erinnerst, wie weit und groß du eigentlich bist. Du hast jederzeit Zugang zu den unendlichen Weiten deiner Seele, ohne dich durch Drogen und Stimulantien dort hinbringen zu müssen. Diese Welten sind gleichzeitig mit deinem Alltag vorhanden! Meditiere, und du findest sie.

Ich schließe mich an
die unendlichen Weiten meiner Seele an.

Substanz

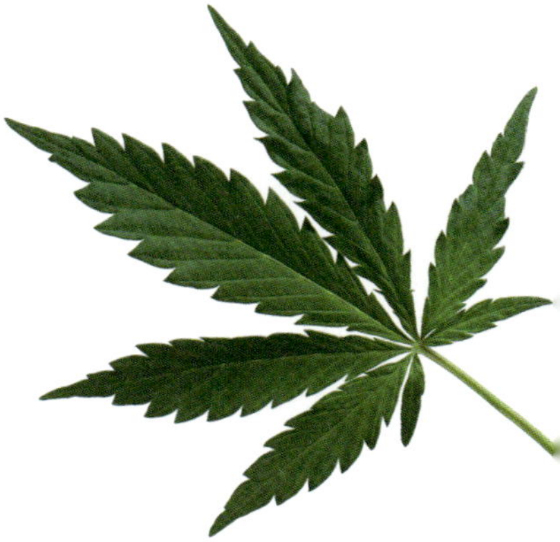

Im Gegensatz zu Cannabis indica, das oft als Rauschmittel verwendet wurde und wird und zu halluzinogenen Zuständen führen kann, ist mit Cannabis sativa der Nutzhanf gemeint. Nutzhanf ist sehr vielseitig in seiner Verwendung, zum Beispiel als natürlicher Dämmstoff für Häuser oder zur Herstellung von Kleidung. Auch als hochwertiges, energie- und eiweißreiches Nahrungsmittel werden die nussartig schmeckenden Hanfsamen heute gern genutzt.

Charakter

Cannabis sativa ist ein gutes Mittel, wenn Ängste und Stresssymptome zu körperlichen Somatisierungen führen. Angst vor Dunkelheit und dem Zubettgehen, schneller Stimmungswechsel, Unbeständigkeit und manchmal bizarres Verhalten kennzeichnen die Persönlichkeit. Sie flüchtet gern in eine Fantasiewelt. Es sind unsichere Menschen mit vielen Selbstzweifeln, die unentschlossen, launenhaft und tendenziell misstrauisch sind und oft das Gefühl der völligen Vereinsamung und Isolation haben. Identitätsprobleme, kann sich selbst nicht gut wahrnehmen, der Mensch wirkt eher wie ein »erwachsenes Kind«, das Schwierigkeiten hat, sich in eine Gemeinschaft einzubringen.

Einsatzgebiete

Cannabis sativa ist ein gutes Mittel, wenn es darum geht, den Körper zu unterstützen, wenn sich durch Probleme der Psyche und Ängste Symptome im Körper entwickelt haben.

Hauptwirkbereich ist der Urogenitalbereich: Blasenentzündungen, Nierenentzündungen (auch chronisch), Eiweißausscheidungen, Nierensteine. Empfindungen von Tröpfeln, schlimmer beim Urinieren. Starke Exaltation und Harnwegssymptome sind Hinweise auf das Mittel. Heftige Kopfschmerzen, evtl. mit Halluzinationen. Starrer Blick, glaubt, Gegenstände zu sehen. Großes Schmerzmittel, ausscheidend, immunstimulierend, spannungslindernd. Hornhauttrübung und grauer Star.

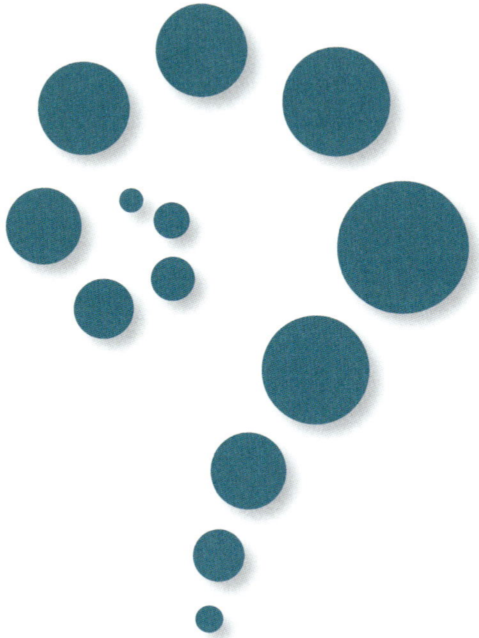

Capsicum annuum

Spanischer Pfeffer

Das Seelenwesen

Kennst du das unbeherrschte und aufgewühlte Gefühl in dir? Träumst du öfter wild und aufgeregt, oder regst du dich auch tagsüber gern über dies und jenes auf? Dein Körper und dein Geist sind in Rebellion, und auf Dauer wird das anstrengend werden. Würdest du einmal oder besser öfter zuerst tief durchatmen, bevor du auf vermeintliche Angriffe reagierst, wäre das für deine körperliche und psychische Gesundheit viel besser. Statt dich mit Chips und Bier auf dem Sofa abzulenken, tätest du dir selbst einen großen Gefallen, wenn du deine Energie in tatkräftige sinnvolle Aktionen umlenken würdest. Schau dich um. Es gibt wunderbare Ausdrucksformen für dein inneres Feuer wie Tanz, Boxen, Sport, Musik. Du findest das Richtige!

Ich finde meine Balance
im Tun und Lassen.

Substanz

Das homöopathische Einzelmittel Capsicum wird aus den reifen, getrockneten Früchten der Paprikapflanze hergestellt. Die Pflanze Capsicum annuum gehört zu den Nachtschattengewächsen. Sie wird auch als Spanischer Pfeffer oder Cayennepfeffer bezeichnet. Die Heimat des Spanischen Pfeffers ist Südamerika. Er hat einen hohen Vitamin-C-Gehalt und wird gern als scharfes Gewürz in den Küchen der Welt benutzt.

Charakter

Da man bei Cayennepfeffer sofort an Schärfe und hitzige Wirkung denkt, zeigt das homöopathisch potenzierte Einzelmittel besondere Wirkung gerade im Bereich der Schleimhäute. Alle brennenden Symptome werden paradoxerweise nicht durch Kühlung, sondern durch Hitze gelindert. Menschen, die Capsicum benötigen, können wechselhaft und launisch sein, und sie bekommen schnell großes Heimweh, wenn sie sich außerhalb ihrer gewohnten Umgebung und Routine aufhalten. Capsicum-Menschen sind oft Heißsporne, die sich schnell in etwas hineinsteigern, bis ihnen die Röte oder Hitze ins Gesicht steigt.

Einsatzgebiete

Die Leitsymptome von Capsicum betreffen Schmerzen, die wie Pfeffer brennen, in vielen Organbereichen, besonders in den Schleimhäuten. Eine brennende Zungenspitze als begleitendes Symptom bei anderen Beschwerden ist ein Leitsymptom. Magenschleimhautentzündung, Hämorrhoiden, Mittelohrentzündung, brennende Halsschmerzen. Brennendes Gefühl in den Ohren, im Magen-Darm-Trakt oder in den Harnwegen. Allgemeine Verdauungsstörungen wie Sodbrennen oder Blähungen. Im Darmbereich findet sich auch ein schmerzhafter Stuhldrang und blutende und wie von Pfeffer brennende Hämorrhoiden.

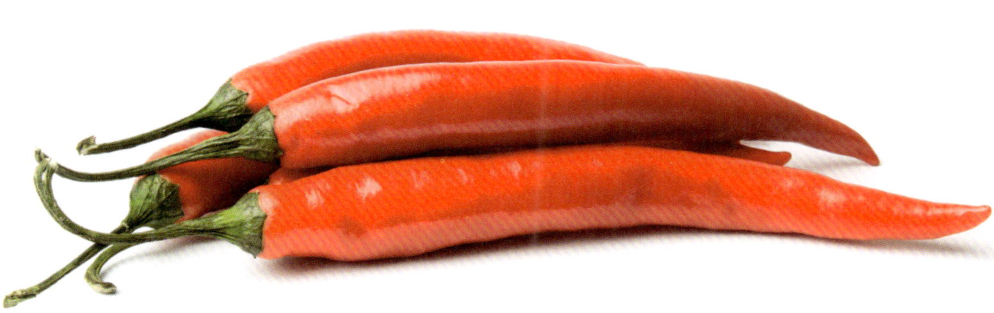

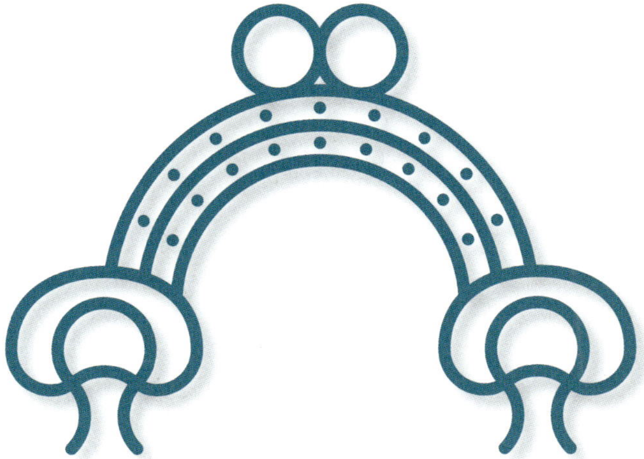

Chelidonium

Schöllkraut

Das Seelenwesen

Eine gute Portion Sturheit begleitet dich in deinem Leben. Vielleicht bist du ja sogar stolz darauf, ein so unbeugsamer Zeitgenosse zu sein, und beharrst gern auf deinen Meinungen, die du aber nicht unbedingt aussprichst. So ist doch einiges unterdrückt und nicht wirklich verdaut in deinem Leben, und dies möchte jetzt gelöst werden. Bleibe nicht weiter in alten Strukturen hängen oder gar in einer Energie des Trotzes. Läute grundlegende Veränderungen in deinem Leben ein. Kläre Situationen, die immer wieder Resignation oder Ärger erzeugen. Lasse liebevoll zu dir selbst alte Schockzustände, Enttäuschungen oder Vertrauensbruch los. Du tust dir selbst den größten Gefallen damit!

Ich treffe Entscheidungen aus meiner inneren Reinheit heraus.

Substanz

Das Schöllkraut wächst in Mitteleuropa an Wegen, Straßenrändern oder Schuttplätzen. An den Bruchstellen der Pflanze tritt der typische gelbe und leicht giftige Saft aus, der oft zur lokalen Behandlung von Warzen verwendet wird. Schöllkraut ist botanisch mit dem Schlafmohn verwandt. Die reichlich in ihm vorhandenen Alkaloide haben vor allem eine beruhigende und krampflösende Wirkung auf den gesamten Verdauungstrakt.

Charakter

Der Patient leidet unter großer Schwäche und Müdigkeit mit Benommenheit oder gar Schlafsucht. Er ist im Krankheitsfall vor lauter Muskelschwäche fast nicht mehr in der Lage, sich zu bewegen oder zu arbeiten. Normalerweise hat er eher keine Lust zu sprechen. Große Vergesslichkeit für Dinge, die er gerade erledigen wollte, gepaart mit anfallsweiser Reizbarkeit, Ärger oder Wutausbrüchen, ist ein typisches Indiz. Viele Beschwerden zeigen sich auf der rechten Körperseite. Der Chelidonium-Charakter schluckt üblicherweise alle Ungerechtigkeiten hinunter. Melancholie paart sich mit unterschwelliger Cholerik.

Einsatzgebiete

Bei Gallen- und Leberbeschwerden und rheumatischen Schmerzen ist die Arznei eine der wichtigsten in der homöopathischen Apotheke. Schöllkraut wirkt auf die glatte Muskulatur des Magen- und Darmtraktes sowie der Bronchien und der Gallenwege. Leberentzündung (Hepatitis), Gelbsucht, Gallenkoliken, Gallensteine, Darmkrämpfe, Verstopfung, Magenschmerzen. Viel Aufstoßen und Übelkeit mit Appetitlosigkeit und drückenden oder stechenden Schmerzen in der Magengegend. Schmerzen im Oberbauch erstrecken sich in den Rücken bis unter das rechte Schulterblatt. Diese Ausstrahlung zum oder vom rechten Schulterblatt ist ein typisches Indiz für Chelidonium.

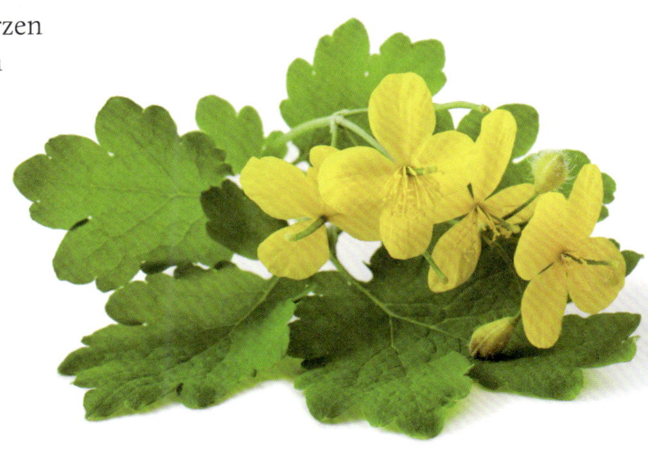

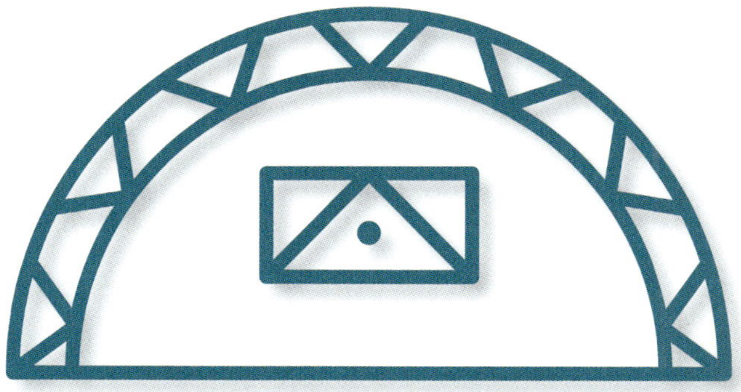

Cimicifuga

Traubensilberkerze

Das Seelenwesen

Es geht um innere Einkehr, um Frieden, um Stille, um Sein. Natürlich kannst du weiterhin weglaufen vor deiner Mutter, deinem Ursprung, deiner Weiblichkeit, deinem Frausein. Aber du merkst ja, dass dich diese Rastlosigkeit nur immer weiter in die Erschöpfung treibt. Deine Mutter war auf ihre Art wunderbar, auch wenn sie dich sehr verletzt hat. Ihre Seele ermuntert dich jetzt, dein eigenes Potenzial und deine ganz individuelle Art von Spiritualität zu entdecken und zu leben. So sprich sie frei – und dann auch dich selbst! Halte inne und erkenne: Jeder Augenblick bietet neue Möglichkeiten, denen du liebevoll begegnen darfst. Sieh die alte Thematik aus einem neuen Blickwinkel, und du bestimmst dein Leben selbst.

Ich bin im Frieden mit mir
und meinem Ursprung.

Substanz

Die Traubensilberkerze, auch Wanzenkraut oder Schlangenkraut genannt, ist eine Pflanze aus der Familie der Hahnenfußgewächse (Ranunculaceae). Die homöopathische Arznei Cimicifuga racemosa wird aus dem frischen Wurzelstock hergestellt. Cimicifuga racemosa ist als großes Frauenmittel für alle Altersklassen bekannt und hat entsprechend zahlreiche Heilanzeigen im hormonellen weiblichen Regelkreis.

Charakter

Cimicifuga racemosa ist hauptsächlich ein Mittel für Frauen und hat eine ausgeprägte hormonelle Wirkung, gleichgültig ob in der Pubertät, rund um die Schwangerschaft oder in den Wechseljahren. Die Patientinnen werden meist als zierlich, empfindsam, nervös und verfroren beschrieben. Charakteristisch ist eine große Erregbarkeit des Nervensystems, Ruhelosigkeit und ein starker Bewegungsdrang. Die Stimmung ist schwankend zwischen Hochstimmung und Depression, Melancholie und zahlreichen Ängsten. Allgemein haben die Betroffenen eine starke Schmerzempfindlichkeit, bis hin zur Überempfindlichkeit.

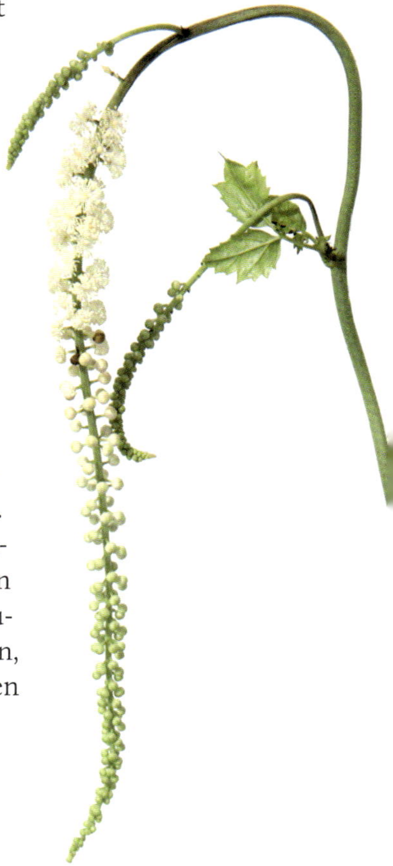

Einsatzgebiete

Beschwerden der Monatsblutung, während Schwangerschaft und Geburt sowie in den Wechseljahren. Nervöse Erregung und Ruhelosigkeit, Erschöpfung, Angst vor dem Tod, vor Krankheiten oder Verletzungen, Selbstmordgedanken, manisch-depressive Verstimmungen. Wechseljahressymptome wie Hitzewallungen, Schlafstörungen oder Kopfschmerzen. Durchfall und Verstopfung wechseln sich ab. Blasenreizung und nervöses Wasserlassen. Starke Schmerzen (Dysmenorrhoe) während der Regelblutung, Ovarialneuralgie. Rheumatische Schmerzen in Armen und Beinen, Muskelzuckungen, Gelenkschmerzen, Rückenschmerzen und Ischialgien.

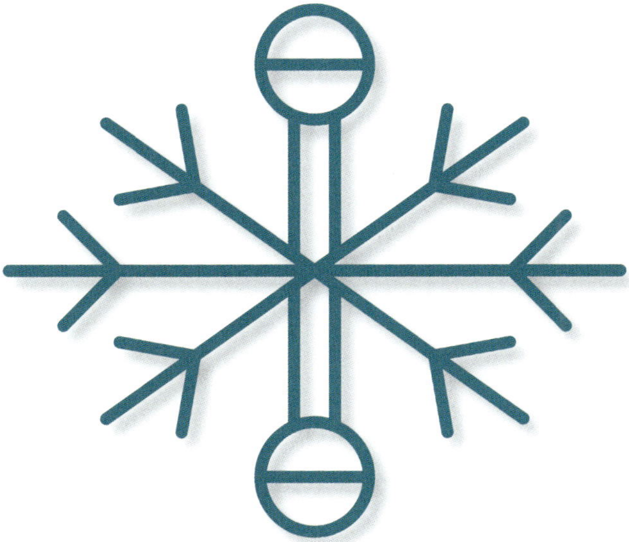

Cinnabaris

Zinnober

Das Seelenwesen

Was regst du dich so auf? Die Welt läuft schon so lange ohne dich. Du musst dich nicht so verausgaben, um dem Ganzen dienen zu können. Gerechtigkeit, Mut und Tatkraft können auch entstehen, wenn du dein Herz öffnest und einfach Frieden in die Welt hinausströmen lässt. Das ist um vieles wirksamer und wird deinen Zielen und Vorhaben auf entspannte Weise dienen. Setze dich ruhig hin, und stelle dir diesen Friedensstrom wie ein weißgoldenes Licht vor, das alle Menschen und Lebewesen erreicht, die dich lieben und die du liebst. Und dann stell dir vor, wie dein Leuchten auch deine Feinde erreicht und ihnen zur Verfügung steht. So heilst du alle, die du sonst gar nicht erreichen könntest – und vor allem DICH selbst!

Ich verlangsame meine Energie,
um mich selbst zu spüren.

Substanz

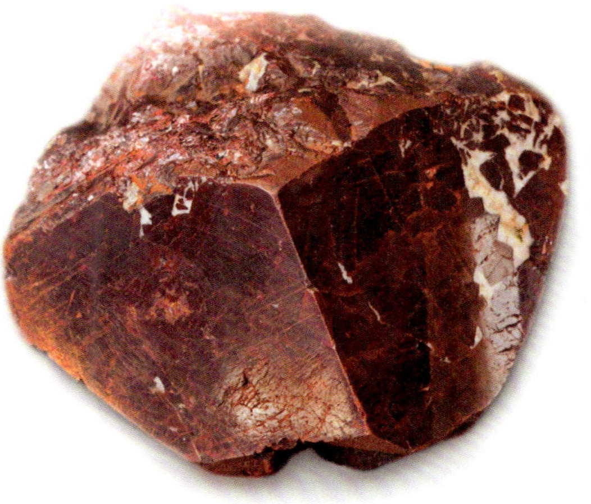

Cinnabaris, auch genannt Zinnober, das rote Quecksilbersulfid, ist eine Verbindung aus Schwefel und Quecksilber. Das weiche Mineral kommt an heißen Quellen und Vulkanöffnungen vor. In seinem Arzneimittelbild ähnelt Cinnabaris dem bekannteren flüchtigen Metall Mercurius. Es wird bevorzugt eingesetzt bei Patienten, die zu Entzündungen der Nasennebenhöhlen, Kiefer- oder Stirnhöhlen neigen.

Charakter

Die Cinnabaris-Persönlichkeit ist unterschwellig zornig und rachsüchtig, hat jedoch gelernt, ihre Gefühle abzukapseln. Es passt zu einem Kämpfertyp, der lieber gegen Ungerechtigkeiten auf die Barrikaden geht, als seine innersten verletzten Gefühle spüren zu müssen. Er kämpft für die Freiheit, und Abhängigkeiten sind ihm zuwider. Man kann jedoch beobachten, dass er in seiner eigenen Situation festhängt. Dabei wirkt er öfter intolerant, geht geistiger Beschäftigung nur widerwillig nach und will eigentlich seine Ruhe haben. Er hat das Verlangen, allein zu sein. Dem hitzigen rebellischen Inneren entsprechen die oft roten Symptome auf der Haut.

Einsatzgebiete

Feuerrote Geschwüre auf Haut und Schleimhäuten. Die Schleimhaut in der Mundhöhle ist knallrot. Schmerzen um das Auge herum, Entzündungen der Bindehaut. Schmerzen in den Knochen, starker Druck auf der Nasenwurzel. Chronische Prozesse nach Schnupfen wie ständige Nebenhöhlenentzündungen. Haut und Schleimhäute entzündet, eitrige Mandelentzündungen, Mundschleimhautentzündungen. Die Nase juckt und sondert dunkles Blut ab. Das Nasensekret ist ätzend, wässrig und brennend. Kälte in den Gelenken ist ein typisches Merkmal. Schmerzhafte Geschwüre, die durch Bettwärme verschlechtert werden, blutige Durchfälle.

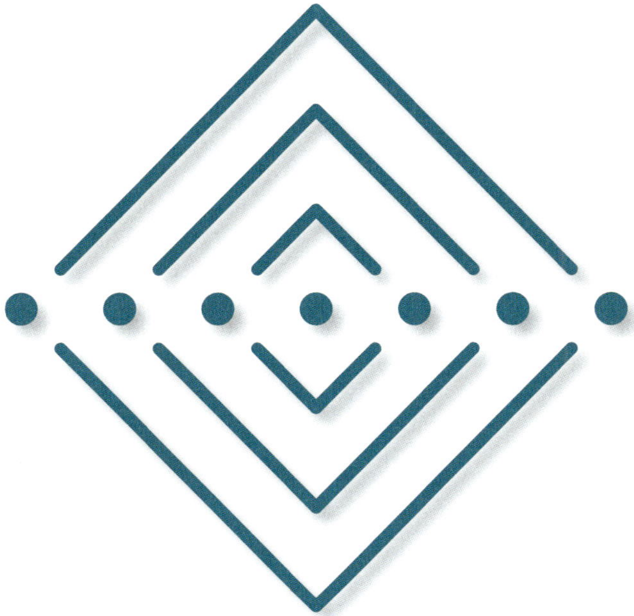

Cistus canadensis

Zistrose

Das Seelenwesen

Cistus, die Königin der Nebel, umfängt dich sanft mit ihren Armen und trägt dich durch die Schleier des Vergessens zurück zur Erde. Sanft legt sie dich ab auf den Erdenleib, wo du den zarten Duft des großen Wesens atmest. Es gibt nichts, das dich mehr entfernen dürfte von ihr und von dir selbst. Nichts ist mehr zu tun, nichts mehr zu lösen. Du bist geborgen und umhüllt wie von deiner eigenen Haut. Ruhe dich aus und genieße, du Kind der Erde und des Himmels. Fühle, dass du fühlst, und wisse, was du weißt. Das große Mysterium von Zeit und Raum und Nichts heißt dich neu willkommen im reinen Sein. Fühle in dich hinein und entdecke die Essenz deines reinen Wesens. Du bist genau richtig, und hier kannst du das verwirklichen, was sein soll.

Ich bin richtig, wo ich bin.

Substanz

Cistus canadensis ist die kanadische Zistrose, auch Sonnenröschen oder Felsenröschen genannt. Cistus gedeiht in Nordamerika und Kanada. Als Grundstoff für die homöopathische Arznei wird die frische blühende Pflanze verwendet. Die Zistrose hat erst in den letzten Jahren in unserem Kulturkreis größere Bekanntheit erlangt. Als Tee zubereitet erweist die vielseitige Pflanze gute Dienste bei allen Erkältungs- und Infektionskrankheiten oder als Hilfe zur Ausleitung von Toxinen und anderen Belastungen des Stoffwechsels.

Charakter

Cistus ist bei vielen Menschen indiziert, die durch psychischen Stress wie unterdrückten Kummer, Ärger oder andere emotionale Aufregungen körperliche Beschwerden bekommen. Insofern ist es ein Mittel unserer »modernen« Zeit mit den vielfältigen Anforderungen einer Leistungsgesellschaft. Ungesundes Essen, Umweltverschmutzung oder Toxinbelastungen erledigen dann den Rest. Auffällig ist, dass es dem Patienten sofort körperlich schlechter geht, sobald er sich psychisch unwohl fühlt. Er ist recht instabil und anfällig für Erkältungen und Infektionen aller Art. Die Lymphknoten als Zeichen für eine schwache Abwehr schwellen schnell an.

Einsatzgebiete

Cistus mindert negative Folgen von oxidativem Stress. Es hat vielfältige Einsatzgebiete bei vielen chronischen Erkrankungen. Folgen von zu vielen Toxinen, die zum Beispiel Pilzbefall auslösen können. Hautprobleme wie Neurodermitis, Akne oder Falten bzw. vorzeitige Alterungserscheinungen als Folgen von Zellstress. Verdauungsbeschwerden, Aphthen im Mund, Karies und Parodontitis. Gut geeignet gegen Bakterien, Pilzinfektionen oder auch versteckte Viren. Bei Erkältung und Grippe, gegen Borreliose und Diabetes. Die Belastung zeigt sich durch chronisch verhärtete Lymphknoten. Zistrose kann helfen, Schwermetalle aus dem Körper auszuscheiden.

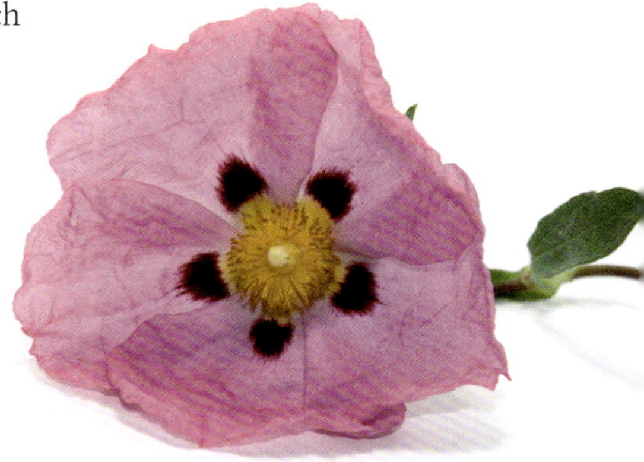

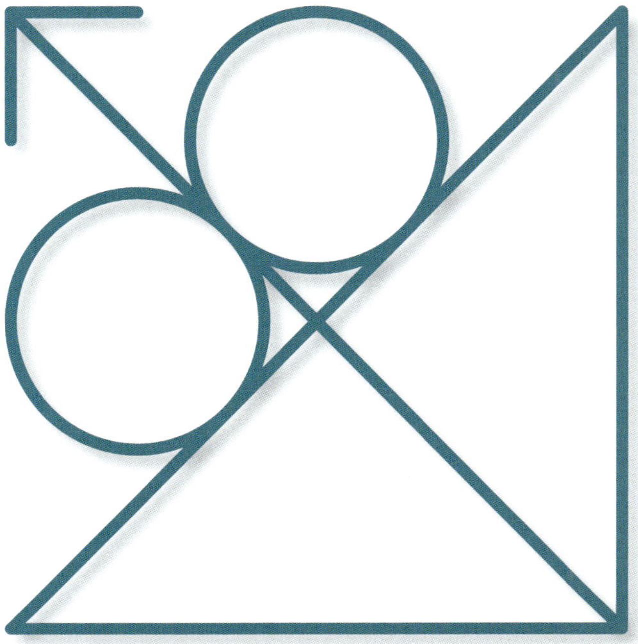

Clematis erecta

Aufrechte Waldrebe

Das Seelenwesen

Sei mal ganz ehrlich zu dir selbst: Könnte es sein, dass du dich aus lauter Sehnsucht nach Geborgenheit, Romantik oder Versorgtwerden so klein gemacht hast, dass du völlig unter deinem eigentlichen Niveau lebst? Hat dich dein Ausharren in eigentlich niemals zufriedenstellenden Verhältnissen schon ganz unbeweglich oder gar krank gemacht? Flüchte nicht weiter in die Illusion, es werde schon irgendwann besser werden. Das führt nur zu weiterer Verhärtung. Du musst etwas tun. Es ist Zeit, deine Persönlichkeit und Individualität zu entfalten, auch wenn du nicht mehr weißt, wie du deine Flügel ausbreitest. Fange an und übe – jetzt! Nur mit einer gesunden Portion Disziplin wirst du dein Potenzial voll entfalten können.

Ich verlasse meine Komfortzone
und lebe endlich mein Potenzial.

Substanz

Clematis erecta, die aufrechte Waldrebe, gehört zur Familie der Hahnenfußgewächse (Ranunculaceae). Neben Clematis recta gibt es in der Familie der Hahnenfußgewächse noch zahlreiche weitere Mittel, die eine Verwendung in der Homöopathie finden. Sie ist nicht zu verwechseln mit denjenigen Sorten, die einen Halt zum Ranken brauchen. Benutzt wird der ausgepresste Saft von Blättern und Stängeln von denjenigen Pflanzen, die eben erst zu blühen begonnen haben.

Charakter

Die Clematis-Persönlichkeit neigt dazu, sich auf der Suche nach Versorgung und Geborgenheit anderen unterzuordnen. Familie, Sicherheit und Zugehörigkeit zu einer Gemeinschaft sind ihr sehr wichtig, auch wenn sie dafür unter Umständen in einer Aura der Abhängigkeit leben muss. So macht sie sich selbst klein und flüchtet in die Illusion, dass schon alles besser werden wird, wenn sie nur lange genug ausharrt. Da dadurch die Individualität trotzig unterdrückt wird, bleiben Enttäuschungen und selbst Demütigungen oft nicht aus, und es wird schwierig, das eigene Leben selbstbestimmt in die Hand zu nehmen.

Einsatzgebiete

Der erste Angriffspunkt von Clematis erecta sind die Drüsen. Es kommt zu verhärteten und angeschwollenen Lymphdrüsen, zur Verhärtung der Prostata oder der Leistenlymphknoten. Ohrspeichel- und Unterkieferdrüsen sind geschwollen und verhärtet. Ebenso besteht eine Neigung zum Brustkrebs bei Patientinnen, die nicht aus einer Abhängigkeit herauskommen. Bei den Männern kann es zur schmerzhaften Schwellung und Verhärtung der Hoden kommen. Vielfältige Symptome der Haut: Flechten und juckende Hautausschläge, Milchschorf bei Kindern. Heftige Kopfschmerzen in der Stirn, über dem linken Auge oder hinter den Augen. Die Augen sind sehr empfindlich.

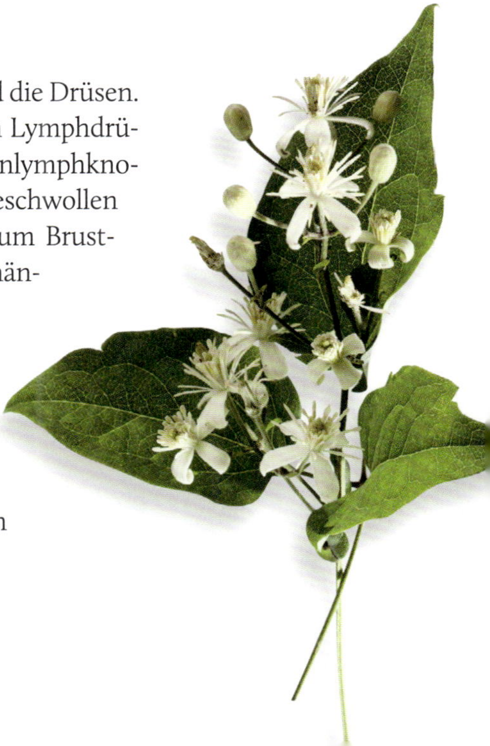

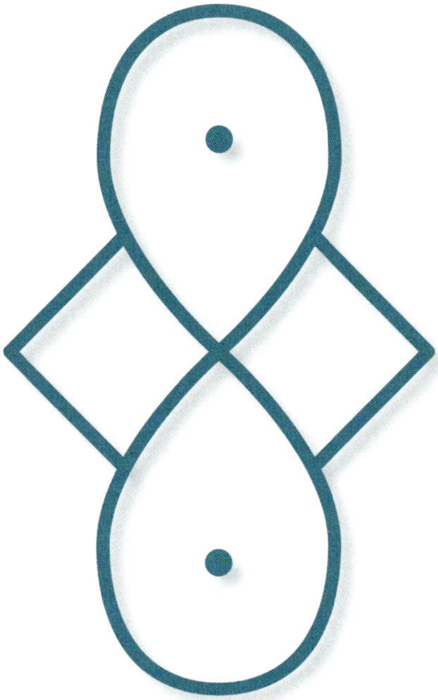

Cobaltum metallicum

Kobalt

Das Seelenwesen

Nimm nicht alles so ernst – vor allem dich selbst nicht. Natürlich bist du äußerst wichtig für diese Welt, aber all die anderen Millionen Menschen auf dieser Erde sind es auch. Glaubst du wirklich, dass die anderen die Details deiner Person überhaupt bemerken? Sie sind doch viel zu sehr mit sich selbst beschäftigt. Also entspanne dich endlich, atme tief ein, und entlasse mit dem Ausatmen deine ganze angestaute Kontrolle. Besuche dein inneres Kind in deinem Bauch, und lache eine Runde mit ihm. Das habt ihr euch verdient. Das wertvollste Geschenk, das du dir jetzt geben kannst, ist eine Runde Blödsinn auf dem Spielplatz des Lebens. Pflege das Kind in dir. Es möchte das Spiel des Lebens immer wieder neu entdecken.

Ich lasse die Lebensfreude
in mir zirkulieren.

Substanz

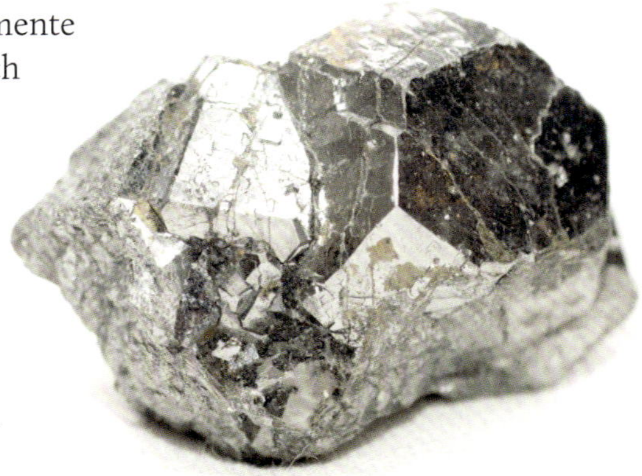

Kobalt gehört im Periodensystem der Elemente zur Eisenserie. Wie dieses ist es magnetisch und lässt sich schmieden oder schweißen. Kobaltblau wird auch zum Färben von Glas oder Keramik verwendet. Das Metall ist meist an Arsen und Schwefel gebunden und in vielen Mineralien in kleiner Menge enthalten. Es ist zum Beispiel auch Bestandteil von Meteoriten oder Sternen. In feuchtem Zustand sind Kobaltsalze rosa, in trockenem blau.

Charakter

Der Cobaltum-Charakter ist stets darauf bedacht, seine Aufgaben und Prüfungen gewissenhaft vorzubereiten, aus lauter Angst, in letzter Minute einen Fehler zu machen; Cobaltum ist deshalb ein wichtiges Mittel bei Lampenfieber und Prüfungsangst und der damit einhergehenden großen Anspannung. Der Cobaltum-Mensch hat ein sehr geringes Selbstwertgefühl, das er aber tunlichst zu verbergen versucht. Durch Selbstkontrolle erhält er mühsam ein Image von Zuverlässigkeit und selbst Heiterkeit aufrecht, hat jedoch ständig Angst, dass seine äußere Fassade durchschaut werden könnte. Diese übermäßige Kontrolle und Anspannung lässt abends oder nachts die Muskeln zucken.

Einsatzgebiete

Cobaltum ist ein gutes Mittel bei Rückenschmerzen im unteren Wirbelbereich, die am Rückgrat entlang bis in die Beine ausstrahlen. Es passt auch zu Problemen im Genital-, Nieren- oder Knochenbereich, vor allem wenn auch sexuelle Störungen ein Thema sind. Bauchschmerzen mit Ausdehnung von der Leber bis in die Oberschenkel, Übelkeit und Völlegefühl im Magen, Übersäuerung. Nässen aus dem After. Gelbbraune Flecken der Haut. Vorzeitige Ejakulation, Rückenschmerzen und Schwäche im Rücken nach dem Koitus. Husten mit Auswurf von hellrotem Blut, Stiche in der Brust beim Tiefatmen. Juckreiz der Haut am ganzen Körper beim Warmwerden im Bett.

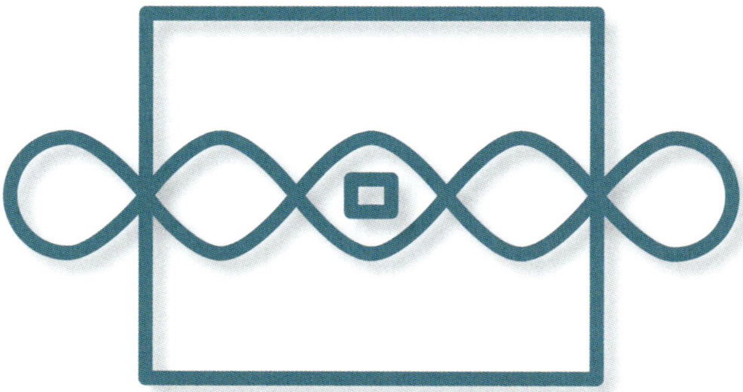

Cocculus indicus

Kockelskörner

Das Seelenwesen

Ja, du bist gütig, besorgt und mitfühlend, und das ist sicherlich eine hohe Qualität in Zeiten des verbreiteten Egoismus. Sorgst du dich stets um die anderen und nie um dich selbst? Dann hast du eine wichtige Grenze überschritten, und es ist kein Wunder, dass du dich so ausgebrannt fühlst. Weißt du, wie es sich anfühlt »Ich will« zu sagen? Festen Boden unter den Füßen wirst du haben, wenn du zunächst wieder dich selbst findest. Beginne damit, ein deutliches Nein zu sagen. Damit hilfst du nicht nur dir selbst, sondern auch den anderen. Gewinne Vertrauen, dass jeder Mensch seinen eigenen Seelenweg hat und diesen auch ohne dich gehen kann. Dann konzentriere dich auf dein eigenes Wohl.

Die Welt dreht sich auch ohne mich.

Substanz

Der Cocculusstrauch Anamirta cocculus ist eine einhäusige Schlingpflanze, die in Asien beheimatet ist. Ihre Früchte, die Kockelskörner, enthalten neben Alkaloiden das Krampfgift Pikrotoxin, das auf die motorischen Nervenbahnen wirkt. Es beeinflusst vor allem das periphere und zentrale Nervensystem, weshalb das homöopathische Mittel gern bei chronisch gestressten Menschen eingesetzt wird, die als Folge davon in extreme Erschöpfungszustände gefallen sind.

Charakter

»Folgen von Nachtwachen« ist die wohl bekannteste Indikation des Mittels. Man kann sich zum Beispiel übernächtigte Krankenschwestern oder Pfleger vorstellen, die nächtelang wach bleiben müssen und durch die ständige Präsenz für andere und das Sich-kümmern-Müssen körperliche oder psychische Symptome entwickelt haben. Cocculus eignet sich bei Beschwerden durch Sorgen, Kummer und geistiger Überanstrengung, aber auch bei Schlafmangel und Reisekrankheit. Cocculus-Patienten sind mehr Frauen als Männer, die sich viel um andere Menschen kümmern und deswegen in einer stetigen Sorgensituation sind.

Einsatzgebiete

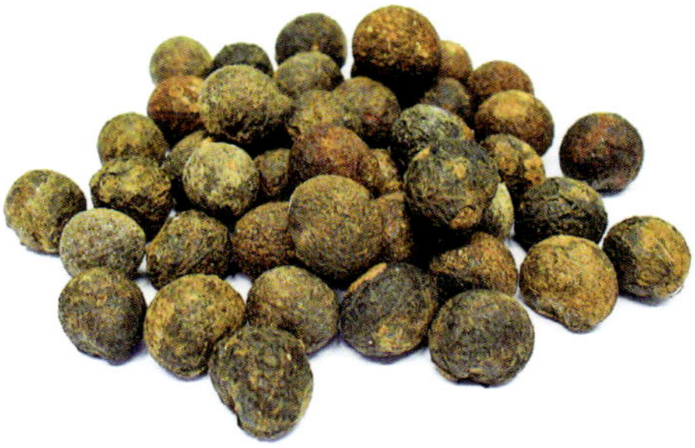

Leitsymptome sind Schwindelanfälle, die meist zusammen mit starker Erschöpfung und Schwäche auftreten. Schlaflosigkeit und depressive Verstimmungen, Nervosität und Beschwerden als Folgen von Übernächtigung. Seekrankheit sowie Schwindel und Übelkeit beim Fahren. Herzklopfen bei Aufregung. Zittern, Zucken und Kribbeln in Händen und Beinen. Hinterkopfschmerzen, die in Nacken- und Schulterregion ausstrahlen, oft mit Übelkeit und Schwindel. Zittern und Zucken der Unterkiefermuskulatur; Trigeminusneuralgie. Geschwollene Füße oder eingeschlafene kribbelnde Hände und Füße. Gelenkentzündungen und Rückenschmerzen in Nacken- und Schulterregion.

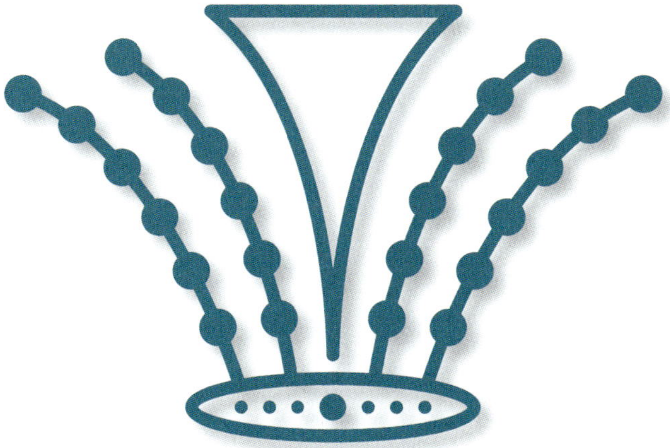

Coffea cruda

Kaffeebohne

Das Seelenwesen

Du besitzt ein ungewöhnliches Potenzial an Körper und Geist und bist sehr schnell im Denken und in deiner Bewegung. Aktivität von Geist und Körper ist schön, aber wenn du auch noch ausschließlich durch Aktivitäten wie zum Beispiel durch Sport versuchst, eine Balance zu finden, wird dich irgendwann eine andere Kraft in dir bremsen: die Hingabe. Hingabe ist das Element der passiven Annahme der Dinge, die einfach so sein wollen, ohne den Anspruch auf Veränderung. Etwas, das dir schwerfällt, ja. Denn du bist es gewohnt, einzugreifen in Dinge, wo du Veränderungspotenzial sehen kannst. Halte still und sei dir dessen gewahr, dass es einfach einmal nur so ist, wie es ist. Überraschende Inspirationen werden dir zufließen, und dein Leben kann um einiges kreativer werden.

Ich handle durch Nichthandeln.

Substanz

Coffea ist der lateinische Name der Kaffeepflanze. In der Homöopathie wird meist die Frucht der arabischen Sorte Coffea arabica in getrockneter, aber nicht gerösteter Form benutzt. Der zugrunde liegende Wirkstoff ist Koffein, und so wird das homöopathische Mittel gern bei Symptomen eingesetzt, die der Kaffee auslösen würde, wenn er in zu hohem Maße konsumiert wird, allen voran Schlafstörungen oder nervöse Aufregung.

Charakter

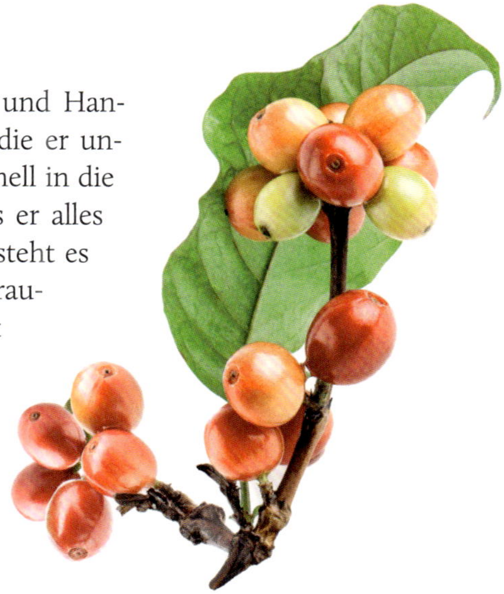

Der Coffea-Charakter ist schnell im Denken und Handeln, sein Kopf steckt voller kreativer Ideen, die er unbedingt mit anderen teilen und möglichst schnell in die Umsetzung bringen möchte. Überhaupt muss er alles möglichst schnell hinter sich bringen und versteht es gar nicht, wenn andere Menschen länger Zeit brauchen, um die Dinge zu erledigen. Aufgedreht wie er meist ist, hat er einen unwiderstehlichen Drang zu theoretisieren und kann seine Mitmenschen durch seinen Redeschwall durchaus überfordern oder gar nerven. Vor Freude und Aufregung kann er körperliche und psychische Symptome bekommen.

Einsatzgebiete

Innere emotionale Erregung und damit verbundene Schlaflosigkeit, Unruhe, Nervosität und Schwindelzustände. Zahnschmerzen, Ohrgeräusche und Lärmempfindlichkeit. Hyperaktivität bei Kindern mit Schlafstörungen, ADHS-Syndrom. Nervosität und Reisekrankheit. Auffallend sind die Beschwerden als Folge von angenehmen Überraschungen, zum Beispiel nach einer gut bestandenen Prüfung, wenn man vor Freude und überschießender Begeisterung »nicht mehr runterkommt«. Kopfschmerz im Freien wie von einem Nagel, anfallsartige Migräne, Bluthochdruck, Koliken und Neuralgien. Häufiges Wasserlassen durch übermäßigen Stress.

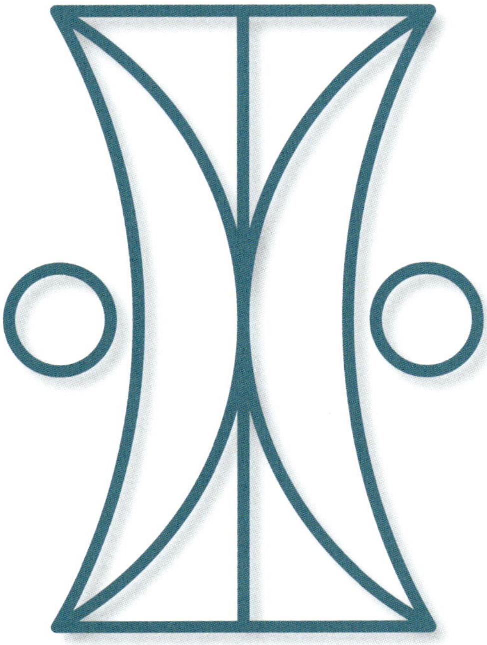

Cola nitida

Kolanussbaum

Das Seelenwesen

Du bist so viel kraftvoller, als du glaubst. Noch musst du dir und anderen beweisen, dass du etwas Bedeutendes zu sagen und zu geben hast für diese Welt. Noch bist du etwas laut und übertönst damit die feinen, aber sehr kraftvollen Impulse in dir. Ja, du hast ganz viel Power, und es ist wichtig, dass du diese Kraft in die richtigen Kanäle leitest und dann auch deutlich ausdrückst, was du an Energie zu geben hast. Fülle das Bewusstsein einer hohen Energie in dir selbst vollständig auf. Dann ströme sie nach draußen, und du wirst Menschen und Gelegenheiten anziehen, die davon profitieren. Das füllt dich noch weiter mit Kraft auf. Mache dir immer wieder klar, dass du reine Energie bist und auch deinen Körper dadurch nährst.

Ich öffne mich für meine Kraft.

Substanz

Cola ist ein homöopathisches Einzelmittel, das aus der in Zentralafrika beheimateten Kolanuss (Cola nitida) hergestellt wird. Ausgangsmaterial sind die reifen, von der Samenschale befreiten getrockneten Samen. Sie enthalten die Inhaltsstoffe Theobromin und Koffein, die beide anregend und euphorisierend wirken. Der Koffeingehalt der Kolanuss ist deutlich höher als der der Kaffeebohne. Die Frucht des Kolabaums ist auch ein wichtiger Bestandteil des bekannten Limonadengetränks Coca-Cola.

Charakter

Die Patienten reagieren oft euphorisch. Sie haben das Gefühl, unbesiegbar und unwiderstehlich zu sein. Dem seelischen Größenwahn kann sich der Eindruck hinzugesellen, dass einzelne Gliedmaßen wie Arme oder Beine vergrößert seien. Es können sich rauschähnliche Zustände einstellen. Der Patient nimmt seine Umgebung deutlicher und intensiver wahr. Er ist rastlos und hyperaktiv und glaubt, Gedanken lesen zu können. Ein Gefühl von Leere oder innerer Aushöhlung kann verschiedene Körperregionen wie die Zähne, den Magen oder den Kopf betreffen. Darüber hinaus kann es zu gesteigertem sexuellem Verlangen und Herzrasen kommen.

Einsatzgebiete

Im Gegensatz zu Kaffee führt der Genuss der Frucht nur selten zu Herzrasen. Stattdessen wird die Darmperistaltik angeregt. Sie kann stärkend und verdauungsfördernd wirken und den Harndrang anregen. Die Inhaltsstoffe wirken schmerzstillend und gelten sogar als Aphrodisiakum. Die Arznei eignet sich zur Behandlung von Suchterkrankungen, vor allem bei Alkoholikern. Mittel gegen Schwäche und Rastlosigkeit, auch bei Asthma, Drehschwindel, Übelkeit und Angstzuständen. Undeutliches Sehen und Schmerzen im unteren Rücken, Erschöpfungsdepression mit Appetitlosigkeit. Hilft die Leistungsfähigkeit auch bei Nahrungs- oder Schlafmangel zu erhalten.

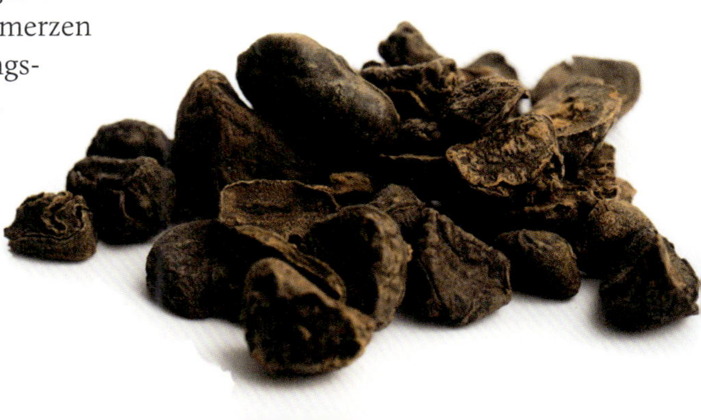

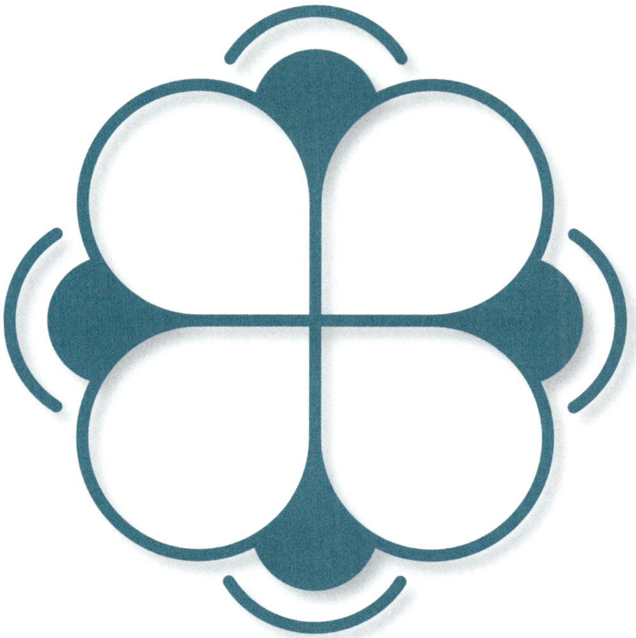

Crataegus

Weißdorn

Du liebes Wesen, du hast so viel Herzenswärme zu geben. Wie die Rose kannst du deinen wunderbaren Duft ebenfalls verströmen. Aber sei dir sicher, dass du dich für andere nicht opfern musst, um deine Liebe zu verströmen. Ja, du möchtest so vieles gutmachen und deinen Vorfahren Vergebung und Wärme zukommen lassen. Doch ganz frei von Gefühlen der Verletzung, der Wut und des Nichtverstehens dessen, was war, bist du noch nicht. Du hast womöglich starke Verletzungen in deiner Kindheit erlitten und trägst daraus noch immer einen versteckten Schock mit dir herum. Sei dir sicher, geliebtes Kind der Erde und des Himmels: Diese Existenzangst wirst du nicht wieder erleben müssen. Du bist frei und unendlich geliebt. Du bist im Schutz und in der Sicherheit deines liebenden Gottes.

Ich lebe und genieße meine Herzlichkeit.

Substanz

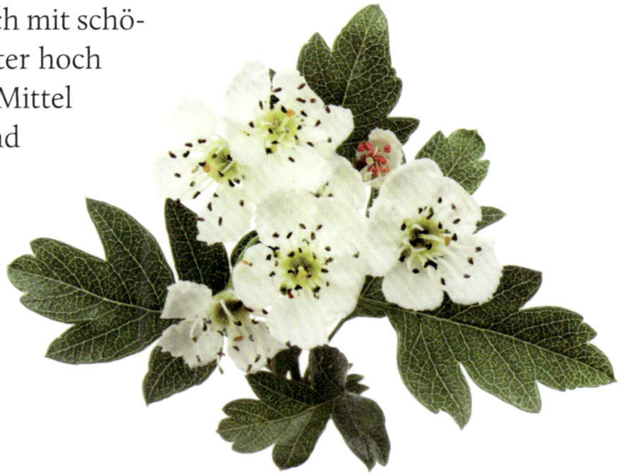

Der Weißdorn ist ein heimischer Strauch mit schönen weißen Blüten, der bis zu drei Meter hoch werden kann. Für das homöopathische Mittel werden die kleinen Beeren, Blüten und Blätter verwendet. Die Pflanze enthält zahlreiche wertvolle Wirkstoffe für das Herz, wobei Crataegus oxyacantha erst im 16. Jahrhundert als Mittel gegen Verdauungsbeschwerden, Nierenprobleme oder übermäßig starke Regelblutungen bei Frauen erwähnt wird.

Charakter

Bei Crataegus-Patienten zeigt sich die charakteristische Herzschwäche oft durch heftiges Herzklopfen, unregelmäßigen Puls und langsame Herztätigkeit. Mögliche Ursachen können Infektionen, Rheuma, Darm- oder Lungenerkrankungen sein. Die Betroffenen sind eher aktive Personen, die sich um alles kümmern und jedem gerecht werden wollen. Sie helfen gern, sind aber gehetzt, schnell und aufgeregt und schwitzen leicht. Sie sind sehr emotional, und ihr Herz ist eigentlich voller Liebe, aber ein kindlicher Schock oder ein rigides Elternhaus können sie seelisch eingeengt haben. Die schnelle Herztätigkeit passt zu ihrem Wesen.

Einsatzgebiete

Bewährt hat sich Crataegus vor allem bei chronischen Altersherzbeschwerden, also weniger bei akut bedrohlichen Herzproblemen, sondern mehr bei langsam fortschreitender Schwächung der Herzleistung. Der Weißdorn gleicht immer aus und kann deshalb sowohl bei Bluthochdruck als auch bei niedrigem Blutdruck angezeigt sein. Durch die mangelnde Auswurfskraft des Herzens kommt es oft zu Schwindel, Atemnot oder Ödemen. Auch bei Herzvergrößerung, Beschwerden durch Herzklappenerkrankungen oder Aneurysmen angezeigt. Herzschmerzen durch organische Herzkrankheiten. Bei chronischer Bronchitis und andauerndem Husten, der sich aufs Herz legt.

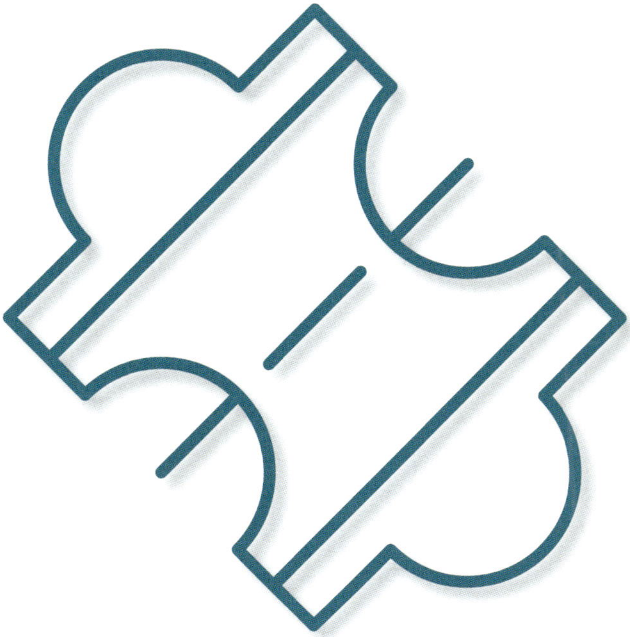

Culex musca

Stechmücke

Das Seelenwesen

Du wünschst dir, du könntest dich selbst einmal in Ruhe lassen? Vor deinen hitzigen, manchmal wirren Gedanken fliehen, in einen kühlen See springen und dich vom Fluss des Lebens treiben lassen? Dann stelle dir das einfach vor. Denn das Bild, das du dir machst, zieht die Realität nach sich. Doch habe Geduld, wenn du neue Dinge erschaffen möchtest oder Projekte vorantreibst. Zerstöre nicht alles gleich wieder, nur weil es nicht sofort umgesetzt wird. Das Universum kennt deine Wünsche, und sie sind bereits dort angekommen, wo sie in deine Realität übersetzt werden. Und die wird besser werden. Kontrolle allerdings ist kontraproduktiv. Mache etwas Schönes und Ruhiges für dich. Es wird schon!

Ich kläre meinen Geist
und werde ruhig.

Substanz

Der Grundstoff für Culex ist die Mücke. Es ist jedoch nicht geklärt, welche Mückenart genau gemeint ist bzw. ob für die homöopathische Materia medica eine der zahlreichen Moskitoarten oder andere Stechmückenarten geprüft wurden. Stechmücken sind auf der ganzen Welt verbreitet und können mehr oder weniger gefährliche Krankheitserreger auf den Menschen übertragen. Bekannt als Überträger der Malaria wurde die Anopheles-Mücke.

Charakter

Wie die Mücke kann der Culex-Mensch ganz schön nerven. Kinder werden als besonders eigensinnig beschrieben, die die Erwachsenen reizen, weil sie sich über sämtliche Verbote und Vorschriften hinwegsetzen und hyperaktiv sind. Auch Erwachsene können ungeduldig, hastig und streitsüchtig sein, wenn ihnen etwas nicht passt. Entsprechend überschießend reagieren sie auf harmlose Mückenstiche mit intensivem Jucken oder übermäßiger Anschwellung des Stiches, was sie zum Wahnsinn treibt und zu heftigem unablässigem Kratzen veranlasst, wodurch die Symptome nur noch schlimmer werden. Der Culex-Charakter kann sich manchmal »selbst nicht leiden«.

Einsatzgebiete

Haut- und Schleimhautsymptome mit intensiver Rötung und heftigem Juckreiz. Übermäßige Reaktionen auf Insektenstiche, zum Teil sehr schmerzhaft oder heftig angeschwollen. Mücken werden deshalb gefürchtet. Allergische Erscheinungen auf der Haut. Die Haut juckt stark oder brennt wie Feuer. Durch Kratzen wird die Haut schlimmer, und es werden klebrige Sekrete oder andere Flüssigkeiten ausgeschieden. Die Menses hinterlässt unauslöschliche Flecken in der Wäsche, was die Aggressivität der Sekrete anzeigt. Rötungen der Wangen. Drohende Abszesse mit pochenden, dumpfen Schmerzen. Ödeme und Schwindel in Verbindung mit Stichen.

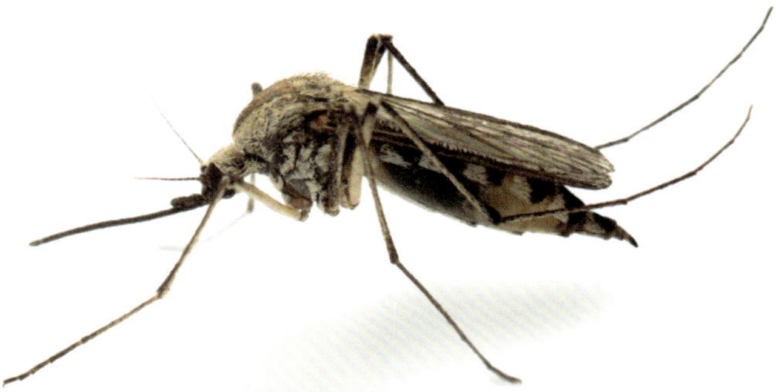

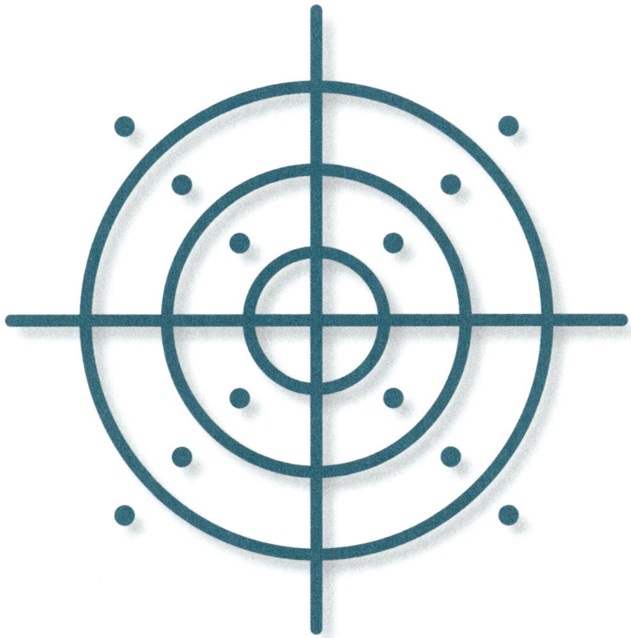

Drosera rotundifolia

Sonnentau

Das Seelenwesen

Es ist ein Missverständnis, dass du meinst, dich immer für andere verständlich äußern zu müssen. Steige aus dem Anspruch aus, dass andere Menschen immer verstehen müssen, was du meinst und wer du bist. Sie können es manchmal einfach nicht nachvollziehen, du hast deine eigene Sprache. Bleibe deinem eigenen Ausdruck und deinem inneren Seelenwesen dennoch treu. Du bist ganz richtig so, wie du bist, mit allen deinen Facetten. Es ist schön, dass du dich von anderen unterscheidest. Du bist ein Individuum mit einem eigenen Plan. Bringe deine Talente ein, und zeige dich so, wie du bist. Gib anderen das Geschenk der Fülle, die du in dir trägst. Überlasse es aber ihnen, was sie daraus machen wollen.

Ich mache mich frei
und entfalte mich.

Substanz

Drosera rotundifolia wird aus der Pflanze des rundblättrigen Sonnentaus gewonnen. Der deutsche Name Sonnentau bezieht sich auf das Aussehen der Pflanze, die beim Sonnenaufgang so aussieht, als wäre sie von frischem Tau bedeckt. Dabei sind es in Wirklichkeit die Drüsenhaare der Pflanze, die klebrige Schleimtröpfchen absondern. Drosera ist eine fleischfressende Pflanze, die Insekten einfängt, die an der klebrigen Ausscheidung hängen bleiben.

Charakter

Drosera passt zu Charakteren, die sehr empfindlich auf die Aggression, Rauheit oder Unachtsamkeit anderer Menschen reagieren. Sie sind leicht beleidigt, weil sie alles auf sich beziehen und Kränkungen und unüberlegte Äußerungen nicht gut verdauen können.

Dadurch sind sie auch leicht enttäuscht von Freunden, die es gar nicht böse meinen, aber immer wieder Missverständnisse verursachen. Gleichzeitig leidet der Betroffene jedoch unter einer starken emotionalen Abhängigkeit, weil er die Einsamkeit nicht ertragen kann. Er ist traurig, deprimiert und niedergeschlagen und unsicher, wie er seine eigene Persönlichkeit ausdrücken soll.

Einsatzgebiete

Drosera ist ein großes Mittel bei Atemwegserkrankungen mit krampfartigem Husten oder Keuchhusten, der typischerweise von einem ständigen Brech- und Würgereiz begleitet wird. Bronchitis, Kehlkopfentzündungen oder Husten bei Masern. Ständiger Kitzelreiz im Kehlkopf mit Neigung zum Erbrechen oder Erstickungsgefühlen. Die Hustenattacken folgen sehr schnell aufeinander und sind heftig. Bluten aus Mund und Nase beim Husten. Schmerzen im Brustbereich als Folge des heftigen Hustens. Der Patient ist heiser und die Stimme belegt.
Auch bei epileptischen Anfällen kann Drosera hilfreich sein, um zu entkrampfen.

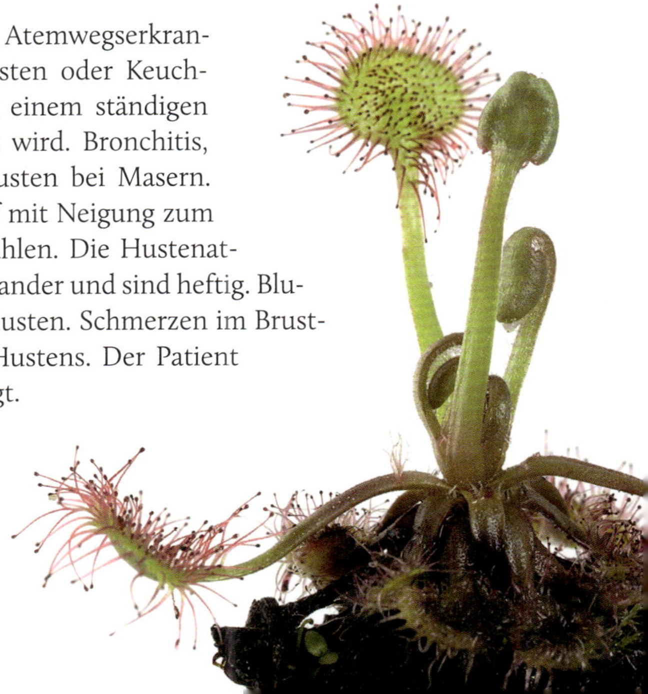

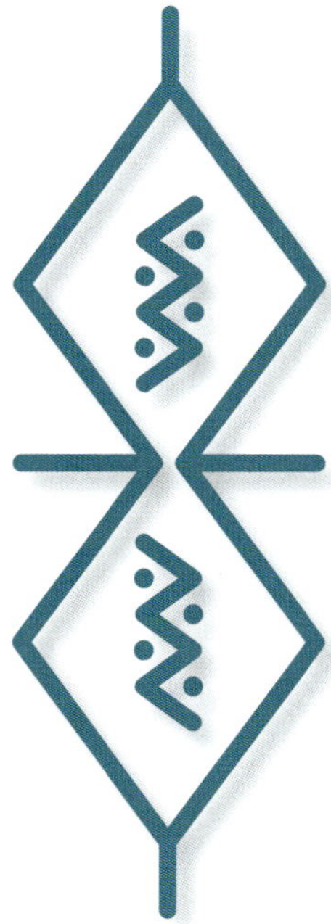

Equisetum arvense

Ackerschachtelhalm

Das Seelenwesen

Es gibt auch andere, weniger schmerzhafte Möglichkeiten, deinen Weg zu gehen als den mit dem Kopf durch die Wand. Sturheit und Aussitzen der Angelegenheiten haben dich schon ein Stück weiter gebracht, aber wenn du jetzt einmal reflektierst, wirst du vielleicht bemerken, dass Härte auch einen Preis hat und dein Körper oder dein Denken nach mehr Milde und Flexibilität verlangen. Selbst deine Knochen sind keine harte Substanz, sondern bewegen sich und spielen mit Elastizität, Lebendigkeit und Umformung. Hindernisse und Schwierigkeiten in deinem Leben überwindest du sicher wie ein Baum, der sich dem Wind hingibt und sich im positiven Sinne verbiegt, wenn es ansteht. Wiege dich sanft im Strom des Lebens und genieße.

Ich richte mich auf
und zeige mich.

Substanz

Das homöopathische Mittel Equisetum stammt sowohl vom Ackerschachtelhalm Equisetum arvense wie auch vom Winterschachtelhalm Equisetum hyemale. Beide haben einen hohen Kieselsäuregehalt. Der Name Equisetum kommt aus dem Lateinischen und bedeutet »Pferdeschweif«, weil das Aussehen der Pflanze mit den regelmäßigen dünn und stachelig angeordneten Ähren an einen Schweif erinnern. Für das homöopathische Mittel wird die ganze frische Pflanze verwendet.

Charakter

Equisetum-Charaktere sind wie der Schachtelhalm aufrecht und eigentlich auch aufrichtig, neigen allerdings dazu, sich zu verhärten. Dann können sie ziemlich stur durchs Leben gehen, sind fixiert auf die eigenen Meinungen oder bestimmte Gewohnheiten, weshalb ihre Mitmenschen oft das Gefühl haben, schlecht an sie heranzukommen. Der Harnverhalt symbolisiert das Nichtloslassen können; das nächtliche unkontrollierte Wasserlassen den Versuch des Organismus, etwas ins Fließen zu bringen, weil es in der Nacht nicht willentlich gesteuert bzw. kontrolliert werden kann. Durch diese Rigidität sind die Patienten oft erschöpft, ausgelaugt oder gereizt.

Einsatzgebiete

In der Pflanzenheilkunde wird der Schachtelhalm wegen seines hohen Kieselsäuregehaltes schon seit der Antike als Durchspülungsmittel bei Erkrankungen von Nieren und Blase eingesetzt. Auch homöopathisch ist er indiziert bei Blasenentzündungen, Nierenentzündungen, Nieren- oder Blasensteinen, Hämaturie (Blut im Urin) oder unfreiwilligem Harnlassen, Inkontinenz und Harnverhalt. Schneidender Schmerz in der Harnröhre. Nächtliches Bettnässen (Enuresis) auch bei älteren Kindern. Wasseransammlungen im Körper, z.B. Ödeme. Auch bei Lungenerkrankungen ist Equisetum oft sehr nützlich.

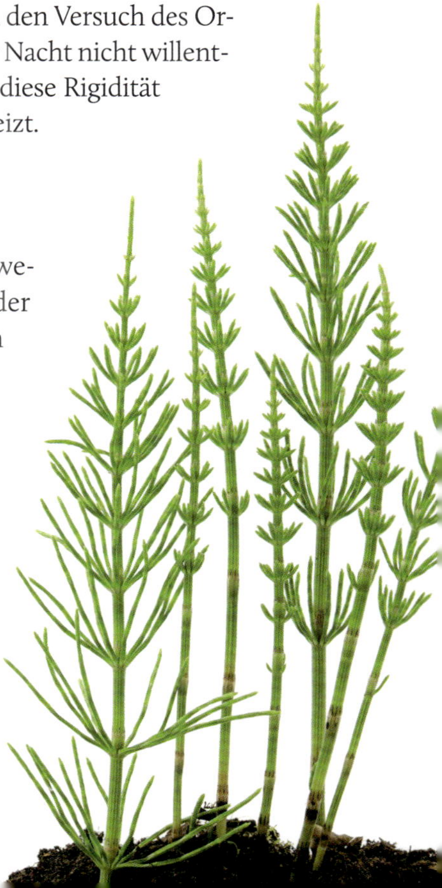

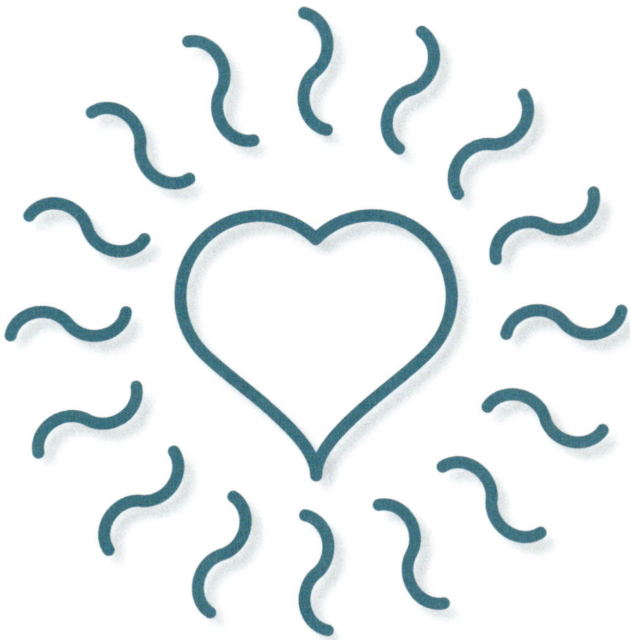

Erigeron

Berufskraut

Das Seelenwesen

Du trägst einen verletzten weiblichen Anteil in dir, der noch nicht geheilt ist. Vielleicht seit einer lang vergangenen Zeit, in der man dich verspottet, beschämt oder gedemütigt hat. Du willst nicht mehr Frau sein, weil du meinst, mit männlicher Härte besser durchs Leben zu kommen. Oder du bist ein Mann, der seinen »mütterlichen« Anteil oder seine leibliche Mutter nicht ehren kann. Blut ist der Lebenssaft, durch den wir alle geboren wurden, ob Mann oder Frau. Dein weiblicher und dein männlicher Anteil möchten jetzt liebevoll zu einem Ganzen vereint werden, sanft, selbstverständlich und fließend. Schließe »Blutsbrüderschaft« mit dir selbst, und du bist dir und den deinen wieder treu und liebevoll verbunden.

Ich ehre und schütze
den weiblichen Teil in mir.

Substanz

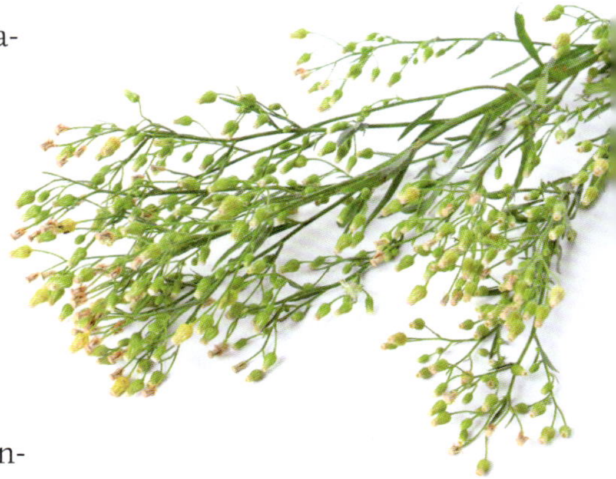

Erigeron ist ein Kraut mit vielen Namen: Fleabane, kanadischer Dürrwurz, Berufskraut, Katzenschweif oder Dürrwurz. Zubereitet wird das Mittel aus dem kanadischen Berufskraut Conyza canadensis, eine etwa ein Meter hohe Pflanze, die einjährig wächst. In der Naturheilkunde werden die oberen Pflanzenteile, die länglichen Blätter und die Blüten verwendet. Der Name Berufskraut deutet auf die ursprüngliche Verwendung der Erigeronarten gegen das »Berufen bzw. Behexen« hin.

Charakter

Die Patientin ist eine gutmütige, hilfsbereite Persönlichkeit, die sich jedoch Sorgen und Nöte anderer sehr zu Herzen nimmt. Ihr »blutet« oft das Herz, wenn sie Kummer oder die Schicksale anderer Menschen oder ihrer Kinder mit ansehen muss. Die Blutungen aus der Gebärmutter können aber auch signalisieren, dass die aktuelle oder vergangene Partnerschaft oder Beziehungen zu Männern über ihre Grenzen gegangen sind und sie dadurch seelisch, emotional oder auch körperlich verletzt wurde. Wenn sie aus der unguten Situation herauskommt, kann sie ihre persönliche Grenze wieder aufbauen und stabilisieren.

Einsatzgebiete

Erigeron ist ein sehr wertvolles Mittel in der Gynäkologie, das vor allem bei allen Blutungsthemen verordnet werden kann. Bei Zwischenblutungen und Dauerblutungen mit krampfartigen Schmerzen und Blasenentzündungen. Bei Uterusblutungen aufgrund von Myomen oder während des Klimakteriums durch andere Gebärmuttersymptome. Verlängerte Monatsblutungen oder Menstruationsschmerzen mit viel Blutabgang. Auch bei Blasenblutungen hat sich Erigeron bewährt – oder bei tropfenweisem und mit Blut vermischtem Urin. Ebenso bei Zahnfleischblutungen und blutenden Hämorrhoiden. Starke Blutungen während und nach der Geburt.

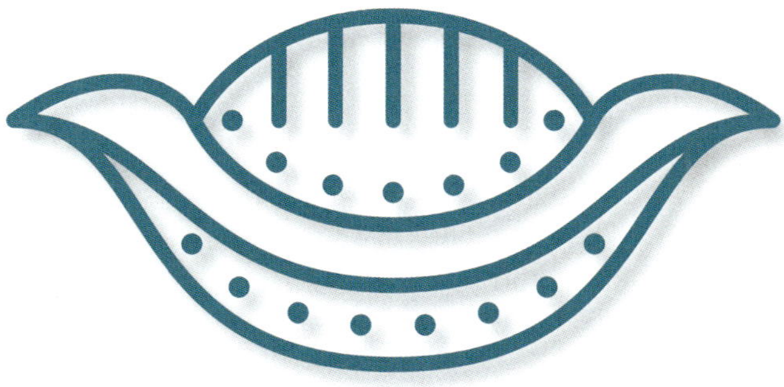

Euphrasia officinalis

Augentrost

Das Seelenwesen

Das, was du siehst, darf doch nicht wahr sein. Ist es auch nicht, denn es ist genauso eine Illusion wie dein Festhalten an vergangenen Eindrücken. Wenn du weiterhin die Augen verschließt, hilft dir das auch nicht dabei, deine alten Verletzungen ziehen zu lassen.

Gut, es ist etwas Gravierendes in deinem jetzigen oder in vergangenen Leben passiert, aber da bist du nicht der Einzige. Vielen Menschen ist es genauso ergangen, und wenn du in ihre Augen schaust, erkennst du ihr Schicksal, aber nicht nur das. Mit deinem offenen Blick siehst du die ganze Schönheit dieser Seele und den Spiegel, der du selbst bist. So ein schönes Wesen, das dir entgegenstrahlt.

Ich sehe mich in dir.

Substanz

Augentrost wird aus der Heilpflanze Euphrasia officinalis gewonnen. Sie wächst in Europa, Amerika und Asien. Ihr Name stammt aus dem Griechischen und bedeutet so viel wie »Frohsinn«. Für die homöopathische Arznei wird die frische blühende Pflanze mit Wurzel verwendet. Euphrasia besitzt eine große Heilkraft auf dem Gebiet der Augenbeschwerden. Das Mittel ist sowohl in Form von Globuli zur oralen Einnahme als auch von Augentropfen erhältlich.

Charakter

Der Euphrasia-Charakter wird als relativ desinteressiert beschrieben. Er interessiert sich entweder wirklich nicht für seine Umgebung oder nimmt sie einfach nicht wahr. Apathisch und gleichgültig gegenüber äußeren Geschehnissen oder den Sorgen und Bedürfnissen anderer Menschen, sitzt er da und beschäftigt sich mit seinen eigenen Angelegenheiten, zum Beispiel mit seiner Krankheit. Das entspricht dem Sprichwort »Ich kann das nicht mehr sehen« oder »Ich will auch gar nicht so genau hinsehen«. Euphrasia wird auch das »Arnika der Augen« genannt, weshalb die Vermutung naheliegt, dass ein schwerer Verletzungsschock psychischer oder körperlicher Art der Hintergrund für diese Symptomatik sein könnte.

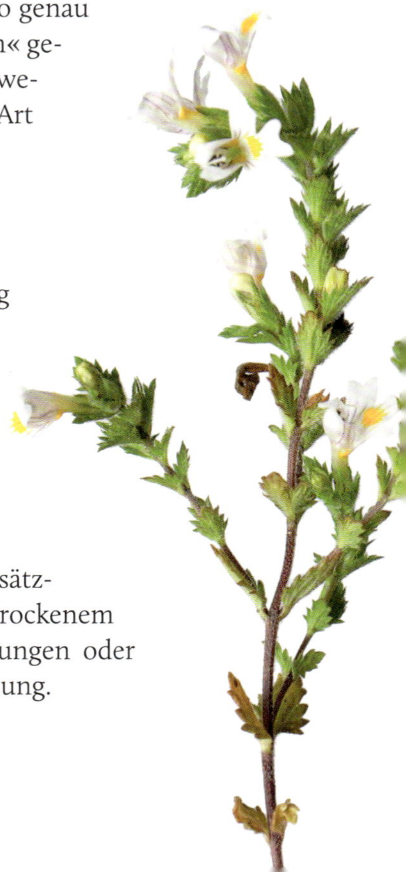

Einsatzgebiete

Entzündungen der Augen, z. B. Bindehautentzündung oder Heuschnupfen. Tränen der Augen, Brennen oder Jucken. Starke Lichtempfindlichkeit. Das Leitsymptom von Euphrasia ist starker beißender Tränenfluss, während aber aus der Nase ein mildes Sekret abfließt, das nicht wund macht. Bei trockenen Augen tritt häufig ein Fremdkörpergefühl auf. Lider sind morgens geschwollen und mit eitrigem, zähem Schleim verklebt. Bei Heuschnupfen treten zusätzlich starke Niesanfälle auf und es kann zu hartem und trockenem Husten kommen. Nach traumatischen Augenverletzungen oder Masern und Scharlach. Hornhauttrübung nach Verletzung.

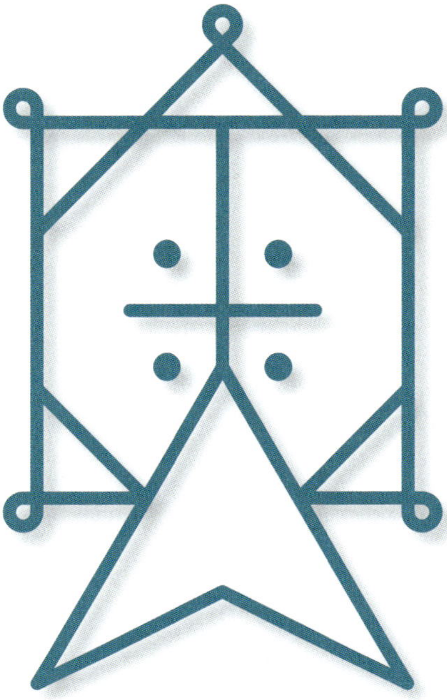

Galphimia glauca

Goldregen

Das Seelenwesen

Es gibt die Ruhe vor dem Sturm, und es gibt die Ruhe nach dem Sturm. Und es gibt die Ruhe, die du in dir benötigst, bevor du überhaupt in irgendeinen Sturm hinausziehst. Wenn du Ruhe bewahrst und einen kühlen Kopf, dann wirst du vielleicht erkennen, dass du gegen den falschen Feind zu Felde ziehen magst. Kläre deine Gedanken, wenn du wieder einmal reflexartig auf vermeintliche Angriffe reagiert hast. Reagiere nicht sofort auf die Eindrücke, weder verbal noch mit einer Handlung. Blicke in dein Inneres, und erkenne das, was du angezogen hast, als Teil von dir selbst. Dann lindere und heile es durch Liebe und Verständnis. Es geht nicht um Schuld, sondern um die Fähigkeit, alles, was dir begegnet, liebevoll zu reflektieren und dadurch zu heilen.

Ich entspanne mich
und erkenne dich als Freund.

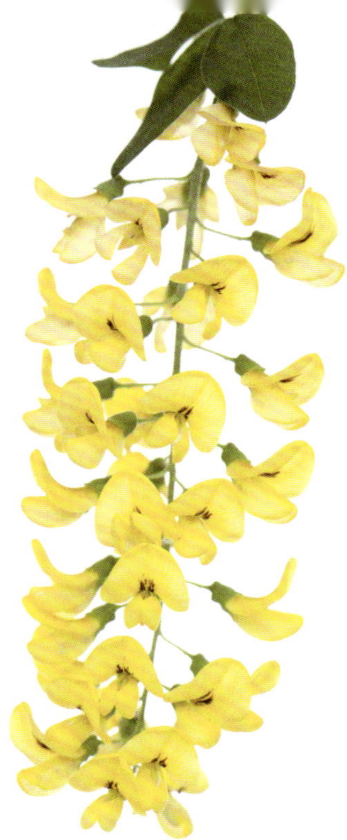

Substanz

Galphimia glauca ist ein in Mittelamerika heimischer Strauch aus der botanischen Familie der Malphighiengewächse. Der deutsche Name lautet »Kleiner Goldregen«. Mit seinen auffallend gelben Blüten ist er bei uns als Gartenpflanze beliebt. Zur Herstellung des Mittels werden getrocknete Zweige mit Blüten verwendet. Ein Aufguss der Blüten wird in der Volksmedizin von Mittel- und Südamerika als Beruhigungsmittel eingesetzt, weshalb er auch manchmal »gute Nacht« genannt wird.

Charakter

Menschen, die von Galphimia profitieren können, sind durch ihre ständige Abwehrhaltung starkem Stress auf der emotionalen und körperlichen Ebene ausgesetzt. Denn jede Allergie kann man symbolisch als Kampfansage gegen die Umwelt betrachten, wobei sich die Handlung meist gegen einen Feind richtet, der gar kein Feind ist. Die Folge dieser Abwehr- und Kampfeshaltung ist letztlich eine starke Erschöpfung, denn kein Kämpfer kann ewig im Kampfmodus bleiben, ohne geschwächt zu werden. So fühlen sich die Betroffenen unter Umständen wie unter Drogen oder Beruhigungsmitteln und leiden unter Erschöpfung, Antriebsschwäche, Schweregefühl des Kopfes oder der Augenlider.

Einsatzgebiete

Die homöopathische Aufbereitung von Galphimia wird vor allem bei Heuschnupfen eingesetzt oder auch bei anderen allergischen Reaktionen, die sich an den Augen, der Nase, der Haut oder den Atemwegen abspielen. Atemnot bei allergischen Geschehen mit brennenden geröteten Augen, laufender Nase und geschwollener Nasenschleimhaut. Allergische Bindehautentzündung mit Jucken, Brennen, Kribbeln oder Trockenheit. Heftiges Tränen der Augen oder zugeschwollene Augen. Häufiges Niesen, eventuell mit Nasenbluten. Mundtrockenheit bei Allergien, Heiserkeit bis hin zur Atemnot, auch Asthma bronchiale.

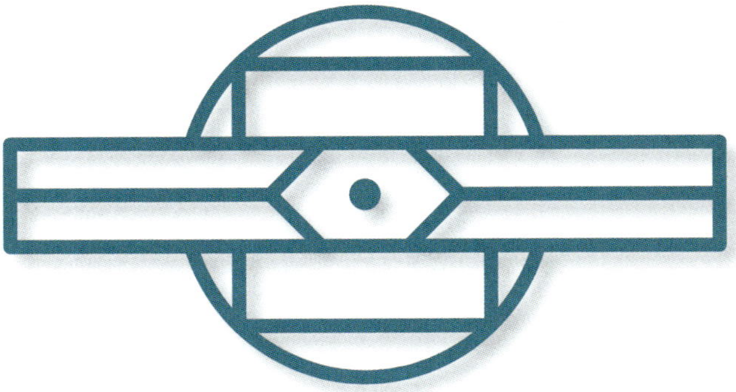

Graphites

Graphit

Das Seelenwesen

Du gerätst immer wieder zwischen zwei Stühle und versuchst die Distanz zwischen beiden Polen durch mehr von deiner Gewichtigkeit in der Mitte zu überbrücken. Doch auch wenn du dich noch weiter nach beiden Seiten hin ausdehnst, kannst du dir sicher sein, dass du auf der materiellen Ebene keine Einigung und Harmonie erreichen wirst. Akzeptiere die Entscheidung von Individuen, ihren eigenen Weg zu gehen, und die Unterschiedlichkeit der Seelenwege. Und blicke endlich auf dich selbst. Ziehe dein Energiefeld zu dir zurück, ganz nah. Gehe vollständig aus Abhängigkeiten heraus, und erlebe die reine Lebensfreude, die aus dir selbst stammt. Ein neuer Weg wird sich öffnen, der dir so viel mehr entspricht.

Ich weiß, wer ich bin,
und handle aus mir selbst heraus.

Substanz

Graphites ist eine homöopathische Arznei, hergestellt aus dem Mineral Graphit, das eine der Erscheinungsformen des chemischen Elements Kohlenstoff ist. Jeder kennt die Substanz in Form der Bleistifte, in denen Graphit der Hauptbestandteil ist. Entsprechend bedeutet der aus dem Griechischen abgeleitete Begriff »graphein« im Deutschen »schreiben«. Graphites wird hauptsächlich bei nässenden Ekzemen verordnet, vor allem bei übergewichtigen Personen.

Charakter

Die Kombination aus Fettleibigkeit, Verfrorenheit, Verstopfung und Ekzemen weist sofort auf Graphites als charakteristische Arznei hin. Graphites-Patienten sind sehr kälteempfindlich und besitzen eine ausgeprägte Neigung zu trockenen, rissigen Hautausschlägen, die oft von übel riechenden Absonderungen mit honiggelbem klebrigem Sekret begleitet sind. Der Graphites-Typus wirkt bescheiden, hilfsbereit und fürsorglich. Oft leidet er unter Minderwertigkeitsgefühlen, ist unsicher und kann schlecht Entscheidungen treffen. Er besitzt eine große Sensibilität für Musik, die ihn zum Weinen bringen kann.

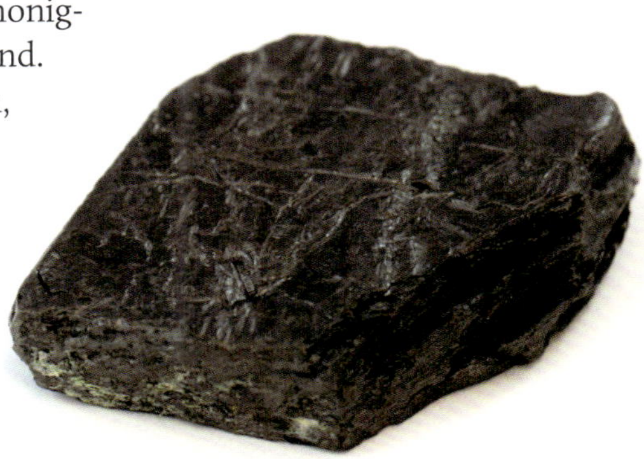

Einsatzgebiete

Alle Variationen von nässenden Hautausschlägen mit klebrigen Absonderungen. Ekzeme der Kopfhaut, die zu Krustenbildung führen und die Haare verkleben. Risse und Schorfe hinter den Ohren. Ein charakteristisches Symptom ist ein starkes Brennen auf dem Scheitel. Haare brechen und fallen aus. Bindehautentzündung, Gerstenkörner, Akne. Geschwüre auf der Hornhaut oder der Bindehaut. Entzündung der Schleimhaut, Nasenkatarrh. Darmprobleme wie Verstopfung, langdauernde Schwellung von Lymphdrüsen. Andauerndes Aufstoßen, starke Auftreibungen, Rumpeln und Gurgeln im Bauch. Dekubitus und offene Beine, Risse in der Haut.

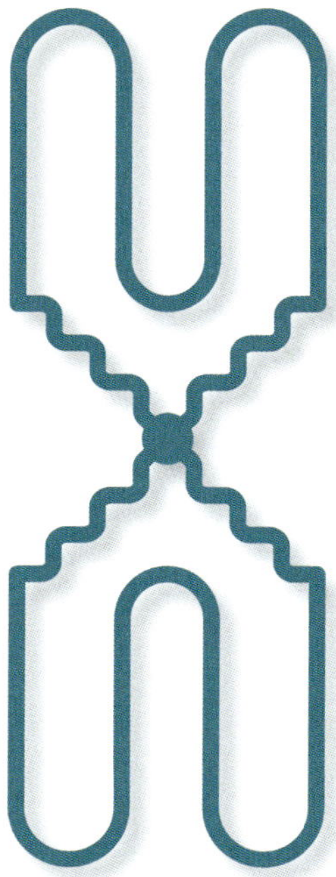

Guaiacum officinale

Pockholzbaumharz

Das Seelenwesen

Deine Vergangenheit mag dich durch starre und enge Verhaltensmuster oder harte Vorbilder geprägt haben. Deine Ahnen waren in dieser Hinsicht auch nicht frei, sich zu entwickeln. Sie konnten den Kokon nicht verlassen und zum Schmetterling werden. Du aber hast jetzt die volle Unterstützung eines liebevollen Universums. Nutze sie! Bitte um Lösung deiner Panzerung, damit sich dein Herz der Freude öffnen kann. Verströme weiches Licht in alle deine Körperzellen, und löse Verhärtungen auf. Erlaube dir, dich zu weiten und deine Aura auszudehnen, bis sie das Wunder des Lebens berührt und auch du dich in deinem Seelengrund berührt fühlst. Dann ströme diese Gabe zu deinen Ahnen aus. Sie werden es dir danken durch ein Mehr an liebevoller Energie.

*Ich weite mein Bewusstsein
und dehne mich liebevoll aus.*

Substanz

Guaiacum officinale ist der Guajakholzbaum, auch Pockholz genannt. Der in Südamerika und Westindien beheimatete Baum kann bis zu 13 Meter hoch werden. Das zähe und harte Holz des Pockholzbaumes wird gern für Tischler- und Drechslerarbeiten verwendet. Für das homöopathische Mittel wird das Harz des Baumes genutzt. Bereits seit dem 16. Jahrhundert wird das Holz als Heilmittel gegen Syphilis, Rheuma oder Gicht eingesetzt.

Charakter

Guaiacum-Charaktere werden als hager, zäh, unfreundlich oder barsch beschrieben. Sie erscheinen eng, starr, widerspenstig und verdrießlich. Sie sehen meist älter aus, als sie sind, und leiden schmerzhaft unter Gicht, Rheuma und Gelenksdeformationen. Die Muskeln sind schmerzhaft verhärtet, und die Sehnen fühlen sich zu kurz an, weshalb die Patienten das Gefühl haben, sich ständig strecken und dehnen zu müssen. Sich etwas zu merken ist schwierig, und ihre geistige Leistung kann allgemein beeinträchtigt sein. Kinder können große Schmerzen bei Wachstumsschüben haben. Guaiacum-Patienten haben ein großes Verlangen nach Äpfeln.

Einsatzgebiete

Chronische rheumatische Beschwerden an Muskeln, Gelenken und Sehnen. Gelenke geschwollen, heiß und unbeweglich. Schmerzhafte Verkürzungen und Zusammenziehung der Muskeln, Verhärtungen. Gelenke schwellen an, Nacken, Rücken, Arme und Beine sind steif. Gichtanfälle und Knötchenbildung auf der Haut. Durch die Gichtknoten in den Gelenken können diese deformiert und schlecht beweglich sein. Ischialgien. Öfter Atemwegsinfektionen, Rachen-, Kehlkopf-, Rippenfell- und Mandelentzündungen oder heftige Halsschmerzen. Trockener Husten mit Atemnot und Herzklopfen.

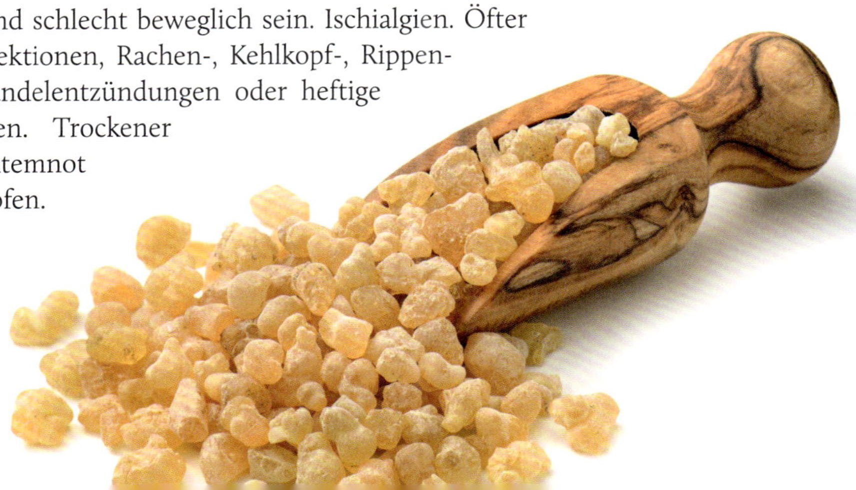

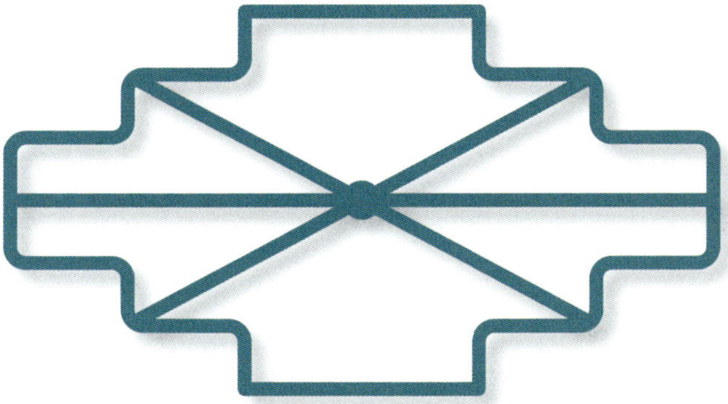

Hamamelis virginiana

Zaubernuss

Das Seelenwesen

Finden dich die Menschen nett, freundlich, verlässlich und mitfühlend? Hast du immer ein offenes Ohr und ein Lächeln für Sie? Und gibt es da nicht einen Anteil in dir, der das langsam langweilig findet? Oder eine immer lauter werdende Stimme, die da ruft: »Lasse dich nicht länger ausnutzen, sondern entdecke die Power, den Spaß und die Kreativität in dir!« Warte nicht länger, bis sich noch mehr Druck in dir aufbaut und du dich wunderst, wenn da plötzlich etwas herausplatzt, mit dem keiner gerechnet hat. Suche dir neue Freunde, Hobbys, Tätigkeiten und Anregungen für deinen Geist und deinen Körper. Lebe kraftvoll! Das Wunder des Lebens hat noch so viel mehr zu bieten, als die Pfade deiner Gewohnheiten es erahnen lassen.

Ich entdecke das kraftvolle Wesen in mir und lebe es aus.

Substanz

Hamamelis ist die virginische Zaubernuss Hamamelis virginiana, eine in Nordamerika beheimatete Heilpflanze, die unserem Haselnussstrauch sehr ähnlich sieht. Verwendet werden Rinde und Wurzeln der jungen Pflanze, die Gerbstoffe, Tannine und ätherische Öle enthalten. Es ist das wohl wichtigste Venenmittel in der Homöopathie, und wird gern von älteren Menschen mit entsprechenden Beschwerden verwendet. Als Bestandteil von kosmetischen Produkten ist die Zaubernuss ebenfalls beliebt.

Charakter

Besonders ältere Menschen, die Probleme mit ihren Venen haben, oder Frauen in den Wechseljahren mit beginnenden Krampfadern profitieren von dem Mittel. Die Schleimhäute können geschlängelte Venen zeigen. Die Personen sind freundlich und offen und vertragen Grobheiten schlecht. Sie mögen es, wenn man sanft mit ihnen spricht. Bei körperlichen Beschwerden fühlt sich der Patient wie zerschlagen, als wenn sein ganzer Körper schmerzhaft gequetscht worden wäre. Nach Verletzungen zeigen sich die Betroffenen trotz geringen Blutverlusts übertrieben schwach; die Erschöpfung ist in der Relation zum Geschehen extrem stark.

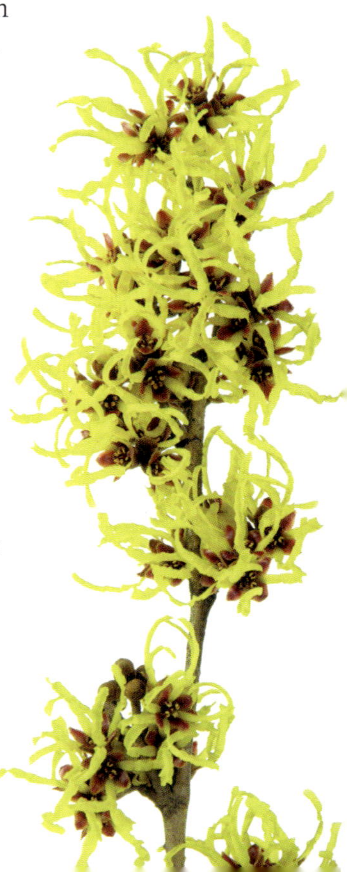

Einsatzgebiete

Ein gutes Mittel sowohl bei Venenerkrankungen wie blutenden Hämorrhoiden oder Krampfadern aber auch bei Quetschungen, Blutergüssen und anderen Verletzungen mit passiven Blutungen. Berührungsempfindliche oder schmerzende Krampfadern, in denen das Blut gestaut ist. Schwache Gefäßwände und schwere Beine. Blutungen aus Nase, Uterus oder Lunge. Bleibendes Hämatom nach Kopfverletzungen. Hamamelis stoppt leichte schmerzlose Blutungen und fördert die Wundheilung von Wunden, die sonst leicht wieder aufbrechen, durch seinen zusammenziehenden Effekt. Nasenbluten oder Blutungen nach Zahnextraktion. Wirksam auch bei Hautekzemen.

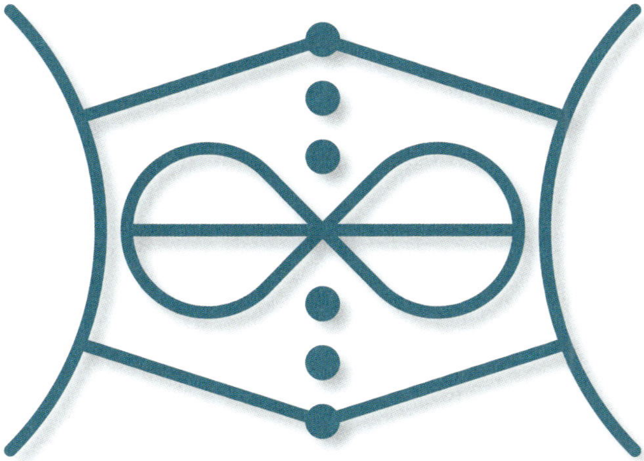

Hepar sulfuris

Kalkschwefelleber

Das Seelenwesen

Du könntest so manches zum Teufel jagen, weil es dir nicht gelungen ist, von anderen Menschen das zu bekommen, von dem du meintest, es würde dir zustehen. Nun hast du eine gute Portion Hass gegen »das da draußen« angesammelt, und es fällt dir schwer, Schuldzuweisungen fallen zu lassen. Alles, was da gärt und schwelt, zeigt letztendlich die Wut, die du gegen dich selbst hegst, weil du es nicht geschafft hast. Wirf jetzt vor allem eines über Bord: dass du meinst, irgendetwas ändern zu müssen! Verstehe, dass jeder Mensch die Zeit und den Raum zur eigenen Entwicklung benötigt. Versorge dich selbst mit allem, was du brauchst. Entdecke, dass hinter deiner Wut gegen dich selbst ein Feuer steckt, das dich wärmen kann, ohne dass du dich daran verbrennst.

Ich wärme mich
an meinem inneren Feuer.

Substanz

Hepar sulfuris, zu deutsch Kalkschwefelleber, enthält sowohl Kalk aus der inneren Schicht der Austernschale als auch Schwefel, der durch Erhitzen und anschließendes Erstarren hergestellt wurde. So ist Hepar zwar ein Einzelmittel, vereinigt aber gewissermaßen die Wirkungskräfte von Kalk und Schwefel in sich. Das Mittel hat Hahnemann ursprünglich selbst erfunden. Es wurde früher gegen Nebenwirkungen bei Quecksilberanwendungen eingesetzt.

Charakter

Die Patienten sind äußerst reizbar, leicht zu verärgern und mit allem Möglichen unzufrieden. Sie reagieren selbst auf kleine Anlässe zornig, nehmen wenig Rücksicht auf andere. Während einer Krankheit ist der Patient noch verdrießlicher und ständig schlecht gelaunt. Er ist ausgesprochen kälteempfindlich und neigt zu häufigen Erkältungen mit viel Schwäche. Auffällig ist die extreme Berührungsempfindlichkeit, die schon bei geringem Kontakt Schmerzen verursacht. Charakteristisch sind stechende Schmerzen wie von Splittern an allen möglichen Körperstellen. Die Beschwerden bessern sich in gut beheizten Räumen. Hepar zündelt schon als Kind gern und träumt von Messern!

Einsatzgebiete

Alle Prozesse, die zu Eiterung neigen; Wunden an der Haut heilen schlecht ab. Selbst bei geringen Verletzungen bildet sich reichlich Eiter. Die Schmerzempfindung ist stechend wie ein Messer. Entzündungen der Atemwege und Gehörgänge und Abszess bildende Hauterkrankungen, Mittelohrentzündung, Rachenentzündung. Schorfige Ausschläge und schmerzhafte Geschwüre. Entzündungen des Nasen-Rachen-Raums mit eitrigem, übelriechendem Schleim. Trockener bellender Husten mit Wundgefühl in der Brust. Engegefühl in der Brust mit Stechen. Fremdkörpergefühl in der Speiseröhre wie von einem Splitter. Zysten oder harte Knoten nach Entzündung.

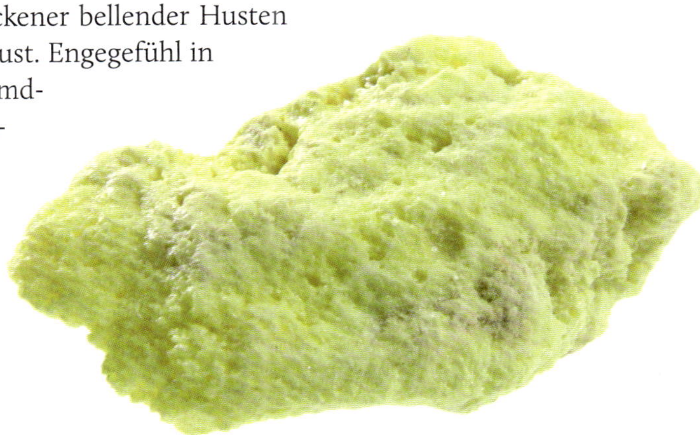

Ipecacuanha

Brechwurz

Das Seelenwesen

Es ist so schön, bunte Luftschlösser zu bauen und viele Ideen in Gedanken zu verwirklichen. Du wirbelst herum wie ein aufgezogener Harlekin, der am liebsten alles auf einmal umsetzen möchte. Wenn dir dann jemand in den Weg springt und dich mit grauem Realismus ausbremst, bist du schnell wieder auf dem harten Boden der Tatsachen. Das macht dich wütend, und du möchtest diesen Störenfried am liebsten ungespitzt in den Boden rammen. Gehe in Zukunft einfach außen herum, und akzeptiere das bunte Leben samt seinen dunklen und grauen Facetten. Sie sollen dich nicht länger stören, sie *sind* einfach. Mit offenen Augen den Spielarten des Lebens gegenüber entdeckst du Wunder, die du bestaunen und genießen wirst.

Ich nehme mir den Raum für mich.

Substanz

Ipecacuanha wird aus dem Wurzelteil einer Pflanze namens Brechwurz hergestellt. Die Pflanze wächst in Brasilien. Das Mittel enthält den Bestandteil Emetin, der als spezifische Substanz gegen Ruhr eingesetzt wird. Es ist bewährt bei allen Beschwerden, die mit Brechreiz und Übelkeit einhergehen, und kann in diesen Fällen eine kurz und schnell wirkende Arznei sein. Als starkes Brechmittel sollte es nicht in sehr niedrigen Potenzen verabreicht werden.

Charakter

Der Ipecacuanha-Patient ist sehr kreativ, aber auch launisch, empfindlich, ungeduldig oder weiß nicht, was er will. Er leidet oft unter Krämpfen oder asthmatischen Anfällen, die von Übelkeit und Erbrechen begleitet werden. Er verträgt viele Nahrungsmittel nicht, zum Beispiel Obst, fettes Essen, Schweinefleisch oder Eis, und reagiert darauf mit Koliken, Durchfällen oder Erbrechen. Auch Nahrungsmittelvergiftungen sind typisch für ihn. Kopfschmerzen gehen mit Übelkeit einher und können sich bis zur Migräne steigern. Das homöopathische Mittel findet bei einer Vielzahl von Beschwerden Anwendung, in denen Übelkeit kombiniert mit Kurzatmigkeit einhergeht.

Einsatzgebiete

Ipecacuanha wirkt besonders auf den Magen-Darm-Trakt und die Atemwege. Schleimhautentzündungen von Magen und Dünndarm, Magen-Darm-Grippe. Gastrische Kopfschmerzen mit Übelkeit, Erbrechen oder Nasenbluten. Koliken nach unverträglichen Nahrungsmitteln. Schwangerschaftserbrechen und Übelkeit, Krämpfe und Erbrechen während der Menstruation. Asthma bronchiale, Keuchhusten. Starker Husten reizt zum Würgen und Erbrechen, Bluthusten. Heiserkeit am Ende einer Erkältung. Beständiger Würgereiz durch das trockene Gefühl im Hals. Säuglinge erbrechen beim Stillen an der Brust. Koliken bei Kindern mit Durchfall, Ruhelosigkeit und Schreien.

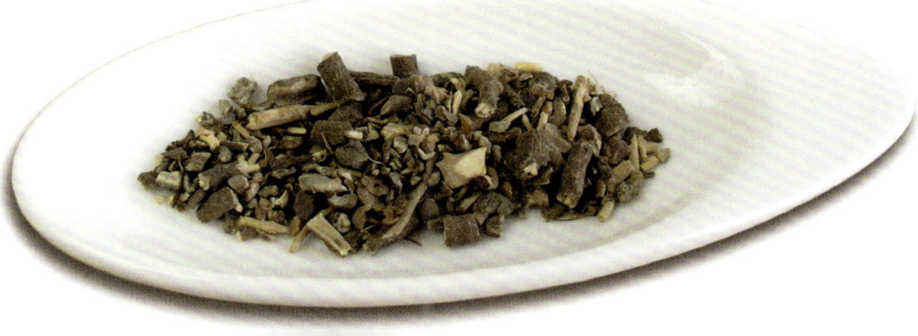

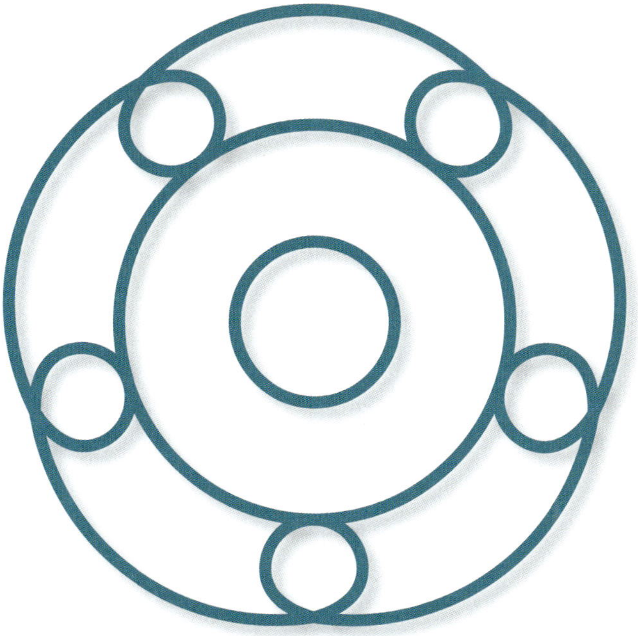

Iris versicolor

Schwertlilie

Das Seelenwesen

Noch immer sitzt ein pieksender Schmerz von einem alten Trauma in deinem Kopf, und auch dein Bauch konnte die Trennung noch nicht verdauen. Vielleicht waren es auch mehrere, und du wurdest immer wieder daran erinnert, dass du das, was du liebst, nicht festhalten kannst. Das macht dich traurig, aber es ist das Leben. Zerbrich dir nicht weiter den Kopf darüber, dass die Lieben, die dich umgeben, vergänglich sind. Du bist es auch. Versenke dich tief in dich selbst, und weite das Bewusstsein in der Tiefe deines Seins. Dort wirst du spüren, wie schön es ist, mit allen und mit allem verbunden zu sein. Das ist eine Wahrheit, die dich zum Frieden führt. Versuche, freundlich zu sein, auch wenn dir nicht danach ist, und staune, welche Sanftheit dir zufließt.

Freundliche Energien fließen mir zu.

Substanz

Iris versicolor ist die buntfarbige Schwertlilie aus der Familie der Iridaceae. Sie ist in Nordamerika beheimatet und auch in unseren Breiten gut bekannt. Verarbeitet werden üblicherweise die frisch geernteten unterirdischen Teile der Pflanze. Die bunte Schwertlilie enthält das Iridin, eine Substanz, die eine Beziehung zum Nervensystem sowie zum Magen-Darm-Trakt hat und auf diese Systeme beruhigend und entspannend einwirken kann.

Charakter

Iris-Charaktere sind eher geistig angestrengte Menschen wie Lehrer oder Studenten, oder sie sitzen lange vor dem Computer und denken angestrengt nach. Als Folgen von übermäßiger geistiger Arbeit oder nach Prüfungen bekommen sie periodische Kopfschmerzen und zwar bevorzugt dann, wenn eigentlich Entspannung angesagt wäre, zum Beispiel am Wochenende. Wie um den zu großen Druck abzulassen, stößt Iris geräuschvoll auf oder der Kopfschmerz ist von anderen Verdauungsbeschwerden begleitet. Der Iris-Patient vermeidet Streit, unter dem er leidet, liebt Geselligkeit auf der einen Seite, braucht aber auch seine Auszeit allein.

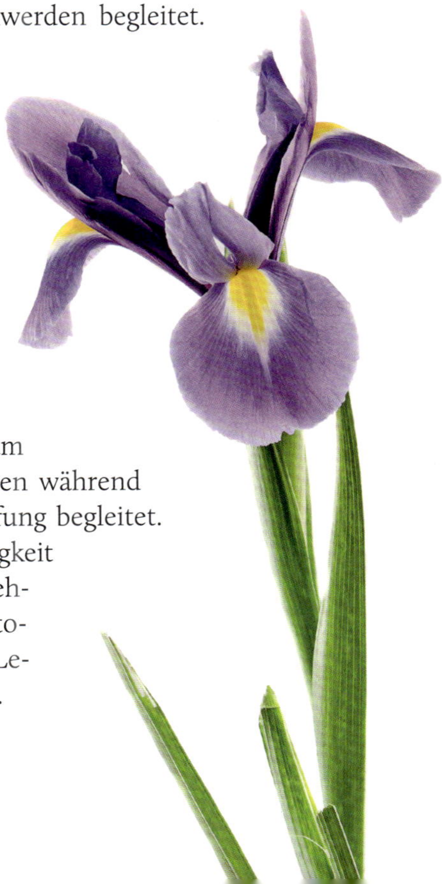

Einsatzgebiete

Iris ist ein gutes Kopfschmerzmittel, das für Migränepatienten geeignet ist. Die Kopfschmerzen sind meist halbseitig und treten gern nach übermäßiger geistiger Anstrengung oder Übermüdung auf. Die neuralgischen Schmerzen kommen bevorzugt am Wochenende oder in der Freizeit. Kopfschmerzen während der Menstruation. Kopfschmerzen, von Verstopfung begleitet. Verstopfung gefolgt von Durchfall. Trübsichtigkeit und Blindheit vor dem Migräneanfall. Wiederkehrende Sehstörungen. Sodbrennen, saures Aufstoßen und Durchfälle mit teils heftigen Koliken. Leberbeschwerden wie Gelbsucht oder Pankreatitis.

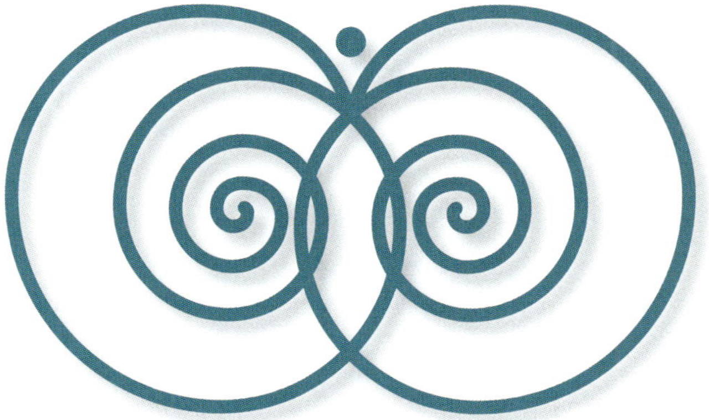

Latrodectus mactans

Gift der schwarzen Witwe

Das Seelenwesen

Deine Mitte ruft nach Hilfe. So geht es nicht weiter. Wenn du deine Lebenskraft und deine unterdrückten Aggressionen weiter so in den Keller drückst, dann musst du dich nicht wundern, wenn dein Herz sich mit Gewalt aus diesen alten Fesseln befreien möchte. Mag sein, dass ein Schmerz, den du vielleicht sogar vergessen hast, so stark gewesen ist, dass er dich fast zerstört hat. Aber dennoch: Du bist noch da, und solange das so ist, kannst du auch etwas tun, um alles, was damit zusammenhängt, zu heilen. Begreife, dass du viel mehr bist als dein Körper und auch so viel mehr als alle deine Erlebnisse zusammen! Alle karmische Last ist jetzt zu Ende. Sprich dich frei von Schuld und Abhängigkeit. Es ist Zeit, deine innere Freiheit zu leben.

Ich bin reine Energie
und mir dessen bewusst.

Substanz

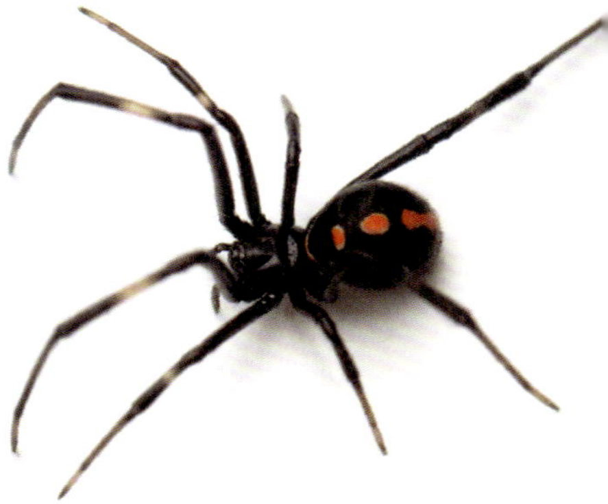

Latrodectus mactans ist das Gift der schwarzen Witwe, einer Spinnenart, die in den USA vorkommt. Ihr südliches Verbreitungsgebiet reicht bis Guatemala. Die Südliche Schwarze Witwe (Latrodectus mactans), meist nur Schwarze Witwe genannt, ist eine Webspinne aus der Familie der Haubennetzspinnen. Das Spinnengift wirkt auf das Herz und wird in der Homöopathie schwerpunktmäßig bei den klassischen Anzeichen eines Angina-Pectoris-Anfalls eingesetzt.

Charakter

Latrodectus hat den Charakter einer äußerst plötzlichen Schocksituation, wo sich vielleicht lange unterdrückte Szenarien Raum verschaffen wollen. Das vulkanartige, zutiefst verängstigende Geschehen des Angina-Pectoris-Anfalls kann die Aufdeckung eines alten Erlebnisses symbolisieren, als der Mensch auf höchst verstörende und Angst einflößende Art und Weise aus einem harmonischen Gefüge gerissen wurde. Beispiele wären Situationen, in denen ein Kind Personen vertraut hatte, die aber plötzlich übergriffig oder gewalttätig geworden sind. Das hinterlässt einen tiefen Schock, der später wieder reaktiviert werden kann und sich im Infarkt ausdrückt. Die Lieblingsfarbe ist Schwarz.

Einsatzgebiete

Dieses Spinnengift produziert das typische Bild der akuten Angina Pectoris. Heftige Schmerzen in der Herzgegend, die sich in die Achsel und in den linken Arm hinab zum Unterarm und in die Finger erstrecken. Der linke Arm ist fast gelähmt. Der Puls ist sehr schwach, die Haut kalt wie Marmor. Der Gesichtsausdruck des Betroffenen zeigt äußerste Angst und das Gefühl, sterben zu müssen. Ruhelosigkeit mit Herzschmerzen und Schwäche. Krampfhaftes Schütteln und Zittern des gesamten Körpers. Angst mit Beklemmungsgefühl in der Brust. Keuchende Atmung und Angst zu ersticken. Ausbruch von kaltem, klebrigem Schweiß. Eiskalte Extremitäten.

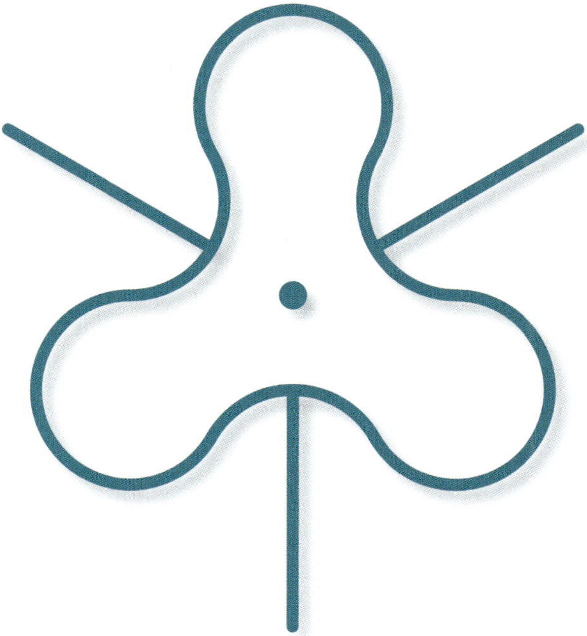

Lithium carbonicum

Kohlensaures Lithium

Das Seelenwesen

Dein Lebensschiff mag zwar schwanken, aber deswegen wird es noch lange nicht untergehen. Du schaukelst hin und her und weißt nicht, wo du dich am besten festhalten sollst? Dann suche dir einen Ort, an dem du dich sicher und zu Hause fühlst. Setze dich dort hin, und lerne die Umgebung kennen. Komme immer wieder hierher, bis er dir vertraut ist. Du wirst immer mehr Facetten entdecken. So wirst du langsam ein Teil davon und fühlst dich immer sicherer. Gib dir Zeit, die Dinge kennenzulernen, und lasse dich darauf ein. Durch Wiederholung kommt Vertrautheit. Verwechsle das nicht mit Langeweile. Es wird dir guttun. Die Energie der Erde bietet dir mehr Halt, als irgendein Mensch dies jemals könnte. Nutze sie.

Ich finde festen Boden
auf Mutter Erde.

Substanz

Lithiumcarbonat wird aus dem Lithiumsalz der Kohlensäure hergestellt. Es heißt deshalb auch kohlensaures Lithium. Lithiumcarbonat ist die wichtigste Lithiumverbindung. In der Natur kommt Lithiumcarbonat sehr selten in Form des Minerals Zabuyelit vor. Die klinische Erfahrung zeigte, dass das Mittel eine starke diuretische Wirkung hat. Deshalb wird es zum Beispiel bei Gichtanfällen oder einem erhöhten Harnsäurespiegel eingesetzt.

Charakter

Der Grundstoff Lithium wird in der Allopathie bei Menschen mit manisch-depressiven Verstimmungen eingesetzt. Entsprechend ist auch die Charakterbeschreibung der Lithium-carbonicum-Patienten durch Traurigkeit, Niedergeschlagenheit oder die Neigung zu Depressionen gekennzeichnet. Die Patienten fühlen sich einsam und weinen schnell. Sie vertragen oft kein Obst und keine Schokolade. Ihr Magen ist sehr schnell übersäuert, und sie leiden dann an Übelkeit. Sie sind häufig extrem licht- und kälteempfindlich. Sie haben Probleme, sich Namen oder Dinge zu merken. Häufig tritt Schwindelgefühl zusammen mit Herzklopfen auf.

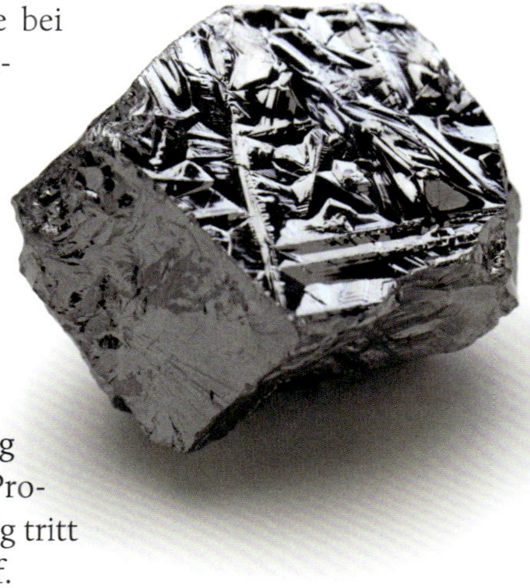

Einsatzgebiete

Alles rund um die sogenannte harnsaure Diathese. Gicht und Stoffwechselkrankheiten, Tendenz zu Übergewicht und Wasserretention. Ödeme der Beine und Hände. Nieren- oder Blasenentzündungen, Nierensteine, Nierenbeckenentzündung, Rheuma. Der Patient hat kleine Knötchen und Schwellungen an den Gelenken und eine raue, schuppige und juckende Haut. Schmerzen und Jucken der Fußränder. Aufgedunsener Körper mit Ablagerungen in den Gelenken. Wassersäcke unter den Augen. Viele Blähungen mit Druckgefühlen im Bauch. Durchfall oder Sodbrennen von Kaffee, Früchten und Schokolade.

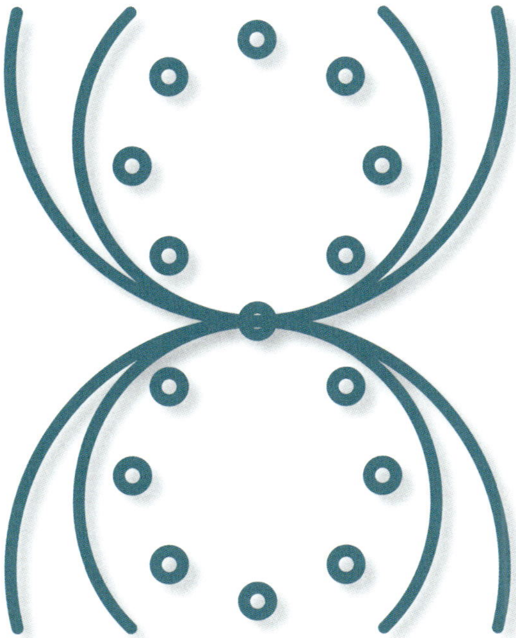

Luffa operculata

Kürbisschwamm

Das Seelenwesen

Dein Wechsel zwischen Weglaufen und Aussitzen mag bis jetzt eine Taktik gewesen sein, mit der du ganz gut klargekommen bist. Aber sei mal ehrlich: Kostet dich dies nicht langsam zu viel Kraft und Energie? Bist du vielleicht deswegen nicht mehr so flink und leistungsfähig, weil ein Großteil deiner Energie in Unentschlossenheit hineinfließt? Das schadet auf Dauer deinem eh schon sehr strapazierten Immunsystem. Dein Körper und dein Geist sind es müde zu kämpfen und ständig wieder aufzugeben. Verwirrung ist dadurch entstanden. Beziehe jetzt klar Stellung, und bleibe bei dem, was sich richtig anfühlt! Lasse dich nicht beirren, du bist schon richtig. Höre wieder mehr auf deinen Bauch und dein Herz. Sie sind deine Wegweiser.

Ich beziehe Stellung
und baue auf klare Entscheidungen.

Substanz

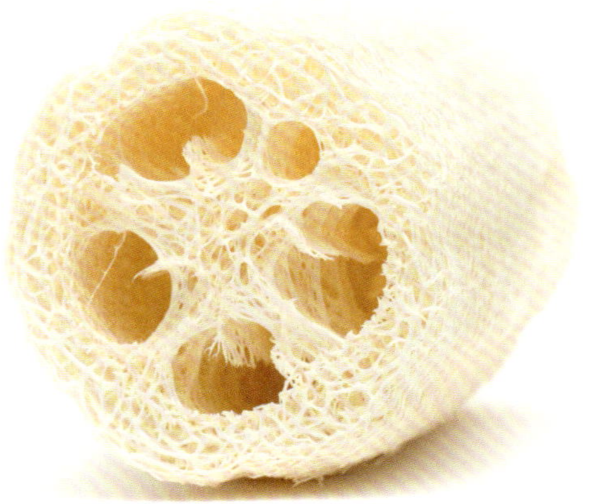

Luffa operculata ist eine spezielle Art der Familie der Cucurbitaceae. Die Pflanze gehört zu den Kürbisgewächsen, die in dieser Ausprägung als Schwamm vorwiegend in den Tropen beheimatet sind. So wird das Gewächs auch Schwammkürbis oder wegen seiner länglichen Form auch Gurkenschwamm genannt. Luffa ist ein natürlicher Badeschwamm. Das homöopathische Mittel Luffa operculata wirkt vor allem auf Schnupfensymptome jeglicher Form.

Charakter

Die Luffa-Persönlichkeit hat eine ständige Problematik mit zu trockenen Schleimhäuten, weshalb sie in ihrer Wohnung eher leidet und sich der Zustand an frischer feuchterer Luft deutlich verbessert. Die Symptomatik wechselt zwischen »hat die Nase voll«, weswegen er auch mal einen Wutanfall haben kann, und reumütiger Rückkehr in die nicht gelöste Situation, wo der Betroffene versucht, den unliebsamen Zustand wieder ins Fließen zu bringen. Verstopfte Nase und Fließschnupfen wechseln sich dementsprechend ab, oder der Betreffende hat Polypen oder allergischen Heuschnupfen. Durch diese Art von Anstrengung ist er oft müde, wenig leistungsfähig und unkonzentriert.

Einsatzgebiete

Luffa hat als Hauptthema die trockenen Schleimhäute in Nase, Mund und Augen und alle möglichen Schnupfenerscheinungen. Ein gutes Mittel für alle Arten von Schnupfen. Luffa reguliert den Ausfluss aus der Nase und wirkt auch bei verstopfter Nase oder allergisch bedingtem Schnupfen. Halsentzündungen mit zähem Schleim in Rachen und Nase, Niesanfälle, Stirnkopfschmerzen, Nasennebenhöhlenentzündungen, chronische Entzündungen der Atemwege, besonders im Bereich der Nasenneben- und Stirnhöhlen. Heuschnupfen und Allergien gegen Tierhaare. Geschwächtes Immunsystem und deswegen immer wieder akute Erkältungen und Entzündungen.

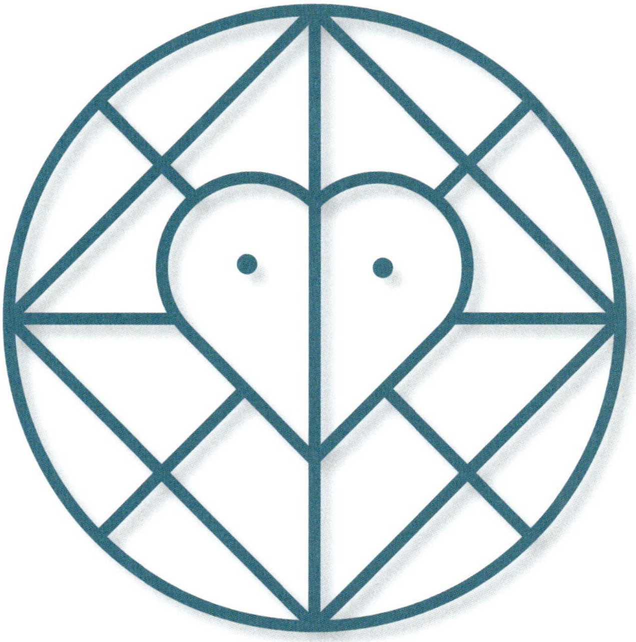

Lycopus virginicus

Wolfstrapp

Das Seelenwesen

Lasse dir von deinem eigenen Herzen Beine machen, und bringe dein Leben wieder in Schwung. Drücke das aus, was dich so richtig von Herzen bewegt, und handele danach, denn eine weitere Unterdrückung deiner vollen Lebenskraft würde den Körper nur noch mehr in die Rebellion gegen das Negieren deines Lebensplanes bringen. Du hast so eine volle und schöne Energie in dieses Leben mitgebracht. Lasse nicht zu, dass dich Erinnerungen, kindliche Prägungen und Meinungen anderer Menschen behindern oder zurückhalten. Es ist dein Leben – packe alle Gelegenheiten zur Entwicklung und Expansion deiner Seele beim Schopf! Ungewöhnliche Ideen mögen kommen. Vielleicht nie Dagewesenes. Trau dich!

Ich fließe mit dem Leben mit und steuere den Kurs.

Substanz

Aus dem Virginischen Wolfsfuß wird das homöopathische Einzelmittel Lycopus virginicus hergestellt. Der krautartige Lippenblütler ist in Nordamerika beheimatet. Für die Herstellung einer homöopathischen Arznei verwendet man den oberirdischen Teil der frisch gepflückten Pflanze. In der Pflanzenheilkunde gilt der Virginische Wolfstrapp als Herztonikum und wird bei einer Überfunktion der Schilddrüse, Struma oder Herzrasen eingesetzt.

Charakter

Für nervöse Charaktere, die gehetzt oder zittrig wirken und unter Schilddrüsenüberfunktion oder Herzrasen leiden. Der Herzschlag des Patienten geht schnell, unregelmäßig und stürmisch. Für Patienten, die an Morbus Basedow erkrankt sind und damit einhergehend an einer vergrößerten Schilddrüse (Struma), hervortretenden Augen (Exophthalmus) und Herzrasen leiden. Der Patient nimmt große Mengen Wasser zu sich und scheidet auch große Mengen Harn aus. Auffällig ist, dass Schmerzen oder Symptome, die mit Lycopus virginicus therapiert werden können, dazu tendieren, von einem Organ auf ein anderes überzugehen.

Einsatzgebiete

Vergrößerung der Schilddrüse (Struma), die durch Morbus Basedow, eine Schilddrüsenerkrankung, ausgelöst wurde. Diverse Herzbeschwerden wie Herzrasen, Bluthochdruck oder Beschwerden im Zusammenhang mit Erkrankungen der Herzklappe. Verschiedene Blutungen wie Nasenbluten, Bluthusten oder Blutungen durch Hämorrhoiden.

Erstickungsanfälle im Liegen oder Husten mit Blutspucken im Zusammenhang mit schwacher Herztätigkeit. Atemnot durch Blutstauungen in der Lunge bei Herzschwäche.

Ausgelöst durch die Herzschwäche kann es zur Blaufärbung der Lippen, Finger- und Zehennägel (Zyanose) kommen.

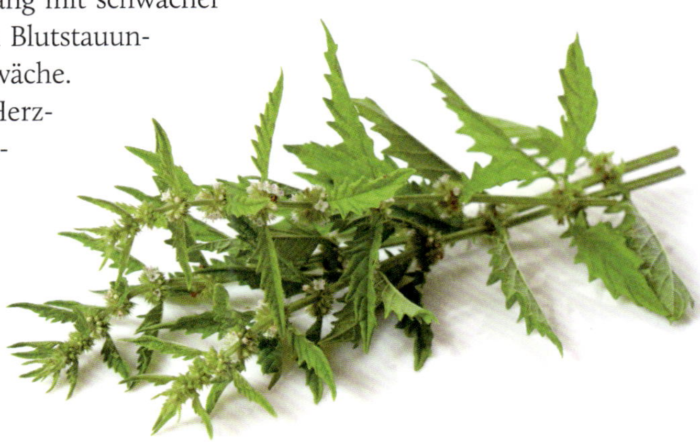

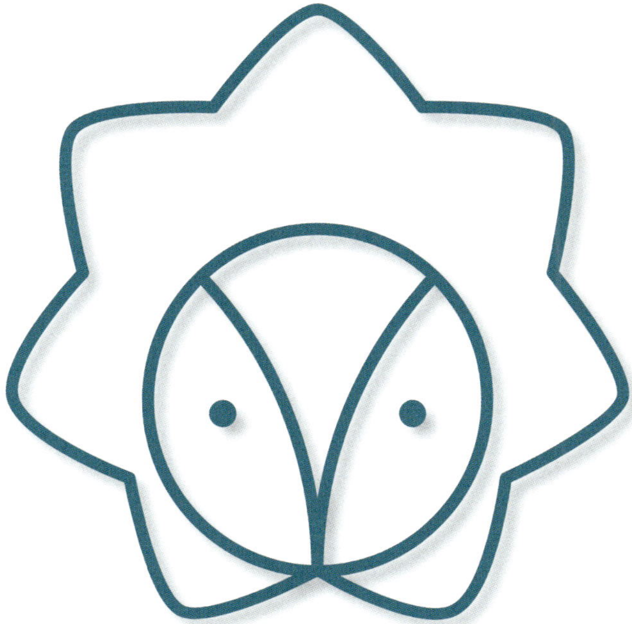

Medusa

Ohrenqualle

Das Seelenwesen

Wenn du mit offenen Sinnen und offenem Herzen ins Universum lauschst, dann wirst du hören und fühlen können, wie schön die Himmelsharmonien sind. Die Welt ist ein Teppich aus bezaubernden leisen Tönen, die du wieder wahrnehmen kannst, wenn du ganz still bist. Ziehe dich zurück, wenn es dir zu laut wird und du die feinen Nuancen nicht mehr hören kannst. Sitze eine Weile still, und öffne alle deine Poren für die lichtvollen Nebeltöne, die dir zart über deine Haut streichen. Sie nähren dein ganzes Wesen und vielleicht verschmilzt du ganz mit ihnen. Genieße deinen Tanz. So leicht und beschwingt, wie du bist, wirst du noch viele schöne Töne und Kompositionen ins Universum hineingeben.

Ich verwandle laute Töne
in sanfte Klänge.

Substanz

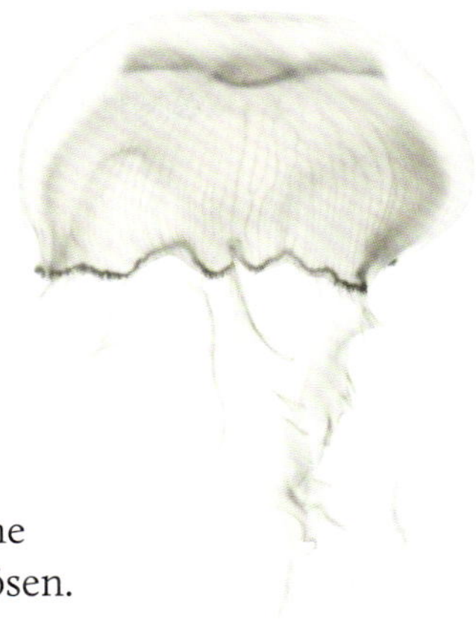

Der Ausgangsstoff ist das ganze Tier, im Sommer gesammelt. Quallen können von wenigen Millimetern bis zu einem Meter Durchmesser erreichen. Die gallertartigen Organismen bestehen zu 99 Prozent aus Wasser. Sie haben keinen Anus, und typisch für die Medusen ist die Doppelsymmetrie: Sie haben vier Magensäcke, vier Mundlappen, und kleine Sinnesorgane treten vierfach auf. Für ihre Beute haben sie lange Fangarme, deren Nesseln eine Flüssigkeit abgeben, die heftigste Hautausschläge auslösen.

Charakter

Medusa-Menschen werden meist als ästhetische Erscheinungen beschrieben, die ein zartfühlendes Gemüt haben und laute und grobe Verhaltensweisen schlecht vertragen können. Ästhetik, Schönheit und ein angemessener feinfühliger Umgangston mit anderen Menschen sind ihnen sehr wichtig. Ihre oft eher kühl wirkende Distanz zu ihren Mitmenschen kann als Härte oder Arroganz missverstanden werden, dabei wollen sie nur Kontakte vermeiden, die ihnen als nicht angemessen »unter die Haut« gehen. Sie sind relativ harmoniebedürftig und vertragen genauso wie raue Verhaltensweisen viele Nahrungsmittel nicht, vor allem jene aus dem Meer. Tanz mögen sie sehr gern.

Einsatzgebiete

Der Hauptwirkungsbereich ist die Haut, aber auch der Urogenitaltrakt und die Drüsen. Ödeme, als hätte eine Qualle die Haut berührt. Aufgedunsen, geschwollenes Gesicht.

Bläschenausschläge, Verbrennungen, Sonnenbrand und überhaupt Sonnenunverträglichkeit. Nesselsucht und zum Teil großflächige Urtikaria mit brennenden und juckenden Bläschen. Hautausschläge im Gesicht, auf den Armen, Schultern und Brüsten. Ekzeme der Ohren.

Fischeiweißallergien und überhaupt Unverträglichkeiten von Fisch und anderen Meerestieren. Medusa stimuliert die Milchproduktion bei mangelhafter Laktation der Stillenden.

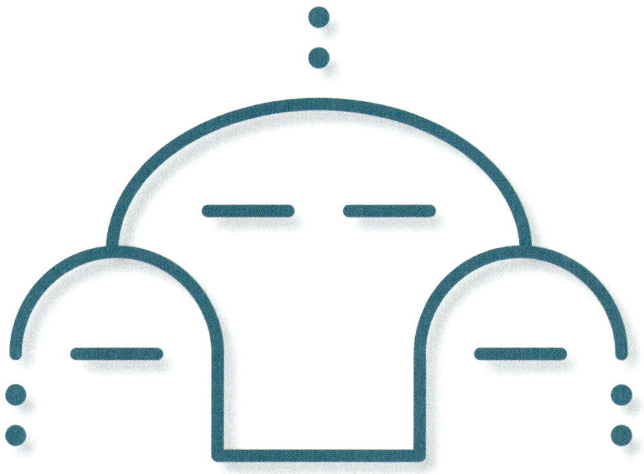

Mercurius iodatus flavus

Gelbes Quecksilberjodit

Das Seelenwesen

Um ein Held zu sein, musst du nicht unbedingt in den Kampf ziehen. Du musst dir deine Kraft aber auch nicht rauben lassen. Wie alle Menschen hast auch du eine aggressive und kämpferische Seite mit auf deinen Lebensweg bekommen. Sie möchte gelebt werden, ohne etwas auf dieser Erde oder andere Lebewesen verletzen oder zerstören zu müssen. So wie du hat jeder seine Grenze, aber Konflikte dürfen sein. Du lernst aus jedem Streit, auch aus allen Uneinigkeiten, die in dir selbst sind. Habe Wertschätzung für jede Position, und wenn du dich bedroht fühlst, dann reagiere mit der Kraft des weisen Kriegers. Du kannst nicht nur kämpfen, sondern auch Schutz bieten, wenn dies nötig ist. Sei stolz auf deine Kraft, und setze sie weise ein.

Ich achte den Krieger in mir.

Substanz

Mercurius iodatus flavus ist eines von mehreren Quecksilbermitteln in der Homöopathie. In diesem Fall ist der Quecksilberanteil Mercurius mit dem gelben Jodanteil kombiniert. Wie auch die Kombination mit dem roten Jodid (Mercurius iodatus ruber) greift dieses Mittel vor allem dann, wenn die Lymphgefäße betroffen sind. Es sind besonders die Drüsenschwellungen am Hals und an den Leisten, die auf einen sinnvollen Einsatz hinweisen, aber auch aggressivere Fälle wie schmerzhafte Brustknoten oder Mammakarzinom.

Charakter

Der Charakter, der zu diesem Mittel tendiert, ist eigentlich ganz zufrieden, gutmütig und gesprächig, wenn da nicht der ein oder andere Anfall von Destruktivität wäre. Diese Anfälle können sich bis zur Zerstörungswut steigern oder in selbstzerstörerische Prozesse wie chronische Drüsenverhärtungen oder auch maligne Knoten münden. Angst und Niedergeschlagenheit schaffen sich Raum, und die Träume können erschreckend werden. Ein eigentümliches Symptom ist, dass sich die Backenzähne zu lang anfühlen und der Patient sie deshalb zusammenpresst. Bei vielen Beschwerden ist die Zunge dick gelb an der Basis belegt, hellgelb am hinteren Teil, während Spitze und Ränder rot sind.

Einsatzgebiete

Vor allem Halssymptome mit Lymphknotenschwellungen. Allgemein geschwollene, verhärtete Drüsen. Die Speicheldrüsen sind stark entzündet. Starke Schwellung der Leistendrüsen, die aber nicht zur Eiterung neigen. Septische Mandelentzündungen und Mumps mit starken Schluckbeschwerden. Hornhautentzündung mit Geschwürbildung. Plötzliche, scharfe Schmerzen im Ohr. Septum und Nasenlöcher sind wund. Dumpfer Schmerz und Wundheitsgefühl in den Gesichtsknochen oder im Kiefer. Starke Knochenschmerzen. Brustkarzinom und Krebsschmerzen. Mund, Lippen und Zunge sind trocken und klebrig. Übel riechende Absonderungen.

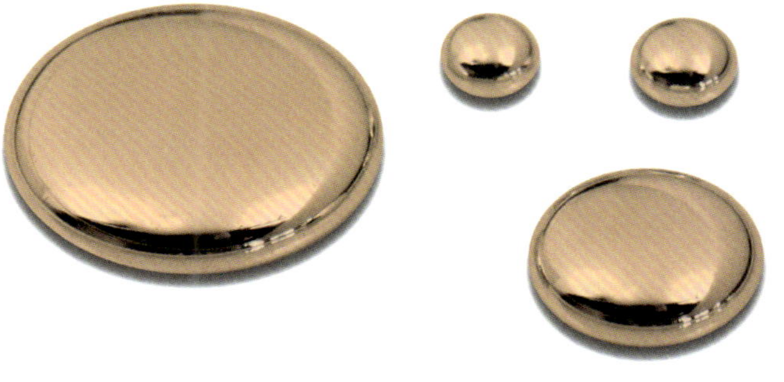

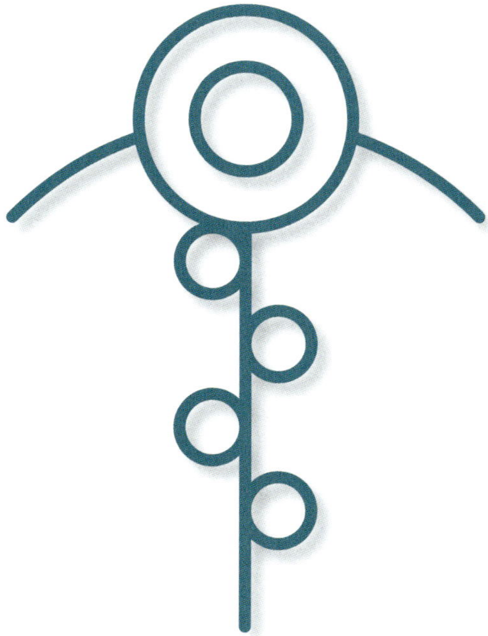

Mezereum

Seidelbast

Das Seelenwesen

Du möchtest dazugehören und Unterstützung bekommen auf deinem Weg. Leider hast du nie gelernt, wie das geht. Kaum jemand hat dir vorgemacht, was man tun muss, um sich sicher und unterstützt zu fühlen. Schon gar nicht kommst du auf die Idee, dass es nicht die Erwartungshaltung gegenüber anderen ist, die dir die Erlösung deiner Schmerzen bringt. Du sitzt in einer bestimmten Rolle fest und erwartest, dass deine Mitmenschen auch ihre Rolle dir gegenüber erfüllen. Aber das funktioniert nicht. Wenn du Sicherheit möchtest, musst du dich erst als Individuum wiederfinden. Blicke nach innen. Dort findest du alles, was du brauchst. Nähre die Gefühle von Liebe, Freiheit, Mitgefühl und Dankbarkeit.

Ich erlebe Sicherheit in der Freiheit.

Substanz

Der Seidelbast (Daphne mezereum) ist ein Strauch, der in unseren Breiten in den Laubwäldern wächst. Er wird ungefähr einen bis zwei Meter hoch. Der Strauch trägt zarte rosa Blüten mit je vier Blütenblättern. Seine roten eiförmigen Beeren sind giftig. Für das homöopathische Mittel wird die Rinde des Strauches im zeitigen Frühjahr gesammelt, bevor die Blüten aufgegangen sind. Mezereum wird das pflanzliche Mercurius genannt und kann entsprechend auch tief greifende Prozesse heilen.

Charakter

Mezereum-Charaktere werden als ziemlich schweigsam und gleichgültig gegenüber allem beschrieben. Anderen Menschen machen sie gern Vorwürfe und sind eher pessimistisch eingestellt. Sie können lange ihren eigenen Gedanken nachgehen, ohne viel davon mitzubekommen, was eigentlich gerade um sie herum geschieht. Jederzeit können sie von heftigen Nervenschmerzen oder schlimmen Hautreizungen heimgesucht werden, was sie in eine ängstliche Erwartungshaltung bringt. Das wiederum schlägt ihnen auch körperlich auf den Magen. Nach dem Kratzen kommt der Juckreiz an einer anderen Stelle wieder.

Einsatzgebiete

Mezereum eignet sich für heftige aggressive Beschwerden der Haut, der Nerven und der Schleimhäute. Die Knochen, vor allem im Gesicht, und Zähne können von heftigen Schmerzen betroffen sein. Starke Nervenschmerzen (Neuralgien) oder Knochenschmerzen, Trigeminusneuralgien. Schmerzhafte Gürtelrose (Herpes Zoster), starke Karies. Heftige Beschwerden mit Knochenbeteiligung wie Knochenhautentzündung oder Knochennekrosen. Die betäubenden Schmerzen sind so stark, dass Tränen fließen. Schuppiger Hautausschlag mit weißen Krusten, unter denen sich Eiter sammelt. Typisch ist ein brennender Schmerz, zum Beispiel bei Bläschenausschlägen. Die Bläschen jucken unerträglich.

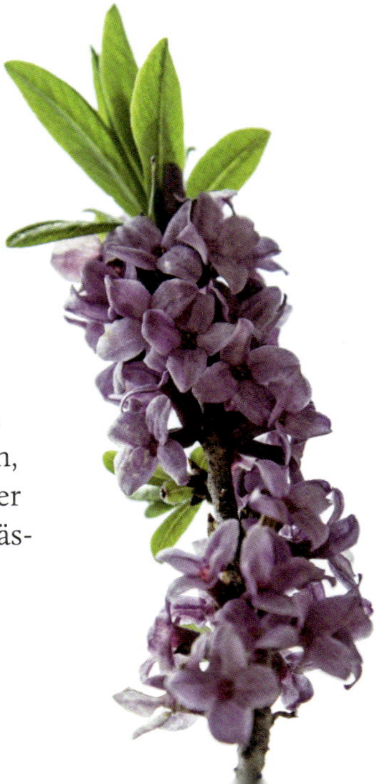

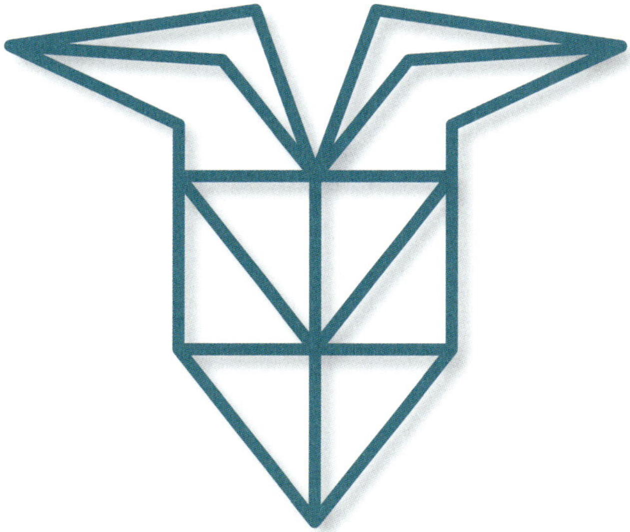

Petroleum rectificatum

Steinöl

Das Seelenwesen

Vielleicht hast du vor einiger Zeit geglaubt, dass du den Neubeginn geschafft hast und jetzt endlich auf dem richtigen Weg bist. Du hast alle Konflikte hinter dir gelassen und baust dir ein schöneres Dasein auf, in dem du dich so richtig wohlfühlen kannst. Aber da ist anscheinend noch etwas, das dir unter die Haut gegangen ist und durch deine akkurat gezogene Grenze hindurchbrechen möchte. Etwas, das dich sehr wohl noch juckt, und wenn du hier nicht hinsehen magst, wird es sich wohl auf deutlichere Art Raum schaffen müssen. Also noch mal ein Stück zurück und auch den letzten Müll einsammeln, selbst wenn er schon stinkt. Das Ergebnis ist eine reine Basis, auf der du durch bewusstes Auswählen eine schöne klare Umwelt erschaffen kannst.

Ich schaue genau hin
und löse Unbewusstes.

Substanz

Petroleum rectificatum ist ein homöopathisches Mittel, das aus Rohöl bzw. Erdöl gewonnen wird. Bei Rohöl handelt es sich um ein Gemisch aus Kohlenwasserstoffen und Harzen, das auf der ganzen Welt als Brennstoff verwendet wird, aber auch Bestandteil in vielen industriellen Produkten wie zum Beispiel Kunststoffen oder Kosmetika ist. Erdöl wird durch Trenn- und Konversionsverfahren in eine breite Palette von Rohstoffen für die Erzeugung von Elektrizität und Wärme umgewandelt.

Charakter

Petroleum-Charaktere sind Menschen mit sehr trockener Haut. Die Hautkrankheiten sind oft durch eine gestörte Schweißbildung bedingt, können aber auch auf tiefere und aggressive Prozesse verweisen, die evtl. durch unterdrückende Maßnahmen wie Impfungen oder Medikamentenmissbrauch entstanden sind. Die Patienten kratzen sich, bis die Haut blutet. Personen, die von Petroleum profitieren, schwitzen leicht, obwohl ihnen immer kalt ist. Sie können einen starken Körpergeruch haben. Sie denken ständig ans Essen, und sogar nachts überkommt sie Heißhunger. Obwohl sie schnell satt sind, essen sie aber dennoch weiter. Petroleum kann bei Bulimie und Anorexie gegeben werden.

Einsatzgebiete

Petroleum rectificatum hat große therapeutische Bedeutung bei Problemen mit der Haut, vor allem wenn diese rau, trocken und rissig ist. Krankheitsbilder wie Schuppenflechte, Milchschorf oder Herpes simplex sind typische Beschwerden. Hautausschläge auf Rücken und Brust. Tiefe Schrunden, Krusten und Risse hinter den Ohren mit stechendem Schmerz. Windeldermatitis, Neurodermitis und Ekzeme, die vor allem in Gelenkbeugen und Hautfalten auftreten. Schorf und Schuppen auf den Augenlidern. Einsatz auch bei Reisekrankheit mit Übelkeit, Erbrechen und kaltem Schweiß. Die Harnröhre kann chronisch entzündet und verengt sein. Blasenentzündungen und Dekubitus.

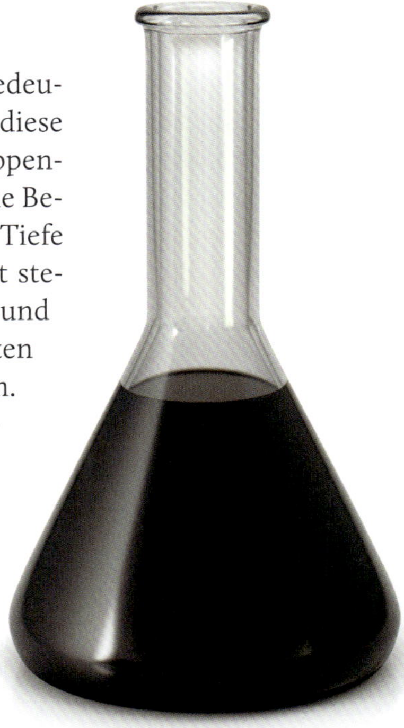

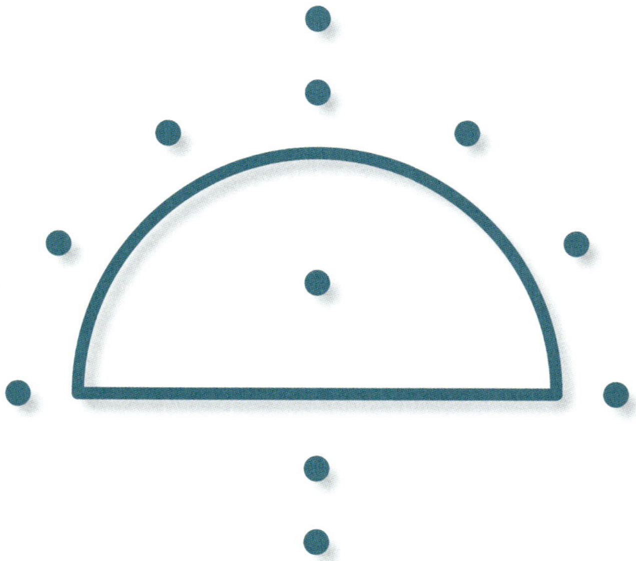

Phytolacca decandra

Kermesbeere

Das Seelenwesen

Deine Mutter hat versucht, dich zu nähren, so gut sie es eben konnte. Du empfandest ihre Art, dir zu geben, schon immer zu hart. Doch nun kannst du dich selbst nähren mit Sanftmut, Liebe und Dingen, die dir Labsal bedeuten. Lasse los von Härte und Groll gegenüber jenen, die vor dir waren. Ehre das, was sie dir geschenkt haben, und dann gehe weiter. Biege auf einen Weg ein, der dir gut gefällt und auf dem du leicht und unbeschwert mitfließen kannst. Lerne, zu deinen eigenen Potenzialen und Werten zu stehen und verzichte darauf, Rollen zu spielen, die nicht zu dir gehören. Entdecke dein Feingefühl dem Leben gegenüber, und genieße es. Alles, was du benötigst, ist schon da. Habe Vertrauen!

Alles, was ich brauche,
fließt mir zu.

Substanz

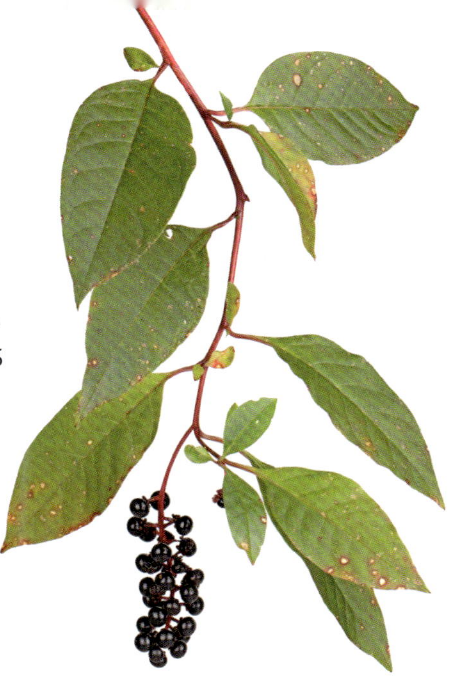

Die Kermesbeere ist eine Heilpflanze, die aus dem Norden Amerikas stammt und inzwischen auch bei uns in den Gärten wächst. Es gibt etwa 35 Arten, wovon Phytolacca decandra Bedeutung in der Heilkunde erlangt hat. »Decandra« bezieht sich auf die zehn Staubblätter der Pflanze. Früher verwendete man den dunklen Saft der Kermesbeeren zum Färben von Wein und Süßigkeiten. In der Homöopathie wird der Extrakt aus der frischen, im Herbst gegrabenen Wurzel verwendet.

Charakter

Im Hals kommt es bei Patienten zu wunden, brennenden Schmerzen mit starkem Kloßgefühl. Bei jedem Schlucken schießen Schmerzen durch beide Ohren. Bei grippalen Infekten entwickeln sich Halsentzündungen mit scharlachartigen Hautveränderungen. Der Patient hat großen Durst, aber keinen Appetit, wodurch er oft unbeabsichtigt abnimmt. Während des Stillens leiden Frauen unter starken Schmerzen der Brust, die von der Brustwarze aus über den gesamten Körper ausstrahlen. Der Phytolacca-Patient ist sehr berührungsempfindlich, und die Schmerzen fühlen sich wie elektrische Schocks an. Nach einer Entzündung kommt es häufig nicht zu völliger Abheilung, sondern zu Gewebeverhärtungen.

Einsatzgebiete

Phytolacca wird bei schmerzhaften Entzündungen im Hals- und Rachenbereich, in den Ohrspeicheldrüsen oder Brustdrüsen eingesetzt. Fieberhafte Infekte, Mumps, Entzündungen der Schleimhäute im Mund-Rachen-Raum und der Atmungsorgane. Brustdrüsenerkrankungen stillender Mütter mit Entzündungen (Mastitis) oder Abszessen. Die Brustdrüsen sind hart geschwollen, knotig und sehr schmerzhaft. Auch bei Krebsgeschwülsten kann das Mittel ergänzend nützlich sein. Scharlach, chronische Mandelentzündung. Ausgeprägte Wirkung auf das Lymphsystem. Rheumatische Beschwerden mit reißenden Schmerzen in den Gelenken, Muskeln, Nerven und Sehnen.

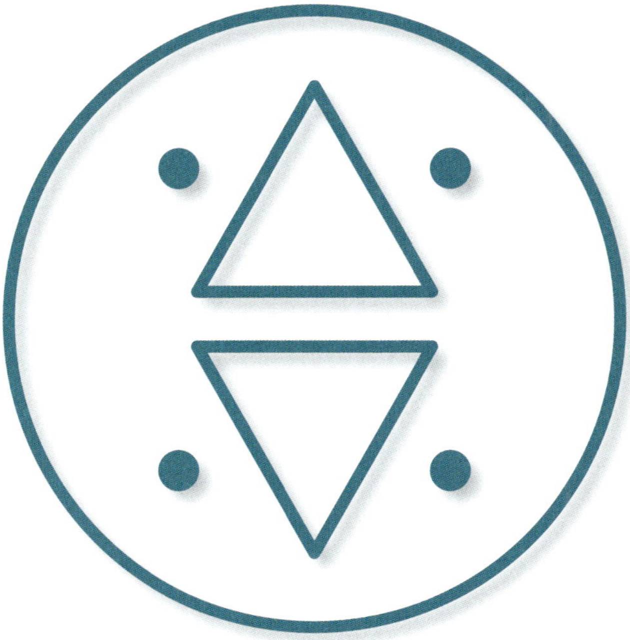

Piper methysticum

Rauschpfeffer

Das Seelenwesen

Hast du Angst vor deiner eigenen Brillanz? Eigentlich hast du doch das Zeug dazu, über dich selbst hinauszuwachsen und glänzende Leistungen zu erbringen. Nein, nicht im Sinne der gesellschaftlichen Erwartungen, sondern vielmehr im Sinne der Erhebung deiner Seele. Nur lenkst du dich im Augenblick noch zu sehr durch alltägliche Vergnügungen ab, weil du Angst vor der Leere hast, die dich im Alltag erwartet. Reinige deine Gedanken, und bringe dich zur Ruhe, laufe nicht länger weg. Versuche, öfter und tiefer zu meditieren, dann genießt du die Stille und verbindest dich mit dem universellen Bewusstsein. Die reine Freude folgt von selbst. Übe dich darin, dich ganz mit Licht und Wohlgefühl aufzufüllen.

Ich reinige meinen Geist
und entdecke die Freude.

Substanz

Piper methysticum wird aus dem Rauschpfeffer hergestellt, der auch unter dem Namen Kava Kava oder einfach Kava bekannt ist. Piper methysticum ist eine Pflanzenart aus der Familie der Pfeffergewächse (Piperaceae). Aus den getrockneten Pflanzenteilen wird im westpazifischen Raum ein traditionelles, berauschend wirkendes Getränk hergestellt, das vor allem bei religiösen und kulturellen Zeremonien eingenommen wird.

Charakter

Piper methysticum wird aufgrund seiner Wirkung bei schmerzhaften Gelenkerkrankungen vor allem, aber nicht nur bei älteren Patienten eingesetzt. Typischerweise hat der Patient trotz der Schmerzen einen starken Bewegungsdrang und will sich mit allerlei Vergnügungen ablenken. Er ist eigentlich geistig sehr rege, kreativ und intellektuell interessiert, kann aber durch die Beschwerden müde und erschöpft sein. Eine Verbesserung der Symptome tritt ein, wenn sich die Gedanken einem anderen Thema zuwenden oder er geistig oder körperlich abgelenkt ist. Ständig um die Symptome kreisende Gedanken können ihn dagegen benommen machen und sogar in die Depression führen.

Einsatzgebiete

Vor allem Gelenkerkrankungen wie Arthrose. Bei Beschwerden, die durch Abnutzung und Verschleiß entstanden sind. Zu den organischen Hauptangriffspunkten werden in erster Linie das zentrale Nervensystem, der Harntrakt, die Gelenke und die Haut gezählt. Entzündungen und Infekte des Harntraktes, z.B. Blasenentzündungen, Harnröhrenentzündungen oder Tripperinfektionen. Hauterkrankungen, die typischerweise mit stark schuppendem Hautbild und Neigung zu Geschwür- und Eiterbildung einhergehen, z.B. Ichthyose (Fischschuppenkrankheit) oder Lepra. Schon auf geringste Verletzungen reagiert die Haut mit Eiter oder Geschwüren.

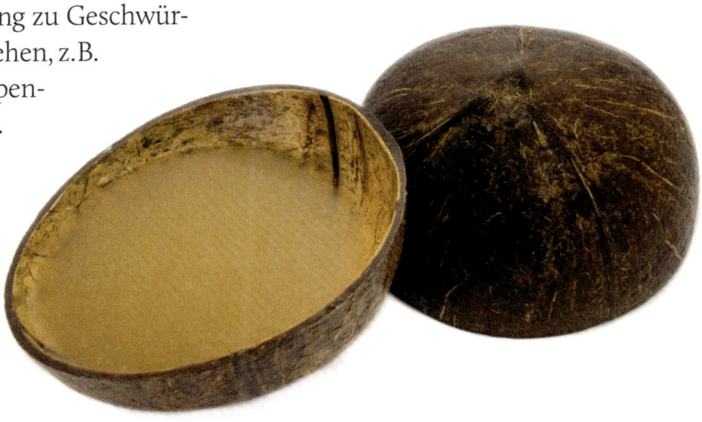

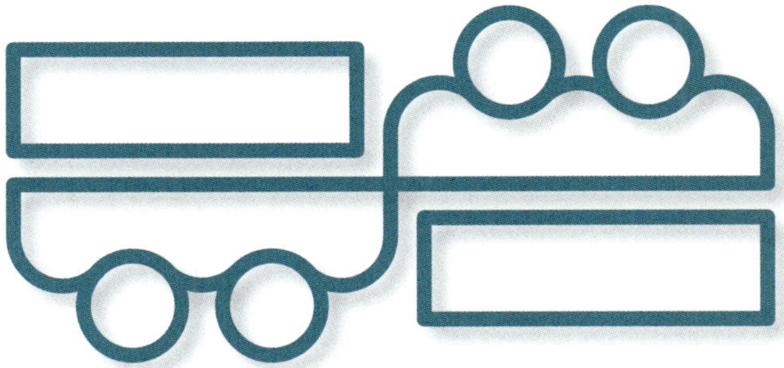

Plantago major

Breitwegerich

Das Seelenwesen

Die Waage zwischen dickem Fell und zarter Besaitung zu halten ist nicht immer leicht. Zu oft wechselst du zwischen diesen beiden Optionen hin und her. Kein Wunder, dass sich dein energetisches System überreizt anfühlt. Es gibt so viele Möglichkeiten, die dich irritieren. Was ist richtig, was ist falsch? Du bist unentschlossen, nach wem oder was du dich richten sollst. Anpassung an dies und das führt dich aber nicht zu Erfüllung und Zufriedenheit. Höre mehr auf dein Inneres und lasse widersprüchliche Meinungen ziehen. Finde deine Intuition wieder. Sie zeigt dir, was für dich wichtig ist. Dann wirst du zu neuen Einsichten und klarerer Orientierung gelangen. Nutze Methoden, die dich in Balance bringen und deiner Entspannung dienen.

Ich finde die Balance in mir.

Substanz

Plantago major wird aus der Pflanze Breitwegerich hergestellt, die zur Familie der weitverbreiteten Wegerichgewächse gehört. Die anspruchslose und widerstandsfähige Pflanze wächst an Straßen, Wegen, Schuttplätzen, Wiesen und Äckern. Bei Verletzungen der Haut kann man einfach ein Blatt des Breitwegerichs abzupfen, in der Hand verreiben und den austretenden Saft auf der Wunde verstreichen. Die homöopathische Arznei ist vor allem dienlich bei neuralgischen Schmerzen.

Charakter

Plantago major eignet sich für Menschen, die unter Nervenschmerzen (Neuralgien) der Zähne, Ohren oder Harnwege oder unter schmerzhaften Hauterscheinungen leiden. Die Symptome breiten sich gern im Versorgungsgebiet eines Nervs aus und sind stechend oder schießend. Plantago major hat außerdem einen starken Bezug zur Harnblase und zu den Nieren. Häufiger und reichlicher Harnabgang in der Nacht. Die Sinnesorgane des Betroffenen sind überempfindlich, und er muss herumlaufen, um den Schmerz ertragen zu können. Die meisten Symptome sind von starkem Speichelfluss begleitet.

Einsatzgebiete

Plantago major hat einen Bezug zu den Schleimhäuten, hier speziell im Mundraum und im Ohr. Bei Zahnschmerzen allgemein oder bei Entzündungen wie Paradontitis, teils mit Ohrenschmerzen oder Mittelohrentzündungen. Gesunde Zähne können schmerzen. Der Schmerz wandert zwischen Ohren und Zähnen. Gereizte Blase und nächtliches Bettnässen bei Kindern. Wiederkehrende Gesichtsschmerzen im Verlauf des Trigeminusnervs, Ziliarneuralgien. Harnwegsbeschwerden sind mit reichlichem Urinabgang verbunden. Als Hautmittel hat es sich bewährt bei Hautreizungen, Verbrennungen, Schnittwunden, Insektenstichen und Tierbissen.

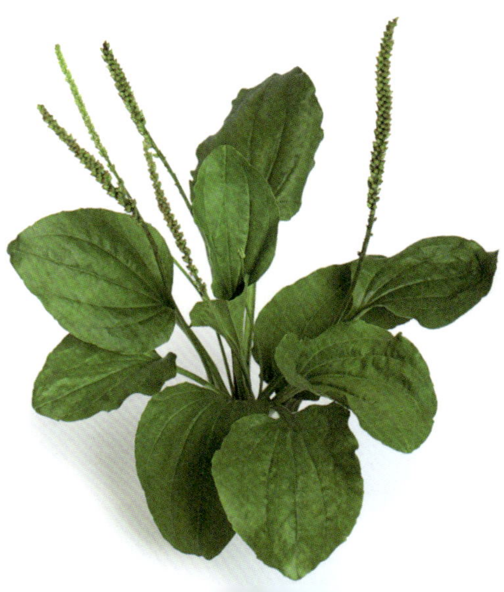

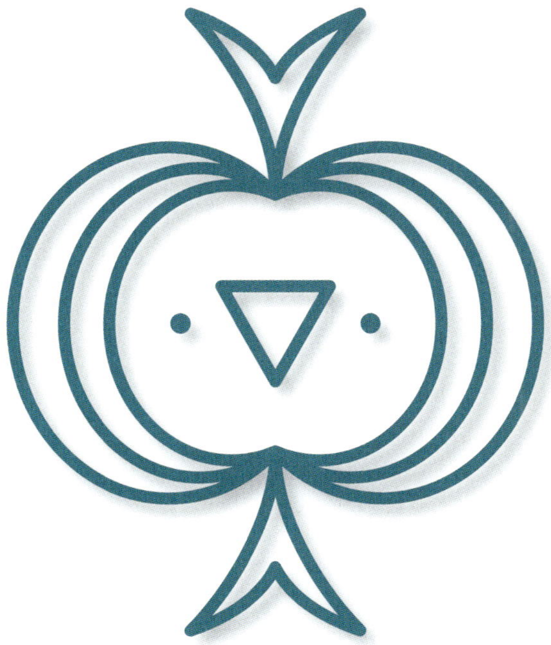

Podophyllum peltatum

Maiapfel

Das Seelenwesen

Wie viel Kraft brauchst du doch, um deine vitalen Energien zu unterdrücken. Wie ein groß gewordenes Kind, das sich endlich selbstständig entfalten möchte, drückt dein kreatives Potenzial gegen deinen Bauch. Es geht jetzt darum, deine selbst gesetzten Grenzen zu überwinden und dich aus alten Gewohnheiten zu befreien. Dein ganzes Milieu möchte gereinigt werden, geistig, emotional und körperlich. Was passt alles nicht mehr? Deine Beziehungen, deine Ernährungsweise, deine eingeschränkte Denkweise und deine gewohnheitsmäßigen Tätigkeiten? Eine neue höhere Schwingungsfrequenz ist da, die eine neue lichtvolle Energie in dir installieren möchte. Erlaube es ihr! Du bist geboren, um deine Größe zu leben.

Ich schaffe Platz für mich
und die neue Energie.

Substanz

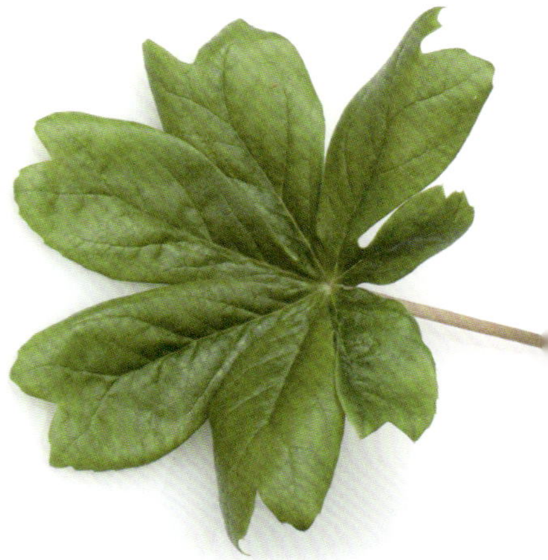

Podophyllum peltatum, das auch als Fußblatt oder Maiapfel bezeichnet wird, ist ein homöopathisches Mittel, das aus dem Wurzelstock der gleichnamigen Pflanze gewonnen wird. Podophyllum ist ein Gewächs aus der Familie der Berberitzen und ursprünglich in Nordamerika zu Hause. Schwerpunkt der Wirkungsweise von Podophyllum ist die Leber, die Galle, Dünndarm und Dickdarm und das Zusammenspiel des gesamten Verdauungstrakts.

Charakter

Der Patient leidet sehr unter Blähungen und tendiert zu heftigen Darmentleerungen, die explosionsartig herausschießen. Der Stuhldrang kann vor allem morgens so schnell kommen, dass er es kaum zur Toilette schafft. Der Betroffene leidet an Schwäche und Erschöpfung nach den Anfällen. Er ist überhaupt öfter von krampfartigen Bauchschmerzen geplagt. Wenn er sich auf den Bauch legt oder zusammenkrümmt, wird es besser. Oft hört man ein starkes Gluckern oder Rumoren in seinem Bauch. Man hat das Gefühl, dass seine Aggressionen im Alltag stark unterdrückt sind, und anstatt sich im verbalen Ausdruck Raum zu verschaffen, finden sie im Verdauungstrakt statt.

Einsatzgebiete

Heftige explosionsartige Durchfälle mit typischerweise stark stinkenden Stuhlentleerungen, die morgens schlimmer sind. Gallen- und Lebererkrankungen, Gallensteine oder Gallengrieß. Darmkrämpfe, Darmentzündung und Blähungen. Übermäßige Ansammlung von Gas im Verdauungstrakt mit starker Aufwölbung des Bauches, unter Umständen begleitet von Sodbrennen. Vorfall des Mastdarms und Hämorrhoiden. Auch bei Kindern, wenn Durchfälle während der Zahnung bestehen. Podophyllum hat sich auch bei Eierstockzysten und Gebärmuttervorfall bewährt, wenn die Patientinnen anfällig für diese Art von Verdauungssymptomen sind.

Pyrogenium

Fäulnis

Das Seelenwesen

Es geht um Abbau, Zersetzung, Zerstörung, Ruhe, Warten und Wiederaufbau. Das macht uns Menschen ganz schön Angst, denn es erinnert an den Tod. Und gleichzeitig sind dies doch ganz vitale Lebensprozesse. Sie geschehen jeden Tag in deinem Körper und in der Erde. Etwas stirbt, und gleichzeitig wird etwas neu aufgebaut. Es ist wie Kompostieren. Daraus entstehen wertvolle Grundstoffe und die Fruchtbarkeit für neues Leben. So akzeptiere, dass du ein Körperwesen bist in diesem Leben, und wertschätze dieses Prinzip. Leben und Tod gehören zusammen, das ist nicht nur eine leere Floskel. Wenn du spürst, dass du beides bist, wirst du heilen. Dein Immunsystem wird es dir danken, und Körper und Geist können sich stabilisieren.

Ich nehme Abschied und finde Ruhe.

Substanz

Pyrogenium wird aus zersetztem Ochsenfleisch gewonnen und durchläuft bis zur Urtinktur einen komplizierten Herstellungsprozess. Es zählt jedoch nicht zu den sogenannten Nosoden (Nosoden sind homöopathisch aufbereitete Mittel, die aus krankem bzw. pathologischem Material wie Eiter, Krankheitserregern o.Ä. hergestellt werden). Pyrogenium kann bei allen septischen Symptomen eingesetzt werden, die zum Beispiel Folge von Verunreinigungen oder Infektionen mit Krankheitserregern sein können.

Achtung: Der Patient muss vom Arzt behandelt werden!

Charakter

Der typische Patient ist durch eine schwere Infektion stark erkrankt. Er ist sehr unruhig und ängstlich und kann sogar Wahnvorstellungen haben. Pyrogenium wird bei jeder Art von Sepsis eingesetzt. Diese kann durch bakterielle oder andere Erreger verursacht sein. Charakteristisch ist die Diskrepanz zwischen Körpertemperatur und Herzfrequenz. Im Gegensatz zur Temperatur, die nur leicht steigt, ist der Puls sehr schnell.

Der Patient erbricht nach jeder Nahrungsaufnahme, selbst wenn er nur Wasser zu sich nimmt. Jegliche Körperausscheidung riecht extrem stark und unangenehm. Der Patient fühlt sich allgemein sehr erschöpft und geschwächt und trotzdem ruhelos.

Einsatzgebiete

Sepsis mit unter Umständen lebensbedrohlichen Krankheitsbildern (**Achtung:** Pyrogenium darf immer nur unterstützend zu einer schulmedizinischen Behandlung eingesetzt werden!), Diphtherie, Typhus, schwere Verlaufsformen einer Influenza, infizierte und eiternde Wunden, schwere Fiebererkrankungen mit septischem Verlauf. Sepsis infolge von Blinddarmentzündung oder nach Operationen. Wenn vorher schon andere (homöopathische oder schulmedizinische) Mittel nicht den gewünschten Erfolg bei der Behandlung eines septischen Krankheitsbildes erbracht haben, kann man Pyrogenium versuchen. Eiternde Hautwunden nach kleinen Verletzungen oder Tierbissen.

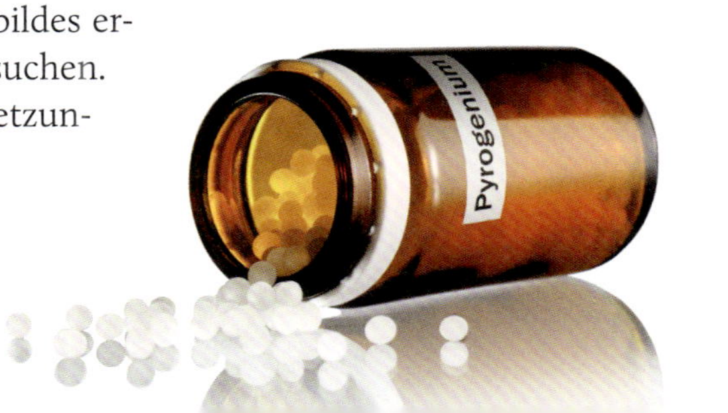

Rosa damascena

Damaszener-Rose

Das Seelenwesen

Die Kraft der Rose stellt dich auf eine große Probe in diesem Leben. So gern möchtest du dich der bedingungslosen Liebe zu deinem Liebsten hingeben. Doch da sind immer auch die Stacheln, die dich verletzen oder mit denen du deinen Partner verletzt. Du kannst ihn nicht ändern, und du wirst dich auch nicht verändern lassen wollen. Der Preis des Opfers eines Teils deiner Seele ist zu hoch. So musst du den Duft und die Stacheln behalten und die beiden zusammengehörigen Teile immer wieder neu leben. Deine Liebesentscheidung bedarf einer großen Ehrlichkeit zu dir selbst. Etwas wird dir immer ein Dorn im Auge sein, es sei denn du liebst auch diesen und siehst ihn so, wie er ist: als Teil dieses wunderbaren Lebens auf der Erde.

Ich liebe die Schönheit unseres Weges.

Substanz

Die Damaszener-Rose gehört zur Familie der Rosengewächse (Rosaceae). Sie ist im arabischen Raum beheimatet und wurde schon in der Antike sehr geschätzt. Für einen Tropfen Rosenöl werden etwa 30 Rosenblüten benötigt, deshalb gehört Rosenöl zu den teuersten ätherischen Ölen der Welt. Rosenöl ist eine komplexe ätherische Ölmischung aus über 400 Einzelbestandteilen, darunter zusammenziehende und entzündungshemmende Gerbstoffe.

Charakter

Rosa damascena passt für Menschen, denen Ästhetik und Schönheit wichtig ist. Natürlich lieben sie Rosen, weil sie so edel und perfekt sind. Alles »unter ihrem Niveau« lehnen sie ab und wirken deshalb manchmal eitel, hochnäsig oder gar arrogant. Innerlich können sie ein Gefühl von Wärme und Fülle empfinden, dennoch frösteln sie, oder es kann sogar der ganze Körper kribbeln und jucken. Zu den Gemütssymptomen von Rosa damascena gehört Höhenangst. Manche Menschen fühlen sich wie benebelt, benommen und schwer. Ohrgeräusche (Tinnitus) sind typisch, oder Schwindel mit einem Gefühl der Kraftlosigkeit.

Einsatzgebiete

Erschöpfung, Schlafstörungen, Angst, Unruhe und Depression. Wegen der beruhigenden und wohltuenden Eigenschaften wird Rose sowohl zur Harmonisierung bei der Geburt als auch in der Sterbebegleitung angewendet. Lindernde Wirkung bei Erkältungen, Schnupfen oder Heuschnupfen. Muskelentspannend und schmerzstillend. Gegen Allergien, Nierensteine, Blasen- und Magenbeschwerden. Gegen Ameisenlaufen sowie plötzliche, stechende Schmerzen in den Gliedern. Beine fühlen sich schlapp, schwer, verschwitzt oder zittrig an. Atemnot mit Blauverfärbung der Lippen. Rosa damascena kann gegen eine Vielzahl von Gelenkschmerzen eingesetzt werden.

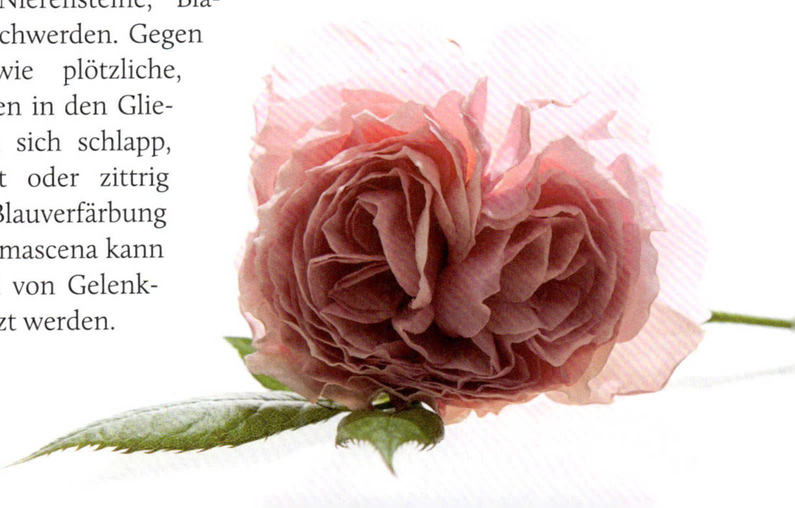

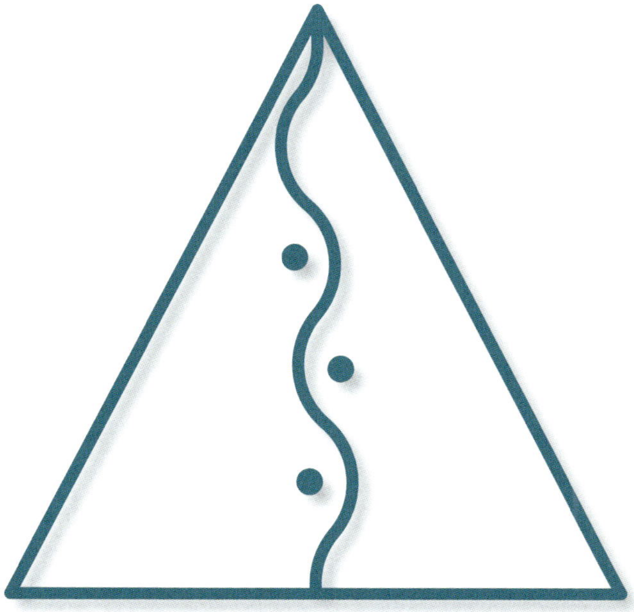

Sabal serrulata

Sägepalme

Das Seelenwesen

Deine Eltern konnten nicht wirklich dazu dienen, dir ein erfüllendes körperliches Leben vorzumachen. Voller Scham und Abspaltung von Leidenschaft und lustvoller Hingabe haben sie dich in dieser Beziehung eher abgeschreckt. So wusstest du zwar immer, was du nicht möchtest, suchst aber immer noch nach einer Form, wie du die Liebe in allen ihren Facetten wirklich leben kannst. Das ist schwierig, wenn es nur im Kopf stattfindet. Du hast dein Oben vom Unten abgespalten und dein Denken vom Körper. Stelle dir eine liegende Acht vor, die deinen unteren Körperteil mit dem oberen verbindet und lasse lebendige Energie hineinfluten und pulsieren. Wiederhole dies öfter. So integrierst du dein körperliches Sein mit deiner Seelenebene und wirst ganz.

Ich lebe Sinnlichkeit
mit Körper und Geist.

Substanz

Das homöopathische Mittel Sabal serrulata wird aus der Zwergsägepalme Serenoa repens hergestellt. Diese Palmenart wächst vor allem im Südosten der USA an den Küsten Floridas. Im Herbst trägt die Palme dunkelrote Beeren, die zur Herstellung des homöopathischen Mittels genutzt werden. Sabal serrulata zeigt seine Heilwirkung hauptsächlich an den männlichen und weiblichen Geschlechtsorganen und den ableitenden Harnwegen.

Charakter

Männer wie Frauen, die von Sabal profitieren können, werden als sexuell aktiv und interessiert beschrieben, haben aber diverse körperliche Probleme im Urogenitalbereich. Die interessanten homöopathischen Prüfungen ergaben bei den oft dünnen Frauen mit kleinen Brüsten eine Zunahme des Umfangs der Brüste nach Mitteleinnahme. Bei Männern konnte Sabal auch in akuten Fällen von Harnleiterverschluss den Harnfluss wiederherstellen. Die Patienten werden oft als verwirrt beschrieben, vor allem wenn sie über etwas nachdenken müssen. Gelesenes aufzunehmen und zu verstehen fällt schwer. Sie sind leicht reizbar und ungeduldig, beschäftigen sich mit ihrer Erkrankung und wollen allein gelassen werden.

Einsatzgebiete

Die Arznei wird hauptsächlich zur Behandlung von Beschwerden der Prostata und der ableitenden Harnwege eingesetzt. Bei Frauen wird sie im Zusammenhang mit Eierstock-, Gebärmutter- und Brustdrüsenbeschwerden empfohlen. Blasenentzündungen, gutartige Prostatavergrößerungen oder Prostataentzündungen. Entzündete Eierstöcke, Eileiterentzündungen, Gebärmutterverlagerungen oder geschwollene Brustdrüsen. Die Patienten klagen über schmerzhaftes Harnen, das bei Frauen mit Schmerzen in den Eierstöcken verknüpft ist. Gefühl eines Gefäßverschlusses in der Harnröhre und Beschwerden beim Wasserlassen.

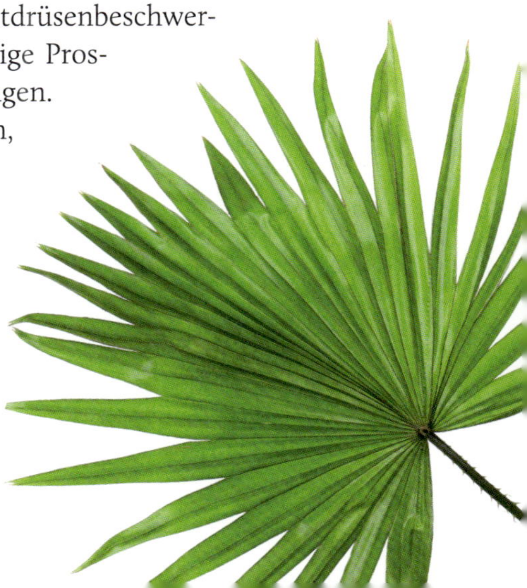

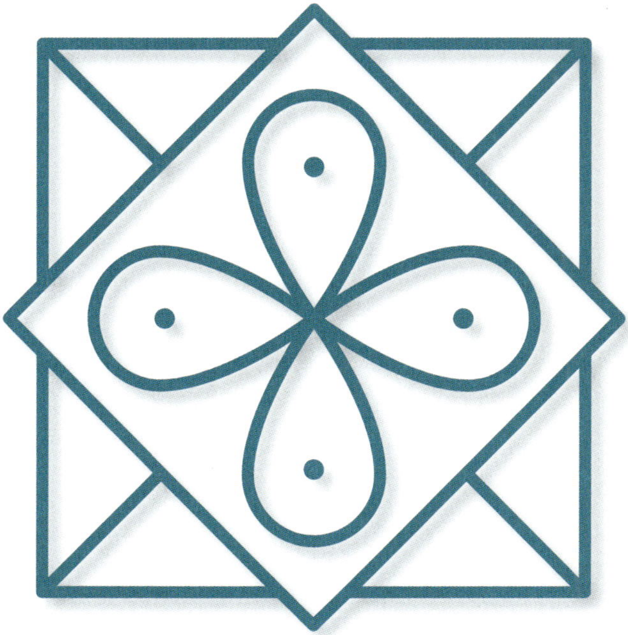

Sabina

Sadebaum

Das Seelenwesen

Dein Energiesystem ist sehr leicht erregbar. Das ist der Preis deiner erhöhten Sensitivität, mit der du noch nicht gelernt hast, ausgewogen umzugehen. So stehst du oft unter Spannung, und der einzige Weg, dich zu entspannen, ist die Entladung wie durch Blitze in einer aufgeladenen Atmosphäre. Dein kreatives Potenzial ist riesig, doch das, was du erschaffst, kannst du nicht krampfhaft festhalten, um vermeintlich dauerhafte Sicherheit zu gewinnen. Nicht Besitz, selbst in Form von Kindern, wird dich glücklich machen, sondern das kreative Erschaffen an und für sich. Es lebt aus sich selbst heraus, erschafft sich ständig neu und ist unendlich. So besinne dich auf deine kreativen Seiten, spüre und lebe sie.

Ich baue auf die lebendige Schwingung des Lebens.

Substanz

Das homöopathische Mittel Sabina wird aus den Zweigen und Blättern des Sadebaumes, auch Stinkwacholder genannt, gewonnen. Die Beeren enthalten ein ätherisches Öl mit dem Sabinol, das stark durchblutungsfördernd und anregend ist und zu Hautreizungen führen kann. Den Effekt der Gebärmutterkrämpfe nutzte man im Mittelalter auch für Schwangerschaftsabbrüche. In der homöopathischen Aufbereitung wirkt Sabina auf die Organe im kleinen Becken und auf das harnleitende System.

Charakter

Sabina-Charaktere werden einerseits als müde, melancholisch oder traurig beschrieben. Es sind vor allem Frauen, die nicht viel reden wollen und denen es an nebligen Tagen schlechter geht. Sie vertragen Hitze nicht gut und halten sich ungern in geschlossenen Räumen auf. Andererseits neigen sie auch zu hysterischen Reaktionen und reagieren schon auf Kleinigkeiten sehr gereizt, vor allem gegenüber Geräuschen. Musik kann sie sehr stark berühren, und sie fangen dann sogar zu weinen an. Es besteht eine Neigung zu Fehl- oder Totgeburten, und Sabina ist oft das Mittel der Wahl bei Beschwerden nach Abtreibungen oder Frühgeburten.

Einsatzgebiete

Beschwerden der weiblichen Geschlechtsorgane, die meist mit abnormalen Blutungen einhergehen, zum Beispiel verlängerte oder verstärkte Menstruation, Entzündungen der Gebärmutterschleimhaut oder der Eierstöcke, Myome oder bei Blutungen nach der Geburt. Auch bei weiteren Komplikationen nach der Geburt wie Plazentaretention oder starken Nachwehen kann Sabina hilfreich sein. Das Mittel kann die Rückbildung der Gebärmutter fördern und bei Abortneigung unter ärztlicher Aufsicht helfen. Klimakterische Blutungen oder zyklusunabhängige Blutungen und starke wehenartige Menstruationskrämpfe.

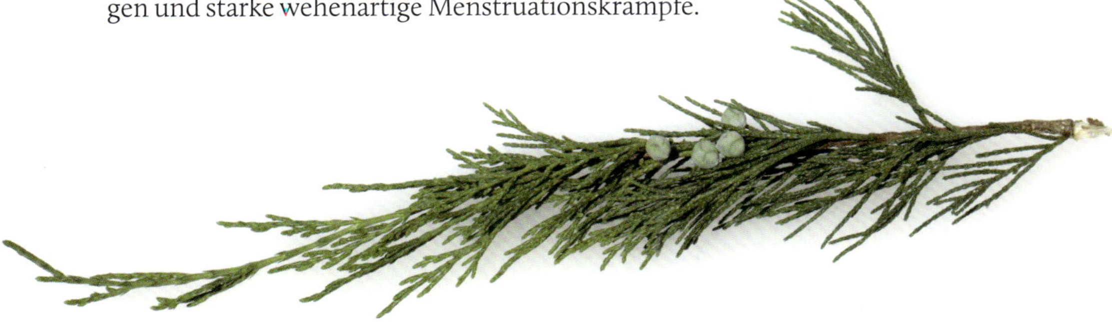

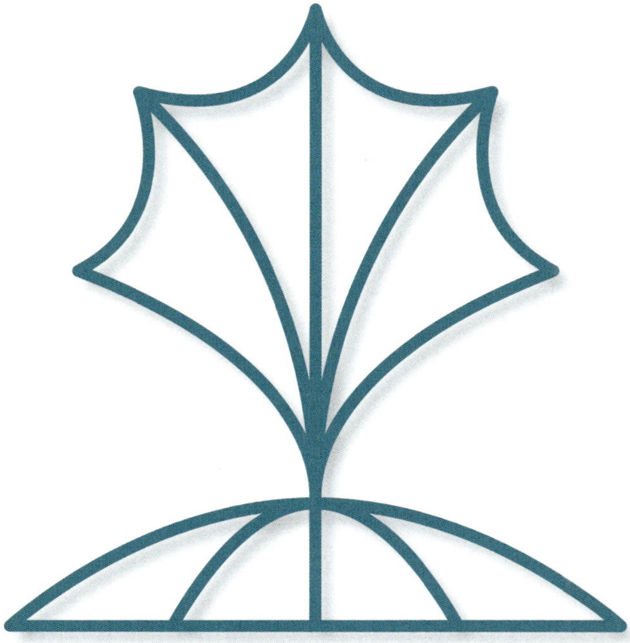

Salix alba

Silberweide

Das Seelenwesen

Erinnerst du dich, dass du mehr Wasserwesen als fester Organismus bist? Ein wenige Wochen altes Baby besteht aus 90 Prozent Wasser, und ein Erwachsener immerhin noch zu 70 Prozent. Wasser ist etwas Fließendes, und wenn es zu trüb wird, sind Schlacken und Ablagerungen entstanden. Ein Zeichen, dass jetzt gereinigt werden muss. Denke daran, dass du dein Wasser- und Lymphsystem reinigst, wenn die Zeit günstig ist. Entschlacke im Frühjahr oder spätestens dann, wenn du nicht mehr gut ausscheiden kannst oder Verhärtungen im Körper festsitzen und Schmerzen verursachen. Weniger ist mehr, und dein Geist wird leicht. Trinke viel gutes Wasser, am besten aus einer reinen Quelle, und ehre das fließende Element in dir.

Ich lasse los,
was mich am Fließen hindert.

Substanz

Das homöopathische Mittel wird aus der Trauerweide oder Silberweide hergestellt. Die Weide enthält einen Wirkstoff, der dem in Aspirin ähnelt und der im Körper zu Salicylsäure umgewandelt wird. Schon unsere Vorfahren kochten die Weidenrinde zu einem Sud, der bei Wunden, Gelenkschmerzen oder Entzündungen eingesetzt wurde. Zur Herstellung der homöopathischen Arznei Salix alba wird die Rinde von mittelalten Zweigen des Baumes getrocknet und weiterverarbeitet.

Charakter

Die rheumatische Konstitution des Salix-Charakters erzählt von Verhärtungen und erstarrten Gewohnheiten einerseits und vom Drang nach Bewegung, Austausch und Fortschritt andererseits. Typisch für die Arznei sind deshalb die wechselhaften Stimmungen, von Fröhlichkeit und Ausgelassenheit und dem Wunsch nach Gesellschaft, und dem »Alles ist zu viel« mit Rückzug und Ärger. Es fällt ihnen schwer, die Balance zu finden und die »richtigen« Menschen, mit denen sie sich wohlfühlen und in vertrauter Atmosphäre austauschen können. Sie dürfen lernen, Nein zu sagen, wenn Sie Ruhe brauchen, und Ihre eigenen Grenzen zu wahren, ohne emotional zu verhärten oder sich über sich selbst ärgern zu müssen.

Einsatzgebiete

Entzündliche Leiden der Gelenke wie Arthritis, Rheuma oder Gicht. Auch »wässrige« Symptome wie Erkältungen, Ohrenschmerzen, Halsschmerzen oder schmerzhafte Reizung der Nasenschleimhaut. Ein weiteres Anwendungsgebiet sind entzündliche Beschwerden der Haut wie z.B. Lippenherpes. Schmerzen des Bewegungsapparates mit den klassischen Entzündungszeichen Schwellung, Schmerz, Rötung, Überwärmung und Funktionseinschränkung. Der typische Stirnkopfschmerz zieht bis nach vorn zu den Augenbrauen. Rheumatische Beschwerden in den Beinen, Füßen, der Hüfte und den Oberschenkeln. Wechsel von Hitzewallungen und Kälteschauern.

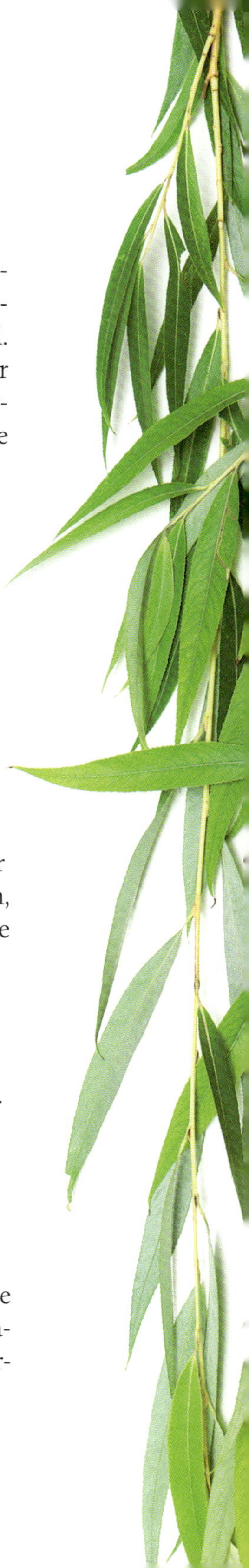

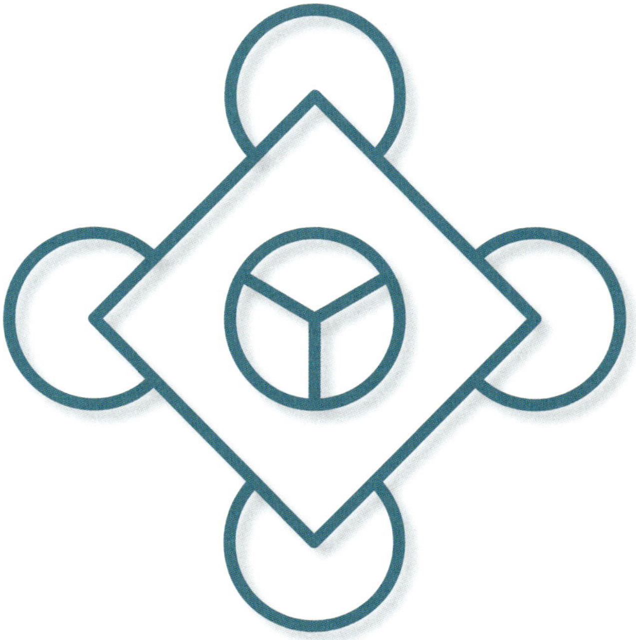

Sanicula aqua

Wasser der Sanicula-Quellen

Das Seelenwesen

Deine Ziellosigkeit im Leben und dass du nie wirklich wusstest, was du hier tun sollst, haben dich erschöpft und vielleicht sogar wütend gemacht. Zu lange hast du in dicker Luft und emotional unangenehmer Atmosphäre leben müssen. Aber selbst trüb gewordene Gewässer können gereinigt werden, bevor sie umkippen. Beginne mit der Entscheidung, dich entschlossen und vollständig aus allen Bereichen zu entfernen, die dir nicht mehr guttun. Dann lasse alle Schuldgefühle los, die mit dieser Entscheidung einhergehen – vollständig und nur dir zuliebe! Du kannst liebevoll Position beziehen. Für ein Miteinander, das durch Wohlwollen und Freude getragen ist. Wenn du weißt, was du willst, und dich mit Positivem nährst, kommt der Rest von selbst.

In meiner Vielfalt bin ich ganz.

Substanz

Grundlage dieses homöopathischen Mittels ist das Wasser aus einer Mineralquelle von Sanicula Springs in Ottawa. Verwendet werden die Salzrückstände, die viele verschiedene Mineralien enthalten, weswegen dieses Mittel innerhalb der Homöopathie manchmal auch als »Komplexmittel« bezeichnet wird. So enthält es zum Beispiel Natrium, Calcium, Silicium, Magnesium, Kalium oder Eisen, die einzeln auch eigene Arzneimittelbilder haben.

Charakter

Sanicula aqua scheint ein gutes Mittel für Kinder zu sein, die unter sogenannten Assimilationsstörungen leiden. Sie essen zwar viel, nehmen aber schlecht oder fast gar nicht zu. Viele Kinder sehen für ihr Alter zu alt aus oder haben eine runzlige Haut. Sie sind eher ernst und scheu und meiden Körperkontakt. Natürlich kann das Mittel auch für Erwachsene wertvoll sein, wenn die Zeichen passen. Viele Betroffene leiden unter extremer Verstopfung, die tagelang anhält. Sie sind schnell erschöpft bzw. leiden allgemein unter einer ausgeprägten Kraft- und Antriebslosigkeit bis hin zur Depression. Sie haben viele Ängste und fühlen sich schnell bedroht.

Einsatzgebiete

Assimilationsstörungen, das Kind nimmt nicht zu. Auszehrung. Gefühl der Bedrohung und Gefahr mit körperlichen Begleitsymptomen wie Schwitzen, Zittern, Herzrasen, Nervosität oder Schwindel. Angst vor Spinnen, Platzangst, Flugangst, Höhenangst, Prüfungsangst, unbegründete Angst. Viele Katarrhe, die auch chronisch werden können. Verschluss der Ohrtrompete häufig bei Kindern. Verminderte Talgproduktion und trockene Haut mit Schuppen und Rissen. Analfissuren, Analekzeme, Stuhlverstopfung, akute und chronische Diarrhoe. Verdauungsprobleme wie Aufstoßen, Reflux oder unwillkürliches Rülpsen. Verstopfung der Talgdrüsen, Furunkel, Abszessbildungen.

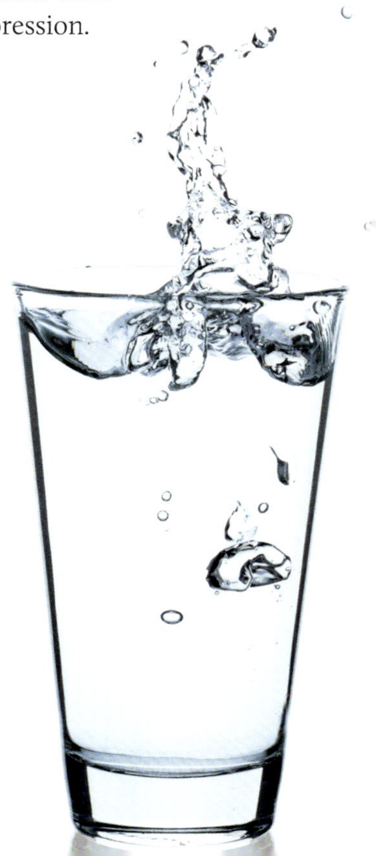

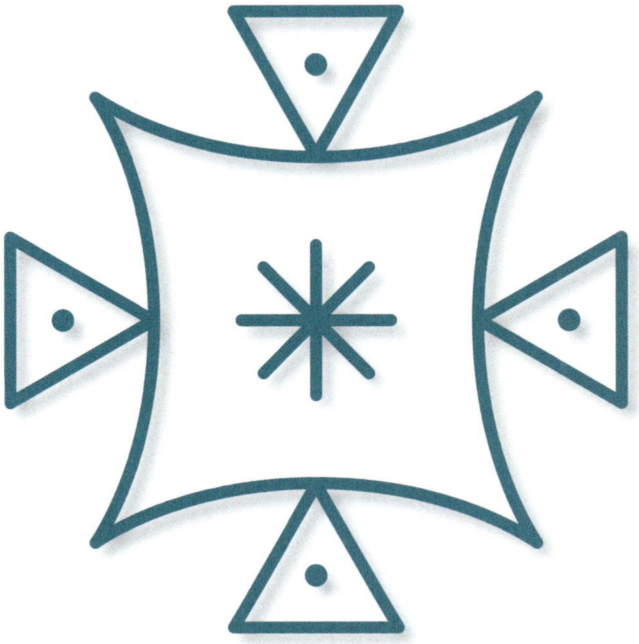

Sarsaparilla

Stechwinde

Das Seelenwesen

Es sieht so aus, als hättest du Themen, die eigentlich der Reinigung oder des vollständigen Loslassens bedürfen, in den Untergrund abgedrängt. Niere und Blase symbolisieren den Stau und den Druck, unter dem du stehst. Überprüfe die Themen und Lebensinhalte, die dich eigentlich brennend interessieren, die du aber aus falsch verstandener Liebe zu jemand anderem opferst. Aus dem Druck, der dadurch entstanden ist, möchte jetzt dein Ausdruck werden, nämlich eine ehrliche Expression dessen, was dein Wesen, dein Potenzial und deine ureigenste Qualität ist. Dann kannst du dich in die Liebe hinein entspannen. Was wolltest du eigentlich sein auf dieser Erde? Was ist dein ganz persönlicher Ausdruck? Lebe ihn!

Ich mache es anders
und das ist in Ordnung.

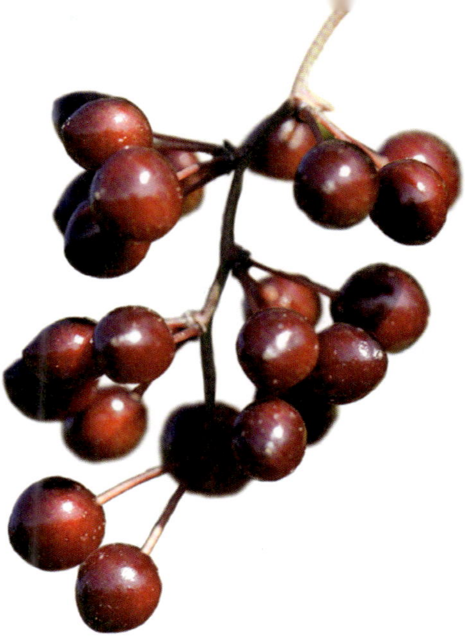

Substanz

Das homöopathische Mittel Sarsaparilla wird aus der getrockneten Wurzel der Stechwinde Smilax officinalis gewonnen. Dieses Liliengewächs wächst in Mittel- und Südamerika bzw. in der Karibik. Früher galt Sarsaparilla als Blutreingungs- und Aufbaumittel bei Folgen von Quecksilbervergiftungen. Heute ist das homöopathische Mittel eine Arznei, die hauptsächlich bei Urogenitalerkrankungen von Männern und Frauen erfolgreich eingesetzt werden kann.

Charakter

Früher wurde das Mittel zur Behandlung von sexuell übertragbaren Krankheiten wie der Syphilis verabreicht, und auch heute noch profitieren vor allem Menschen mit Erkrankungen des Urogenitaltrakts, die zudem oft von Hautausschlägen begleitet sind. Die Patienten werden als Menschen beschrieben, die vorzeitig gealtert oder ausgezehrt wirken. Sie haben oft eine Abneigung gegen Essen, und es kann ihnen schon beim Gedanken an Nahrung übel werden. Bei Frauen kann es vor der Menstruation zu feuchten Hautausschlägen auf der Stirn kommen. An den männlichen Genitalien können zusätzlich zu den Harnwegssymptomen Ausschläge auftreten.

Einsatzgebiete

Schwerpunkt sind Erkrankungen des Urogenitaltrakts wie Harnwegsentzündungen, Nierenbeckenentzündung, Nierenkoliken oder abgehende Nierensteine. Viele Beschwerden beim Wasserlassen, vor allem mit dem Kennzeichen quälender Schmerz am Ende der Harnausscheidung. Prostatavergrößerung, Entzündung der Samenleiter, Herpes genitalis. Mit Nierenkoliken einhergehende Rückenschmerzen. Nächtliches Einnässen. Koliken des Unterbauches mit schmerzhaften Blähungen. Ferner kann das Mittel bei eingezogenen Brustwarzen hilfreich sein, sowie bei Hautleiden mit schuppenden oder nässenden Ausschlägen wie Schuppenflechte oder Ekzeme.

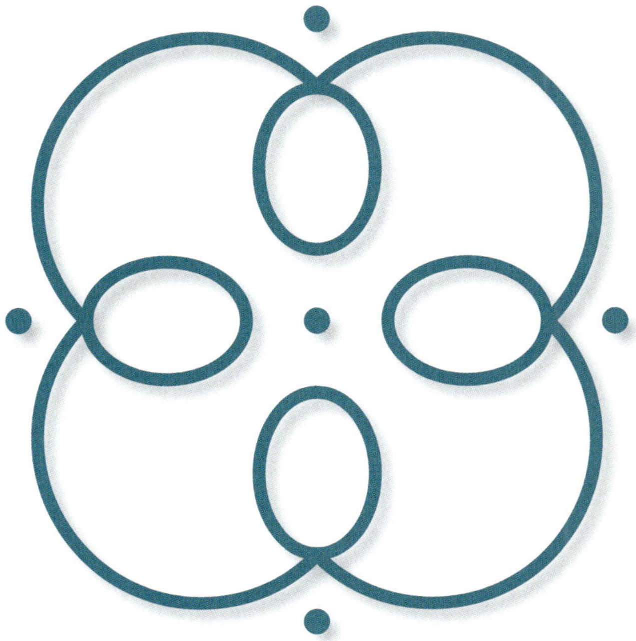

Scilla maritima

Rote Meerzwiebel

Das Seelenwesen

Das Herz ist der Sitz der Liebe und deine energetische Mitte. Wenn sich deine Energie zu sehr in den Kopf und das Denken hinein verschoben hat, dann kann dein Herz nicht mehr aus seiner vollen Kraft heraus agieren. Was nicht genutzt wird, wird immer schwächer. Jetzt ist die Zeit gekommen, dich an deine Herzenskraft zu erinnern. So ziehe dein Energiezentrum ganz sanft und langsam wie an einer dünnen Leine vom Kopf zurück zum Herzen, und ankere es in der Mitte deiner Brust. Dann beobachte wie eine spiralförmige Energie, die aus der Mitte deines Herzens genährt wird, dein Zentrum umkreist, und erlaube dieser Energie, sich weiter nach außen auszubreiten. Übe das regelmäßig, dann wirst du stabiler.

Ich stabilisiere mich
aus der Kraft meiner Mitte heraus.

Substanz

Scilla maritima, die Rote Meerzwiebel, gehört zur Familie der Liliengewächse. Die giftige Pflanze ist im Mittelmeerraum zu Hause. Scilla maritima enthält zahlreiche herzwirksame Glykoside wie Scillaren oder Proscillaridin, die sich positiv auf das Herz-Kreislauf-System auswirken. In unverdünnter Form kann die Zwiebel wegen ihrer toxischen Wirkung nicht angewendet werden, als homöopathische Verdünnung ist sie dagegen sehr wertvoll für Herz und Atmung.

Charakter

Scilla-Patienten werden als schwächlich, nervös und reizbar beschrieben. Sie meiden geistige und körperliche Arbeit und sitzen lieber, statt sich anzustrengen. Anstrengung fällt schon wegen der Herz- und Atmungsprobleme schwer. Es plagt sie ein heftiger, chronischer erschöpfender Husten mit zähem Schleim, der sich in heftigen Attacken entlädt und zu Atemnot und Herzproblemen führen kann. Umgekehrt bewirkt das geschwächte Herz, dass das vom Körper benötigte Blutvolumen nicht in ausreichender Menge in Umlauf gebracht werden kann. Eine starke Wasseransammlung ist in den Geweben der Extremitäten oder des Bauches zu beobachten. Hier kann Scilla als Diuretikum wirken.

Einsatzgebiete

Der Schwerpunkt von Scilla sind Herzrhythmusstörungen bis hin zur Herzinsuffizienz, verbunden mit Atmungsbeschwerden wie einer Stauungsbronchitis und eventuell auch damit verbundene Wasserstauungen in den ableitenden Organen. Herzklappeneinengung, Myokardschädigungen, Aortenstenosen. Erkrankungen der Harnwege mit mangelhafter Urinausscheidung, Ödeme oder Hydrops. Chronische Bronchitis und Husten mit heftigem Schnupfen, chronischer Husten, Heuschnupfen, Keuchhusten, Mukoviszidose. Stechende Schmerzen in der Brust, Atemnot. Wasserausschwemmende Wirkung bei Blasenschwäche, Nierenerkrankungen oder Gicht.

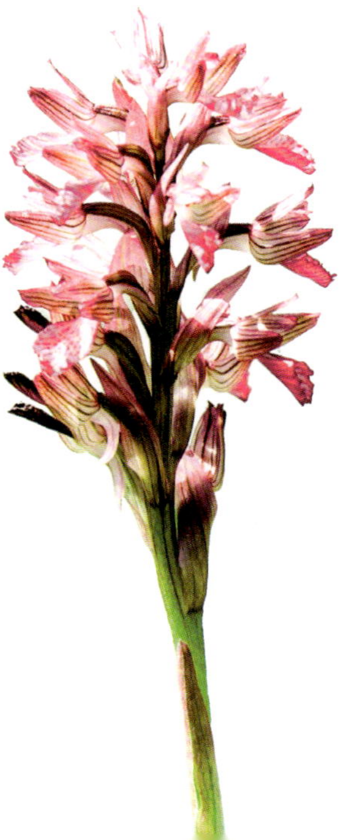

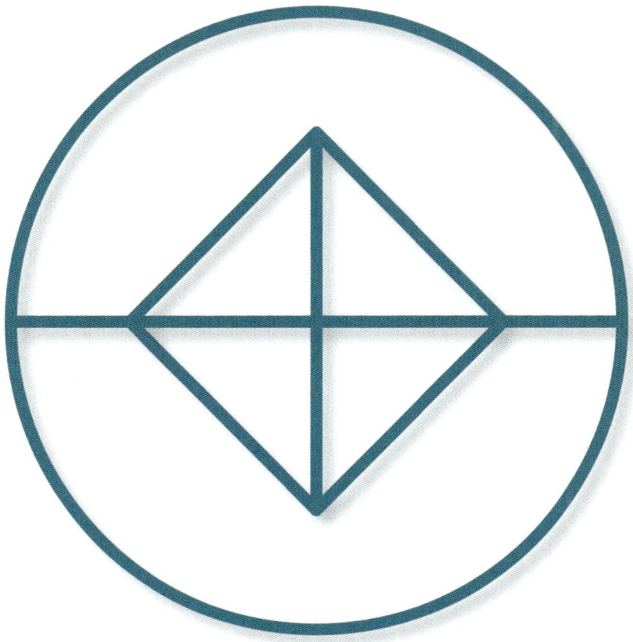

Solidago virgaurea

Goldrute

Das Seelenwesen

Du bist in Sicherheit. Mag sein, dass noch ein altes Trauma in deinen Zellen sitzt, das mit Verlassenwerden zu tun hatte. Entscheide dich jetzt dafür, das loszulassen und dir selbst und allen damals daran Beteiligten zu vergeben. Erinnere dich daran, dass auch du Menschen verlassen hast und dass dies richtig war. Wäre dies nicht ein natürlicher Prozess des Lebens, würden wir alle wie in einem Gefängnis festsitzen, mit all den anderen Gefangenen. Möchtest du nicht frei sein? Und für deinen jeweiligen Lebensabschnitt diejenigen Begleiter finden, die optimal zu dir passen und dich fördern können? Dann atme tief durch, und gehe los. Sei achtsam auf deinem Weg, und wertschätze die Begegnungen. Sie sind alle wertvoll. Dann aber gehe weiter.

Ich gehe meinen Weg
und finde dich.

Substanz

Solidago virgaurea, die echte Goldrute, ist eine genügsame Heilpflanze, die volkstümlich auch Wundkraut genannt wird. Sie wächst in unseren Breiten auf Schuttplätzen, Weges- und Waldrändern, Bahndämmen oder auch viel in den Strandregionen der Ostsee. Das lateinische »solidum agere« bedeutet »etwas festmachen«, was auf die frühere Anwendung der Heilpflanze als Wundheilmittel hinweist, wo offene Stellen wieder durch Krusten festgemacht, also geheilt werden sollten.

Charakter

Die Goldrute zeigte sich bei Patienten als wertvoll an, die ihren anfälligen Bereich in der Gegend der Nieren, Harnröhre oder Blase haben. Sie haben eine sehr empfindliche Nierengegend, die auf körperlichen und emotionalen Druck mit Schmerz reagiert. Sorgen über familiäre Angelegenheiten, Frust, Depression oder Ängste um die eigene Sicherheit sind dem Patienten »an die Nieren« gegangen. Auch bei Männern mit vergrößerter Prostata oder akuter Prostataentzündung leistet Solidago gute Dienste. Hier braucht es Loslassen, Entgiftung und die Bereitschaft, Standfestigkeit nicht mit Bewegungslosigkeit und Härte zu verwechseln.

Einsatzgebiete

Solidago ist ein großes Mittel bei Erkrankungen der Niere oder Blase, besonders wenn die Ausscheidung unterstützt werden soll. Bei Blasenentzündung, um den Harnfluss anzuregen und um die Entzündungserreger auszuspülen. Harninkontinenz, Nierenprobleme, rheumatische Beschwerden und Gichtleiden. Ausschwemmung von Harngrieß. Erkältungskrankheiten wie Husten, Schnupfen oder Ohrenentzündungen. Hautausschläge und Drüsenschwellungen in Verbindung mit Nierenleiden. Schmerz über der Nierengegend, zusammen mit verminderter Urinausscheidung. Vergrößerte oder entzündete Prostata mit häufigen, spärlichen Harnentleerungen.

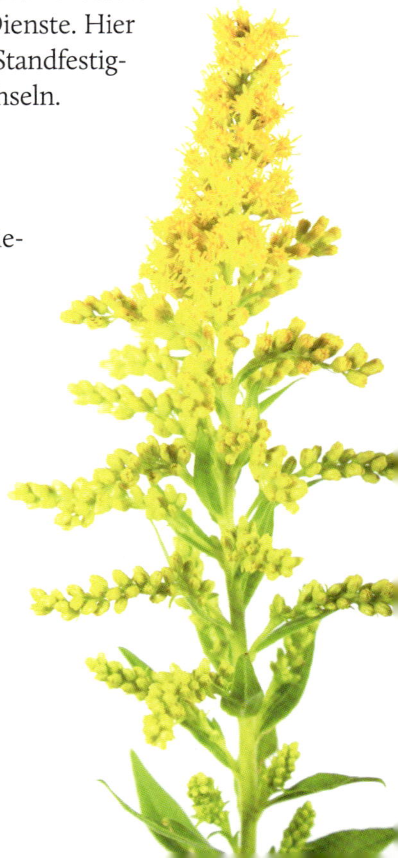

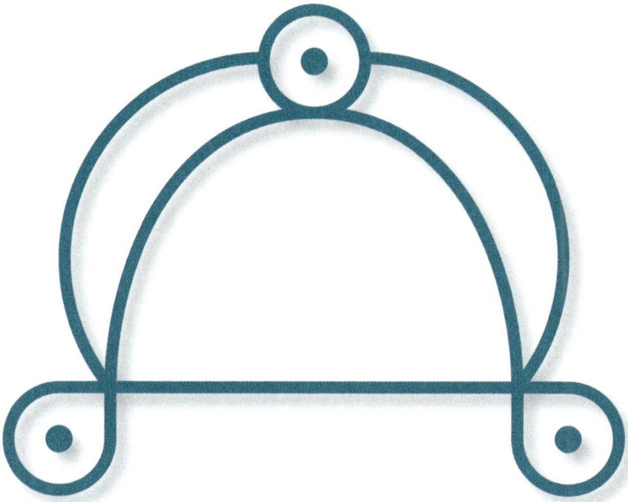

Spigelia anthelmia

Wurmkraut

Das Seelenwesen

Reizt es dich, neue Pfade zu betreten? Oder einmal etwas ganz Fantastisches zu tun? Was hält dich dann noch auf? Es ist besser, erregenden Dingen und Erlebnissen zu begegnen, als die innere starke Energie in überschießenden ungelenkten Aktionen loswerden zu müssen. Das kann auf Dauer recht schmerzhaft werden. Es ist wie ein Blitz, der irgendwo einschlägt, wo er auch recht viel Unheil anrichten kann. So werde dir deiner starken Sinne bewusst, und nutze deine impulsive Seite, um gezielt Dinge zu lenken, die dir am Herzen liegen. Überlege, wo sich dein Einsatz lohnt, dann bündele deine innere Energie und richte sie bewusst auf dein Ziel. Du bist ganz wunderbar, werde dir dessen bewusst. Dann kannst du sogar Wunder bewirken.

Ich bündele meine Kräfte
und setze sie gezielt ein.

Substanz

Spigelia anthelmia, das Wurmkraut, gehört zur Familie der Brechnussgewächse. Es enthält die giftige Substanz Spigeliin. In seiner Heimat Südamerika wurde es traditionell als Mittel gegen Spulwürmer und andere Wurmarten eingesetzt. Für das homöopathische Mittel werden die getrockneten, oberirdischen Pflanzenteile verarbeitet. Spigelia wird heute vor allem für Schmerzen des Nervensystems, das Herz und die Augen verwendet.

Charakter

Der Spigelia-Kranke leidet unter schlimmen Vorahnungen und körperlicher Unruhe, die ihm den Schlaf rauben. Er hat eine auffällige Angst vor scharfen und spitzen Gegenständen, wie Spritzen oder Nadeln. Die Menschen wirken oft blutarm, zerbrechlich und wie vorzeitig gealtert. Sie klagen über stechende Schmerzen in der Herzregion, in Kopf oder Augen. Auffällig ist eine Betonung der linken Körperseite. Alle Beschwerden sind dort stärker ausgeprägt oder nur auf der linken Seite vorhanden. Oft liegt ein Tabakmissbrauch vor, und auch Alkohol kann ein Thema sein. Spigelia ist eine Arznei für Raucher, wenn körperliche Folgen spürbar sind.

Einsatzgebiete

Behandlungsschwerpunkt von Spigelia ist die Trigeminusneuralgie, vor allem in der linken Gesichtshälfte. Neuralgien, bei denen Augen, Nase und Zähne gleichzeitig stark schmerzen. Weitere Einsatzgebiete sind akute oder chronische Herzbeschwerden, schmerzhafte Entzündungen des Augenhintergrundes und der Augennerven sowie Wurmbefall. Stechende Herzschmerzen, die in den linken Arm ausstrahlen, Entzündungen des Herzbeutels oder der Herzinnenhaut. Vom Nacken aufziehende Kopfschmerzen, die sich über dem linken Auge festsetzen, Schmerzen in der linken Schläfe oder hinter dem linken Auge. Erschwerte Atmung durch stechende Schmerzen im Brustkorb.

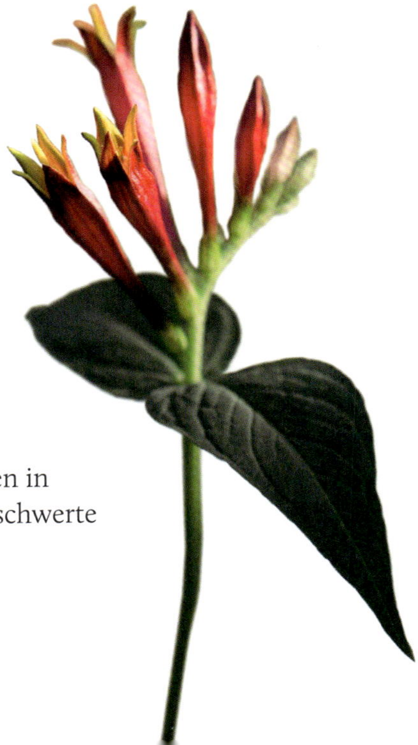

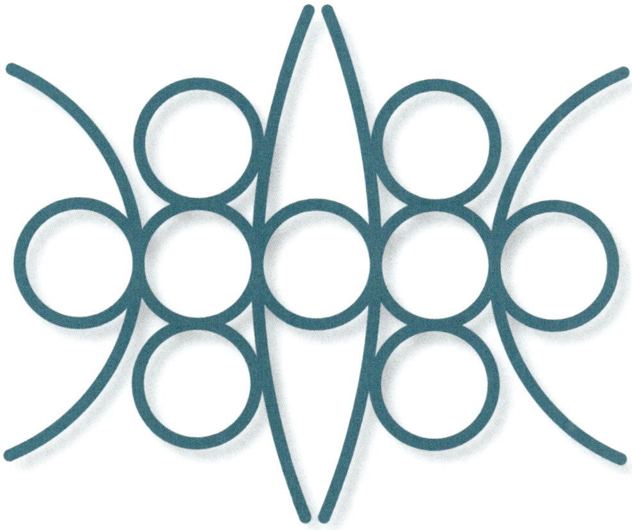

Sticta pulmonaria

Lungenflechte

Das Seelenwesen

Du musst nicht für andere Verantwortung übernehmen, denn es ist ihr Leben. Anderen zu dienen heißt nicht, dass du dich deswegen opfern müsstest. Dadurch verbiegst du dich, und das zeigen dann irgendwann auch deine krummen Gelenke oder deine verstopfte Lunge. Leide nicht mit anderen mit, sondern gehe ins Gottvertrauen. Wenn du in deiner ganzen Kraft bist und mit Aufrichtigkeit, Respekt und Würde dir selbst gegenüber durchs Leben gehst, kannst du nicht nur einzelnen Menschen dienlich sein, sondern ganzen Gemeinschaften. Darum erhebe dich in eine höhere Position, die deiner Seele würdig ist. Werde kreativ, und diene bewusst dem Ganzen. Deine Seele möchte sich weiten und ihre Flügel ausbreiten zu wahren Höhenflügen.

Ich richte mich auf
und diene dem Ganzen.

Substanz

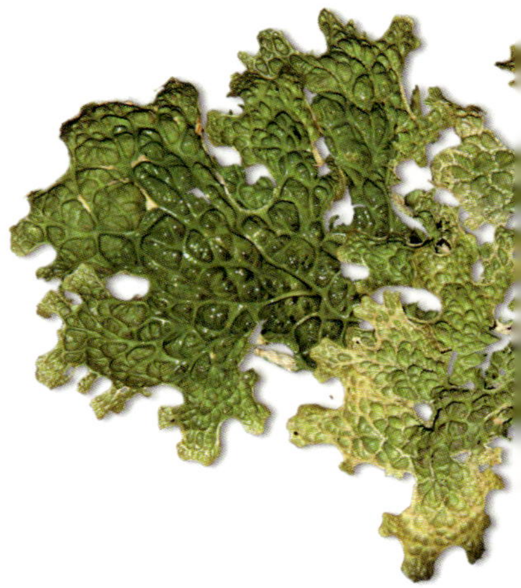

Sticta pulmonaria, auch Lungenmoos oder Lungenflechte genannt, ist eine heimische Pflanze, die in feuchten Wäldern an Rinden oder Gesteinsoberflächen vorkommt. Für das homöopathische Mittel, das auch unter dem Namen Lobaria pulmonaria im Handel ist, wird die gegen Schadstoffe empfindliche Flechte an der Luft getrocknet und anschließend nach Vorschrift aufbereitet. »Pulmo« bezieht sich auf das Wort »Lunge«, was den Haupteinsatzbereich der Flechte andeutet.

Charakter

Der Sticta-pulmonaria-Typus wird einhellig so beschrieben, dass er ständig reden muss, ganz gleich, ob ihm jemand zuhört oder nicht. Die Patienten sind sowohl körperlich als auch mental sehr aktiv. Sie können nicht ruhig sitzen und neigen zur Rastlosigkeit, was sich bei Kindern darin zeigt, dass sie ständig herumtoben. Entsprechend schlecht sind ihre Konzentrationsfähigkeit und ihr Durchhaltevermögen, sie können nur schwer längere Zeit bei einer Sache bleiben. Dies kann bis zu geistiger Verwirrung führen. Die Patienten sind auch motorisch sehr unruhig und können zum Beispiel ihre Beine kaum still halten. Die Nasenschleimhaut ist auffällig trocken und bildet Krusten, die nur schwer abzulösen sind.

Einsatzgebiete

Zur Behandlung von Atemwegserkrankungen, vor allem bei absteigenden Infekten, wenn die Entzündung in Hals, Bronchien oder Lunge hinunterwandert. Schmerzhafter Husten mit zähem Schleim, verstopfte Nase ohne Sekret, dafür mit harten Krusten. Fieber, Kopfschmerzen und Atemnot können dazukommen. Grippale Infekte, Sinusitis, Keuchhusten und Kehlkopfentzündungen. Sticta pulmonaria ist außerdem bei entzündeten Gelenken nützlich, zum Beispiel beim sogenannten überlasteteten »Hausmädchenknie«, oder wenn die Schleimbeutel entzündet sind. Rheumatische Beschwerden wie Arthritis, mit Gelenkschmerzen, Steifigkeit auch im Nacken und geschwollenen Gelenken.

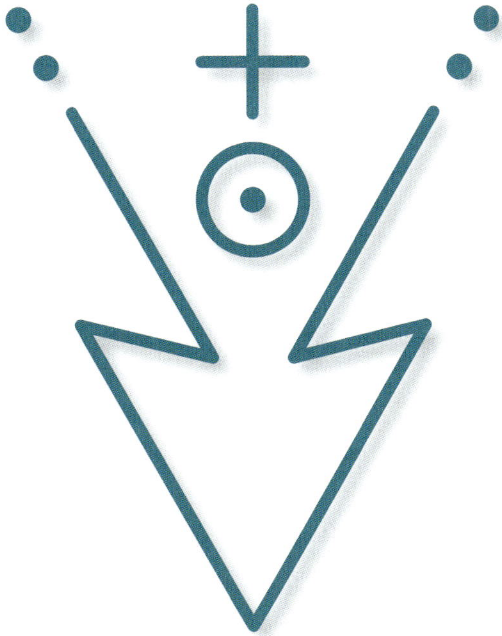

Stramonium

Stechapfel

Das Seelenwesen

Es hat wohl eine Zeit gegeben, in der du sehr viel Leid und Schmerz erlitten hast. Das kann auch in einem Leben lange vor dieser Zeit gewesen sein. Deine Seele hat dadurch Schaden genommen, und jetzt geht es darum, die fehlenden Anteile, die du damals verloren hast, wieder zurückzugewinnen und dich ganz neu aufzubauen. Erinnere dich daran, dass Gott und dein göttliches Bewusstsein alles heilen kann. Du darfst natürlich um Hilfe bitten, wenn dir diese Aufgabe zu groß erscheint. Bitte einen starken Begleiter, mit dir zu deinem Ursprung zurückzugehen, wo du ganz rein und vollständig bist. Fühle diese Energie, und ziehe sie hierher in dein Jetzt. Dann lasse dich ganz auf deine gegenwärtige Situation ein. Nur von hier aus kannst du wachsen.

Ich gehe zum Ursprung zurück
und heile meine Seele.

Substanz

Datura stramonium ist der gemeine Stechapfel, auch weißer Stechapfel genannt. Er wächst in Europa und Nordamerika. Für das homöopathische Mittel wird das frische Kraut verwendet. Datura ist eine sehr giftige Droge und kann schon in sehr kleinen Mengen zu Halluzinationen, Sinnestäuschungen oder gesteigerter Erregung bis hin zur Atemlähmung führen. Als Heilmittel ist entsprechend sein Einsatzgebiet das Nervensystem und die Psyche.

Charakter

Stramonium ist ein extremes Mittel, und der Betroffene leidet unter heftigen psychischen oder körperlichen Zuständen. Anfälle von entsetzlicher Angst und Panik sind charakteristisch für ihn. Angst im Dunkeln, vor Wasser, in engen Räumen, in Tunneln, in Menschenmengen, vor Tieren, Monstern usw. In der Familie sind oft schwere Schocks und Traumata zu finden und zum Beispiel Vorgeschichten mit Drogen- oder Alkoholmissbrauch. Der Patient steht unter großem Druck und ist aggressiv, unkontrollierbar oder gewalttätig. Er hat zahlreiche Tics, Verhaltensstörungen, Krämpfe oder Anfallsleiden bis hin zu schweren Erkrankungen des Nervensystems und des Gehirns.

Einsatzgebiete

Große Unruhe bei Kindern mit Nachtschreck (Pavor nocturnus). Auch bei Erwachsenen Phobien, Psychosen, manische Depressionen oder Verhaltensstörungen wie Hyperaktivität, Aggressivität oder Zerstörungswut. Die Patienten fluchen, beißen oder schlagen um sich. Aber auch Autismus, Rückzug und Depression gehören zum Mittelbild. Stottern und Schielen sind typische Symptome. Einnässen und viele Zuckungen und Tics. Bewusstseinsstörungen und Delirien. Auf der körperlichen Ebene ist Asthma häufig zu beobachten. Stramonium eignet sich begleitend zur schulmedizinischen Behandlung für Epilepsie, Fieber- und Muskelkrämpfe und Hirnhautentzündung.

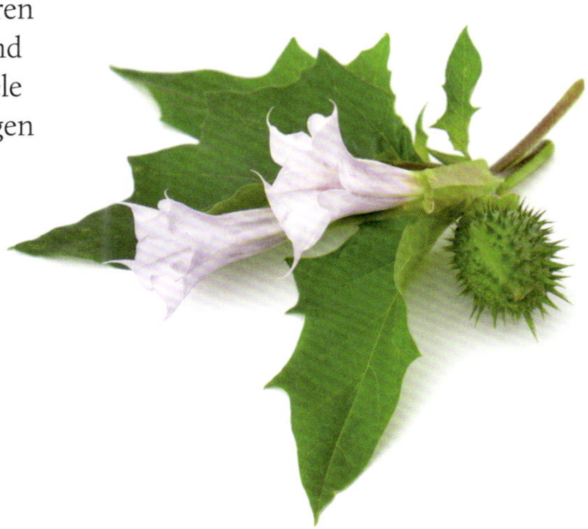

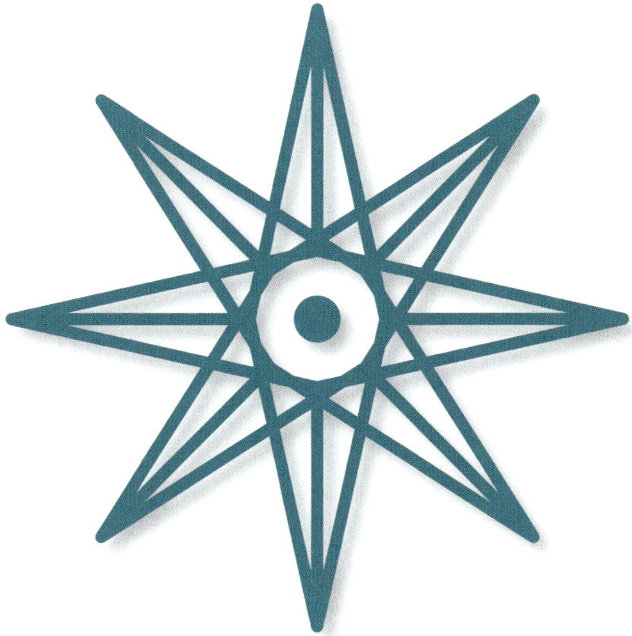

Strophantus

Strophantus gratus

Das Seelenwesen

Es ist Zeit, in dich zu gehen, denn du bist seelisch erschöpft. Das Herz ist deine Mitte, und diese Mitte möchte sanft und achtsam behandelt werden. Zu viel an negativen Erwartungen, Druck oder Stress hat sich angesammelt. Dadurch ist dein Herz hart geworden wie eine Narbe. Aber verhärtete Muskeln können gelockert werden; nicht mit Härte und Eile, aber mit Bedacht und Hinhören, was dein Herz jetzt braucht. Lausche in deine Mitte hinein, und folge den Impulsen, die von dort entspringen. Es sind leise Töne, aber du wirst sie hören, wenn du Ablenkungen aufgibst und dich entspannst. Finde zum Licht, zur Spiritualität, zu Gott und zu dir. Nur du selbst kannst dein Herz erfreuen, dann werden es auch andere tun.

Ich erfreue mein Herz.

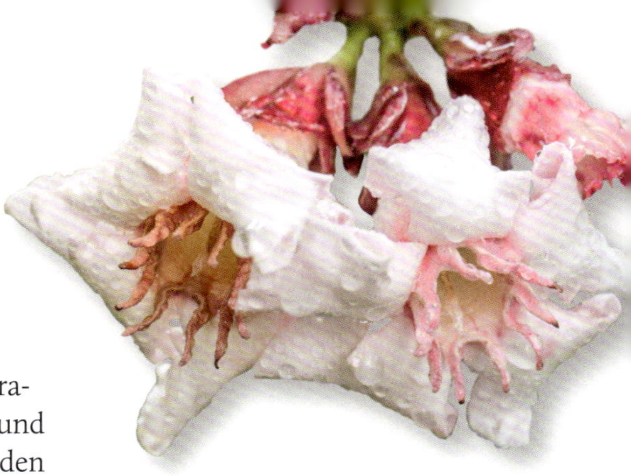

Substanz

Das homöopathische Mittel Strophantus wird aus den getrockneten Samen des Schlingstrauchs Strophantus gratus hergestellt. Die Pflanze ist in Afrika und Asien heimisch, ihre Inhaltsstoffe bilden ein sehr starkes Pflanzengift, das sogar als extremer in seiner Wirkung als Schlangengift beschrieben wird. Verwendet wurde es lange Zeit als Pfeilgift, da es zu Muskellähmungen der Opfer führt. Nach dem Ähnlichkeitsprinzip der Homöopathie ist es entsprechend ein Mittel, um ein geschwächtes Herz zu stärken.

Charakter

Strophantus ist ein herzaffines Mittel, das bevorzugt bei älteren Patienten mit verhärteten Arterien und verminderter Auswurfleistung des Herzens eingesetzt wird. Der Betroffene ist eher robust bzw. korpulent und hat oft ein rotes Gesicht. Er hat Beschwerden mit Herz und Atmung, die nicht selten von zu viel Rauchen oder Alkoholgenuss herrühren oder davon verstärkt werden können. Er hat einen beschleunigten Puls und aufgrund des Rückstaus ins Herz Wassereinlagerungen in Beinen oder Lunge und entsprechende Atemnot. Anfallsartig plagt ihn Brustenge, und er hat Angst, dass er schwer herzkrank ist. Bei körperlicher Anstrengung oder bei Ängsten verschlechtern sich seine Symptome.

Einsatzgebiete

Bei Symptomen der koronaren Herzkrankheit oder leichterer Herzinsuffizienz kann Strophantus begleitend zur schulmedizinischen Behandlung verordnet werden. Zu den Symptomen zählen Angina Pectoris, nervöse Herzbeschwerden und psychisch begleitende Symptome wie Herzneurose, Ängste oder Lampenfieber. Entwässernde Wirkung bei herzbedingtem Rückstau und Ödemen. Auch als Akutmittel bei Lungenödem und Herzinfarkt geeignet. Atemnot bei Belastung oder anfallsartige Atemnot bei Linksherzinsuffizienz. Herzklappen schließen nicht mehr richtig. Bluthochdruck, arterielle Verschlusskrankheiten in den Beinen, Schlaganfall. Herzschäden durch exzessiven Konsum von Alkohol, Kaffee, Tabak oder Drogen.

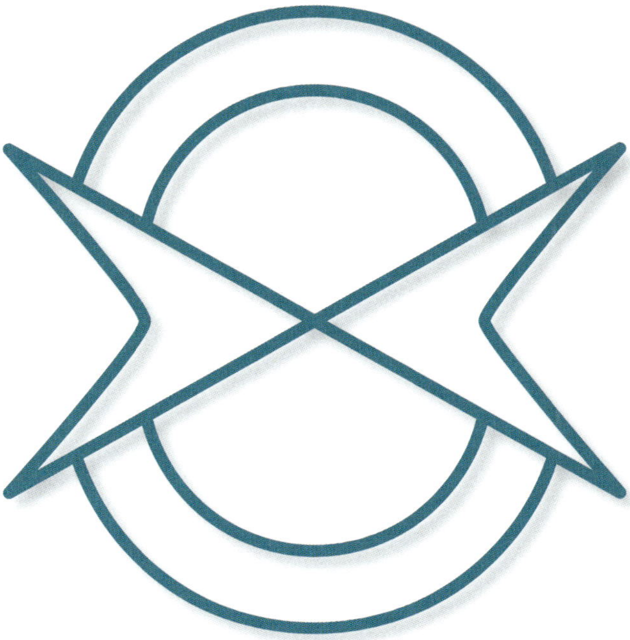

Symphytum officinale

Beinwell

Das Seelenwesen

Schön und gut, wenn du die Zähne zusammenbeißt und mit Gewalt versuchst, die Hindernisse zu durchbrechen. Einmal mag das gutgehen. Ein zweites Mal vielleicht auch. Aber dann bricht vielleicht doch ein Stück von dem ab, was gegen das Hindernis anrennt. Das kann deine Courage sein, deine Hartnäckigkeit, dein Mut oder auch eine körperliche Struktur. Vielleicht findest du ja doch eine andere bessere Taktik, um deinen eigenen Weg erfolgreich gehen zu können. Manchmal ist es besser, sich wie der große Baum im Wind zu biegen, wenn der Sturm zu stark wird. Das ist weder Schande noch Schwäche. Es ist einfach nur klug. Auf eigenen Füßen zu stehen ist gut, doch sich auch einmal tragen lassen, macht manchmal mehr Freude.

Ich kann auf eigenen Füßen stehen.

Substanz

Das homöopathische Mittel Symphytum officinale wird aus einer bekannten Heilpflanze, dem Beinwell, hergestellt. In der Volksheilkunde verwendet man Beinwell schon seit langer Zeit als äußerliche Umschläge oder Salben bei Knochenbrüchen, Zerrungen oder Folgen von Unfällen. Nach der medizinischen Notfallversorgung leistet Symphytum, als Globuli verabreicht, gute Dienste für eine beschleunigte Frakturheilung, Kallusbildung an der Bruchstelle und Wundheilung.

Charakter

Der Schwerpunkt dieses Mittels ist die Unterstützung und Beschleunigung von Heilungsprozessen nach Unfällen oder Verletzungen. Nach einem Knochenbruch, Schlag oder einer Zerrung heilt die betroffene Stelle schlecht, es bildet sich nur ungenügend Kallus, oder es bleiben Schmerzen. Knochen und Gelenke sind berührungsempfindlich, auch wenn die Verletzung schon lange zurückliegt. Im Extremfall bleiben unangenehme Schmerzen nach einer Amputation bestehen. Auch blaue Flecken heilen schlecht ab. Symphytum ist ein klassisches Mittel, wenn ein Tennisball oder Schneeball ins Auge geflogen ist. Es heilt die Einblutung und den Schmerz.

Einsatzgebiete

Verletzungen mit Beteiligung von Knochen und Gelenken. Knochenbrüche, Sehnenzerrungen, Sehnenrisse, Knochenhautverletzungen, Verstauchungen und Prellungen nach Unfällen. Daneben zählen auch stumpfe Verletzungen (z.B. Tennisball ins Auge) des Augapfels und Geschwüre der Verdauungsschleimhaut wie Magengeschwür oder Zwölffingerdarmgeschwür zu seinem Einsatzbereich. Entzündungen des Unterkieferknochens. Bei Schmerzen nach Amputationen. Nützlich auch bei Nervenschmerzen, die nach Verletzungen bestehen bleiben. Abszesse, Eiterungen oder geschwollene Drüsen nach Traumata.

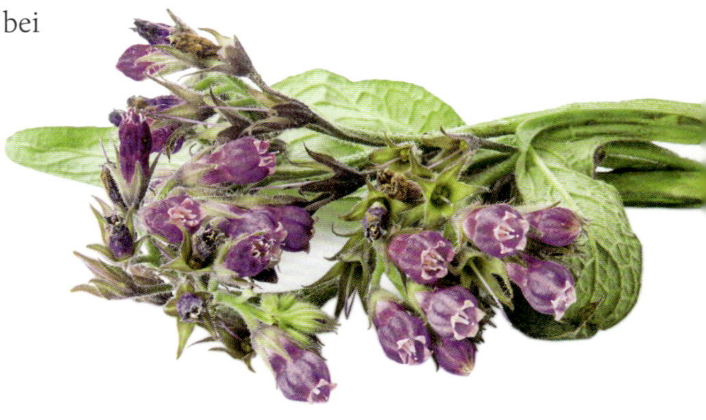

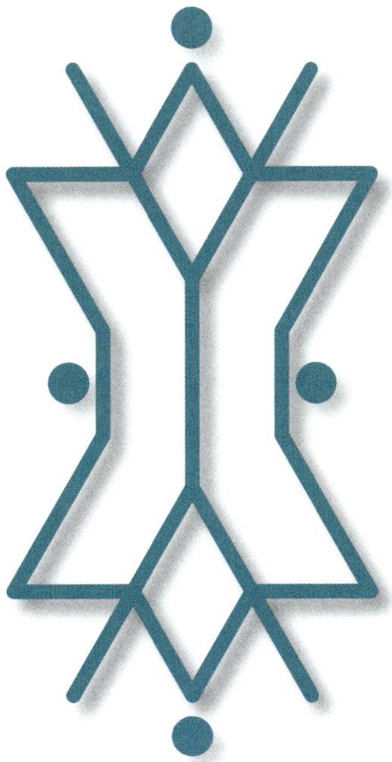

Urtica urens

Brennnessel

Das Seelenwesen

Du magst die Empfindung haben, dass du nicht aus deiner Haut heraus kannst. Das mag wohl stimmen. Aber du kannst dafür sorgen, dass deine äußere Grenze durchlässiger wird und alles hinausfließen kann, was dir nicht mehr guttut. Das ist jetzt sogar dringend angeraten, denn es hat sich doch so einiges angesammelt, das schon keinen Platz mehr hat, und bald wird das Fass wohl voll sein oder es droht gar überzulaufen. Lasse es am besten nicht so weit kommen. Überlege, was es auszuscheiden gilt: an Nahrung, an Stress, an ungesunden Verhaltensweisen, an Wut oder Trauer, an Enttäuschung oder Härte, an Ignoranz und Intoleranz. Gib es ganz liebevoll und sanft ab. Dann wird wieder Platz für mehr Ruhe, Toleranz und Gleichmut in deinem Leben.

*Ich bin freundlich zu mir selbst
und verströme mich.*

Substanz

Das homöopathische Mittel wird aus der wohlbekannten kleinen Brennnessel Urtica urens hergestellt. Es wird die frische blühende Pflanze samt Wurzeln verwendet. Die Brennnessel enthält Acetylcholin und Histamin, die bei Allergien freigesetzt werden und die charakteristischen Hautreizungen mit Bläschen und Jucken verursachen. Wer einmal eine Brennnessel berührt hat, kennt den brennenden Schmerz und die Rötung, die als Reaktion auf der Haut entsteht. Die Pflanze ist im Frühjahr eines der wertvollsten Ausleitungsmittel.

Charakter

Urtica urens ist ein wertvolles Mittel für Personen, die an Hauterkrankungen mit den typischen Nesselausschlägen leiden oder eine allergische Disposition wie Heuschnupfen mit Hautreizungen haben. Urtica kann durchaus zu den Notfallmitteln gezählt werden, die bei allergischen Reaktionen hilfreich sein können, unter anderem bei Insektenstichen. Neben Pollenallergien kann der Patient auch auf bestimmte Nahrungsmittel mit allergischen Symptomen reagieren, zum Beispiel auf Meeresfrüchte oder Muscheln. Charakteristisch sind die brennenden, stechenden Schmerzen, die Bläschenbildung und der Juckreiz auf der Haut.

Einsatzgebiete

Juckende, brennende Hautausschläge wie Urtikaria, Bläschen im Gesicht, um die Augen oder am Körper. Herpes simplex, Folgen von Insektenstichen, Verbrennungen oder allergische Hautreaktionen bei Pollenkontakt. Ebenso ist Urtica ein gutes Mittel bei rheumatischer Anlage, zum Beispiel bei Gicht oder Gelenk- und Muskelrheumatismus. Die Hautausschläge können sich mit rheumatischen Beschwerden abwechseln. Urtica hat einen Bezug zur weiblichen Brust, wenn die Milchsekretion übermäßig stark ist und Hautausschläge auf der Brust entstehen. Neigung zu Nieren- oder Blasensteinen und zu Störungen des Harnsäurestoffwechsels. Juckende Hautausschläge um die Genitalien.

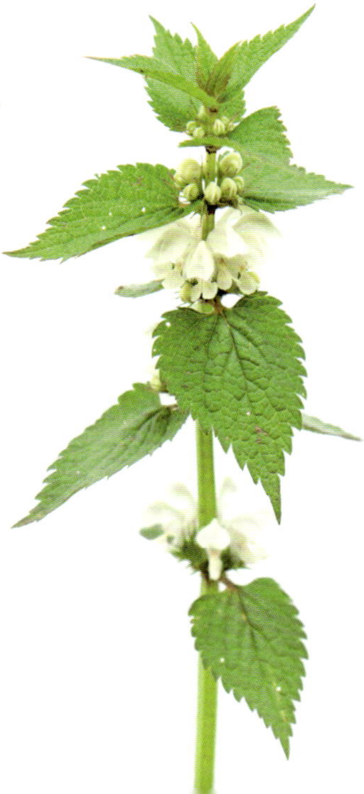

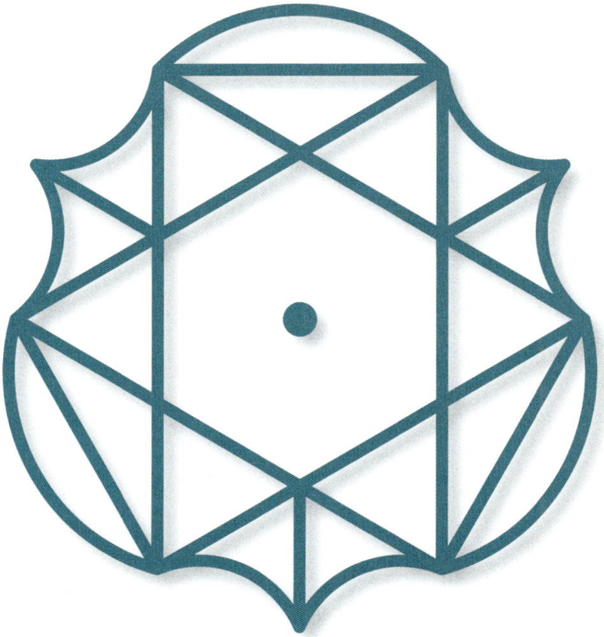

Verbascum

Königskerze

Das Seelenwesen

So vieles geht dir inzwischen an die Substanz. Jeder kann etwas brauchen, und viele suchen Rat und Halt bei dir. So viele Eindrücke hast du aufgenommen, dass du nicht mehr weißt, wie du wieder zur inneren Ruhe finden kannst. Nimm dir Zeit und ziehe dich zurück, oder gönne dir eine längere Auszeit. Schaffe einen reinen Raum um dich herum, indem du dir vorstellst, wie du eine Kugel aus klarem weißem Licht um dich ziehst. Dieses Licht ist wie heilender Balsam, nichts sonst strömt hier hinein. Verweile so lange hier, bis du erkennst, wozu du ab jetzt nicht mehr zur Verfügung stehst. Stehe zu deiner eigenen Wahrheit und zu dieser reinen Empfindung. Das ist das Beste, was du für dich und alle anderen tun kannst.

Ich zeige mein wahres Gesicht.

Substanz

Für das Mittel Verbascum wird sowohl die großblütige Königskerze Verbascum thapsiforme als auch die kleinblütige Wollblume verwendet. Sie ist in Europa zu Hause. Zu Beginn des Blühens wird der frische Saft ausgepresst und zum homöopathischen Mittel verarbeitet. Die Königskerze wird schon seit Langem in der pflanzlichen Heilkunde angewendet. Sie hilft insbesondere bei Neuralgien oder sonstigen Beschwerden der Nerven und lindert Reizungen und Krampfzustände körperlicher oder psychischer Art.

Charakter

Die Königskerze kann sowohl bei psychischen Zuständen, die von den Nerven ausgehen, als auch bei körperlichen Leiden gute Dienste leisten. Auf der nervlichen Ebene sind Menschen betroffen, die zu Ruhelosigkeit, Schlafstörungen und starker Nervosität neigen. Im Extremfall kann dies bis zu Hysterie und Ohnmachtsanfällen gehen. Vor lauter Anspannung können die Menschen nicht mehr schlafen. Verbascum lindert die Erregungs- und Anspannungszustände, die sich körperlich in »Nase voll«-Symptomen zeigen können wie wiederkehrende Katarrhe oder gereizte Atemwege. Die Anspannung kann sich auch in Form von Entzündungen, Krämpfen, Muskelschmerzen oder Verdauungsproblemen zeigen.

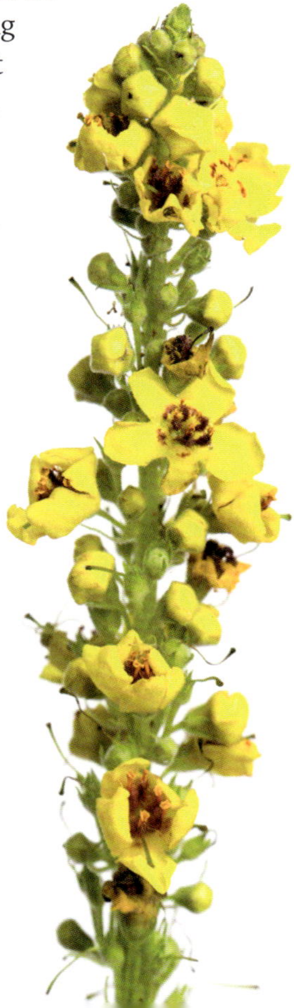

Einsatzgebiete

Neuralgien, Nervenschmerzen, Trigeminusneuralgien, auch begleitet von Kopfschmerzen oder Migräne. Nervenschmerz in den Augen. Blitzartige krampfartige Schmerzen. Schmerzen im Hüftbereich, Gelenkschmerzen mit Steifheitsgefühl. Starke Schmerzen und Missempfindungen bei Nervenerkrankungen. Nervosität und Schlafstörungen. Schwerhörigkeit, zum Beispiel nachdem Wasser ins Ohr eingedrungen ist. Schmerzen im Gehörgang. Grippale Infekte, Schnupfen, Hals- und Rachenentzündungen. Nervöse Herzbeschwerden, Beklemmungsgefühle in der Brust. Magen-Darm-Grippe, Magenschleimhautentzündung und Blähungen.

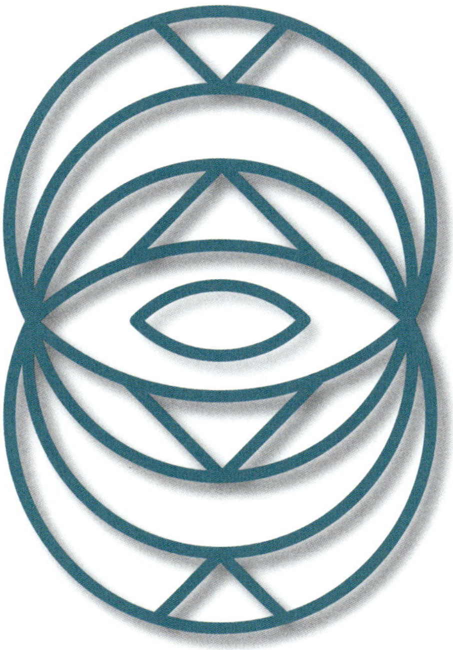

Viburnum

Schneeball

Das Seelenwesen

Kreativität, Aktivität und Selbstausdruck sind eine wunderbare Sache. Und du hast viel Potenzial, das damit ausgedrückt werden möchte. Doch wenn du immer nur deine eigenen Ansichten durchsetzen willst, betonst du den männlich aktiven Anteil in dir so stark, dass eine Hälfte deines Selbst auf der Strecke bleibt. Was ist mit Hingabe, Ruhe, Frieden und Zuhören? Hingabe hat nichts mit Dulden zu tun, Ruhe nichts mit Stillhalten, Frieden nichts mit Aufgeben und Zuhören nichts mit Tatenlosigkeit. Lerne den feinen Unterschied kennen, und du wirst deinen inneren weiblichen Anteil erwecken. Genieße den Zustand dieser neuen Art von Leichtigkeit. Das mag zunächst noch ungewohnt sein. Doch vertraue, es lohnt sich!

Ich muss nicht alles tun,
was ich kann.

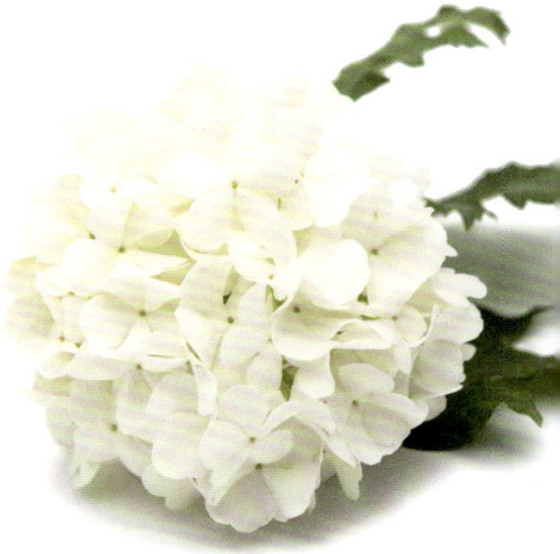

Substanz

Viburnum opulus ist ein im Sommer blühender Strauch aus der Familie der Geißblattgewächse. Die Pflanze ist in Europa, Asien und Amerika zu finden. Auffällig sind die großen Blüten, die wie schneeballförmige Dolden aussehen. Verarbeitet wird die frische im Herbst gesammelte Rinde. Sie enthält unter anderem den Bitterstoff Viburnin, Harze, Gerbstoffe und andere krampflösende Substanzen. Der in Amerika gebräuchliche Name »Krampfrinde« deutet bereits auf ihren Wirkungsbereich hin.

Charakter

Das Mittel wird vor allem bei Frauen im geschlechtsreifen Alter bis zum Einsetzen des Klimakteriums angewandt. Die Viburnum-Frau wird eher als impulsiv, vital, nervös und reizbar beschrieben. Sie kann nicht ruhig sitzen und liebt Umherspringen, Bewegung und Tanzen. Auf männliche Versuche, sie zu dominieren, reagiert sie sehr unbeherrscht. Charakteristische Symptome für ihren Typus sind Beschwerden vor und während der Menses, allen voran die als klassisch beschriebenen plötzlichen Schmerzen, die sich in die vorderen Oberschenkel hineinziehen. Die Ruhelosigkeit, Nervosität und ein Kälteempfinden sind während der Menses besonders schlimm.

Einsatzgebiete

Vor allem in der Frauenheilkunde bei Beschwerden während der Monatsblutung. Prämenstruelles Syndrom mit Übelkeit, Nervosität, Rückenschmerzen und Ruhelosigkeit. Regelschmerzen mit krampfartigen und ziehenden Schmerzen, die oft in die Oberschenkel hinabstrahlen. Regel zu kurz oder zu lang. Übelkeit, Blähungen und Erbrechen vor und während der Menses. Übelkeit mit Durchfall oder Verstopfung. Wehenartige Krämpfe im Bauch mit dem Gefühl, als würde alles nach unten drängen. Wadenkrämpfe während der Menses. Müdigkeitsschmerz in den Rückenmuskeln, Lumbago. Große Nervosität durch die Schmerzen.

EXTRA:
DIE 8 SPEZIALMITTEL

Diese Mittel sind keine homöopathischen Mittel im klassischen Sinne, wohl aber Symbole, die als wertvolle harmonisierende Schwingungsimpulse dienen können, wenn es um die Entstörung von Frequenzen geht, die Folge des technisierten und digitalisierten Zeitalters sind. Viele Menschen, Tiere und Pflanzen vertragen diese Frequenzen schlecht oder gar nicht. Die Symbole können helfen, lebendige Systeme stabiler gegenüber diesen Herausforderungen zu machen. Ebenso wie die homöopathischen Mittel können auch sie potenziert und dann wie beschrieben als Information in den Organismus übertragen werden.

Harmonisierung von Störfrequenzen

Die acht Spezialmittel zur Entstörung von kosmischen und irdischen Frequenzbelastungen können einerseits genauso behandelt und eingesetzt werden wie die 70 klassisch homöopathischen Mittel. Sie können diese also mit der ausgetesteten Potenz laden und anschließend, wie allgemein beschrieben, auf Wasser oder Globuli speichern und einnehmen oder in den betroffenen Körperbereich oder die Schmerzzone etc. einfließen lassen.

Darüber hinaus empfehlen wir Ihnen auszutesten, ob eine »unsichtbare« Speicherung der Symbolinformation in die Atmosphäre nützlich bzw. angesagt ist. Die beste Methode hierfür ist die Visualisierung. Mithilfe Ihrer Vorstellungskraft lassen Sie die Energie des Symbols zum Beispiel in die Mitte zwischen Ihrem Haus und einem Sendemast fließen. Oder Sie denken daran, wie eine Antenne, eine Radaranlage o.Ä. von der Symbolenergie eingehüllt und dadurch unschädlich gemacht wird. Bei mobilen Endgeräten wie Handys, Smartphones, Tablets usw. können Sie das Bild vor Augen sehen, wie die Energie das Gerät komplett durchdringt.

Wenn Sie das Symbol in Ihren Körper hineinfließen lassen, können Sie sich vorstellen, wie dadurch ein Energiefeld in der DNA erzeugt wird, das so stark

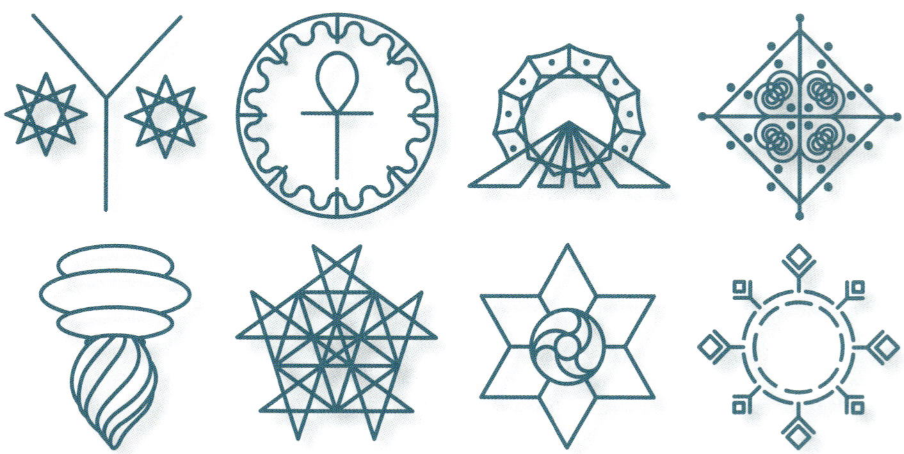

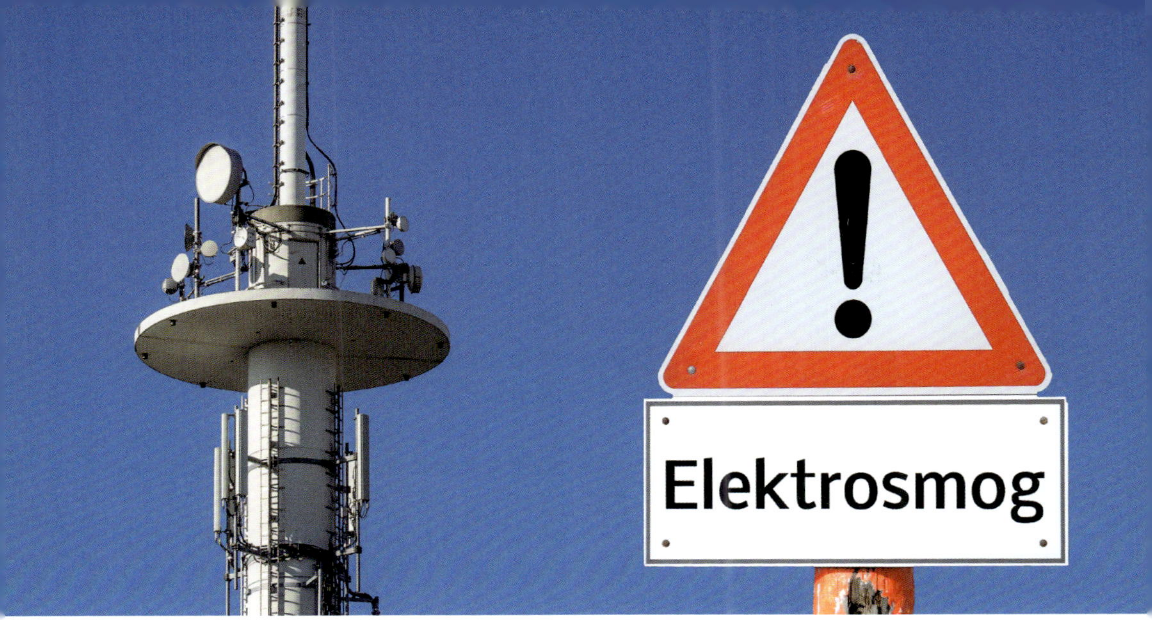

Mobilfunk und künstliche Strahlung stören unser Gleichgewicht.

ist, dass es durch umgebende und eindringende Strahlung keinen Schaden nimmt. Bleiben Sie mindestens eine halbe Minute bei der Vorstellung, wie die Symbolenergie wie Licht oder eine Farbe an die gewählte Stelle fließt und sich dort ausbreitet und immer dichter wird. Unterstützen Sie die Vorstellung der Informationsspeicherung mit den Worten bzw. Gedanken:

Hiermit speichere ich diese Information.
(mindestens 30 Sekunden vorstellen, wie die Symbolkraft an die gewählte Stelle fließt)
Möge sie hier wirksam sein, solange es für alle Beteiligten gut ist. Ich danke.

Eine gute Möglichkeit wäre auch, das entsprechende Frequenzsymbol auf ein Endgerät, zum Beispiel den W-LAN-Router, aufzukleben. Auch das Speichern auf einen Stein wie Bergkristall, Fluorit, Baryt, Rosenquarz usw. ist eine gute Wahl, um die harmonisierende Frequenz in einem Raum oder an einem Ort wie Garten oder Grundstück verfügbar zu machen. Sie können auch eine Schale mit verschiedenen Steinen mit einem Frequenzsymbol programmieren und an einem geeigneten Ort aufstellen. Auch mit bloßer Gedankenkraft kann die Information des Symbols auf den Gegenstand gespeichert werden.

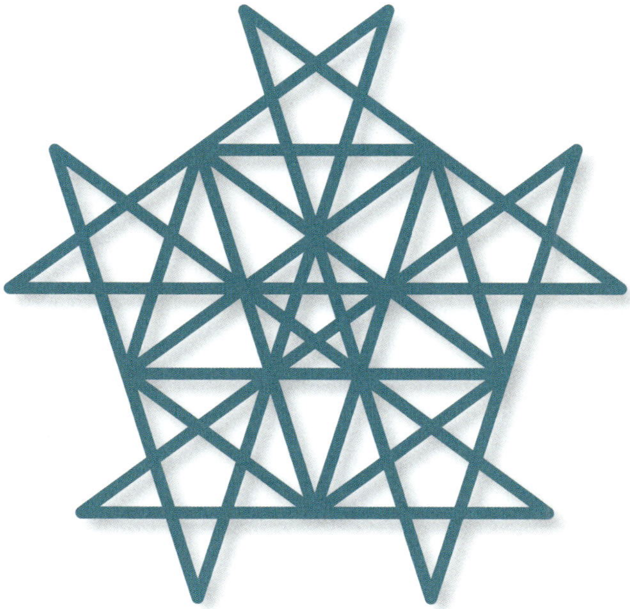

Erdmagnetfeld

Magnetisches Feld der Erde

Das Seelenwesen

Dein Bedürfnis nach grundlegenden Veränderungen wird beflügelt, und Erde und Kosmos helfen dir, eine neue Ordnung in alle deine Angelegenheiten zu bringen. Es mag dich so richtig durchschütteln. Das ist aber nur deswegen so, weil du diese Veränderungen noch nicht einordnen kannst. Gib dir die Zeit und Gelegenheit, die neuen Schwingungen kennenzulernen und dich daran zu gewöhnen. Erlaube dir zu glauben, dass das Universum und das dahinterliegende göttliche Prinzip stets freundlich und wohlgesonnen zu dir sind. Auf deiner Seelenreise hast du schon viel größere Herausforderungen bewältigt. Vertraue, dass jeder Schwächung wieder Erholung folgt und letztendlich aus jedem Chaos Ordnung entsteht. Es kommt auch wieder eine ruhigere und stabilere Zeit.

Ich nehme die neue
lebendige Ordnung in mir an.

Beschreibung

Das Magnetfeld der Erde umgibt unseren Planeten wie ein großes Schutzschild, das elektrisch geladene Teilchen aus dem Kosmos abwehrt. Die Ursache für die Bildung dieses Magnetfeldes liegt im Erdinneren. Im äußeren Kern der Erde befindet sich eine glühend heiße und flüssige Masse aus Eisen. Zwischen dem Kern der Erde und dem Erdmantel gibt es extrem große Temperaturunterschiede, wodurch die flüssige Eisenmasse ständig zirkuliert wie kochendes Wasser. Die Erdrotation verwirbelt die kochende Eisenmasse zusätzlich. Aus diesen rotierenden Bewegungen wird Strom erzeugt. Jeder Strom wiederum erzeugt ein Magnetfeld mit einem Pluspol und einem Minuspol. Die gewaltigen Umwälzungen im Erdinneren spiegeln sich an der Erdoberfläche im Zustand des Magnetfeldes. So beobachtet die Weltraumforschung, dass die Stärke des Erdmagnetfeldes seit 150 Jahren stetig abnimmt. Würde es kontinuierlich so weitergehen wie in den vergangenen Jahrzehnten, wäre die Wahrscheinlichkeit groß, dass sich die Pole irgendwann umkehren. Der magnetische Nordpol wandert in den letzten Jahren mit zunehmender Geschwindigkeit und liegt zur Zeit bei etwa 35 Kilometer pro Jahr. Eine weitere Schwächung oder gar Umkehr des Erdmagnetfeldes könnte zur Folge haben, dass kosmische Strahlung tief in die Atmosphäre eindringt und nicht nur die Elektronik, sondern auch die Gesundheit lebendiger Organismen massiv beeinflussen würde.

Einsatzgebiete

Eine Abnahme des Erdmagnetfeldes bewirkt eine Erhöhung bestimmter Strahlungen aus dem Kosmos, wie etwa eine erhöhte UV-B-Strahlung. Sonnenstürme können das Erdmagnetfeld erschüttern, und der dadurch stark veränderliche Magnetismus könnte sich nicht nur bei Kompassnadeln als starke Vibration zeigen, sondern auch in unserem Nervensystem. Auf der körperlichen Ebene kann auch das in unserem Blutkreislauf vorhandene Eisen auf das Magnetfeld reagieren. Unser körperlicher und psychischer Orientierungssinn scheint ebenfalls mit dem Magnetfeld der Erde zusammenzuhängen. Bei Sonnenstürmen, die das Erdmagnetfeld eindrücken, haben empfindsame Menschen das Gefühl von erhöhter Unruhe, Reizbarkeit, Nervosität, Orientierungslosigkeit, Schlafproblemen, Herzbeschwerden oder auch stärkere psychische Beschwerden. Das Symbol Erdmagnetfeld kann bei diesen Symptomen unterstützen.

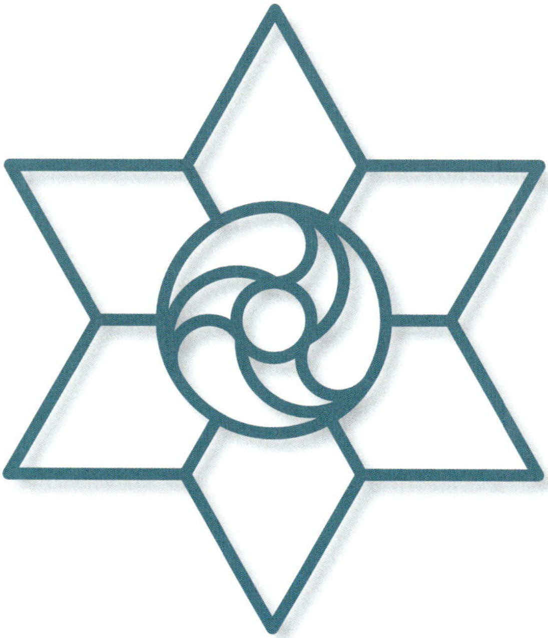

Erdstrahlen

Terrestrische Strahlung

Das Seelenwesen

Es ist fast nicht möglich, in diesem Leben auf der Erde, mit seinen immerwährenden Wechseln zwischen den beiden Polen der Dualität, Veränderungen, Spaltungen und Reibungen zu vermeiden. Wenn dies einst so sein sollte, befindest du dich wahrscheinlich nicht mehr auf der Erde, sondern in den höheren vereinten Sphären des Seins. So lasse die Angst hinter dir. Du kannst nicht bewegungslos verharren, nur weil du Druck und Spannung vermeiden möchtest. Alles, was neu entsteht, lässt auch etwas anderes zurück. Es ist wie der Stoffwechsel in deinem Körper. Das eine baut sich auf, das andere zerfällt, das eine wird vermehrt und reicher, das andere zerteilt, kleiner und irgendwo anders integriert. Gib dich diesen Gesetzen hin. Es ist richtig so, wie es ist.

Ich sinke tief in mich hinein und weiß,
worum es geht.

Charakter der Strahlung

Unter Erdstrahlung versteht man die natürliche Strahlenbelastung, die vom Erdboden mit seinen zum Teil Milliarden Jahre alten Gesteinen ausgeht. Diese terrestrische Strahlung ist auf der ganzen Erde in unterschiedlichen Konzentrationen vorhanden. Der Erdboden enthält Radionukleide mit extrem langen Halbwertszeiten, wie zum Beispiel Thorium-232 mit einer Halbwertszeit von 14 Milliarden Jahren oder Uran-238 mit einer Halbwertszeit von 4,4 Milliarden Jahren. Alle Nahrungsmittel enthalten natürliche Radionuklide, die zur Strahlenbelastung des Menschen beitragen. Natürliche Radionuklide sind auch in Baustoffen vorhanden und setzen Gammastrahlung frei. Aus natürlichem Uran in Böden und Gesteinen entsteht außerdem das radioaktive und gasförmige Zerfallsprodukt Radon, ein Edelgas, das man weder sehen noch riechen kann. Es entweicht aus dem Erdboden und wird von uns eingeatmet. Wenn sich Atomkerne ohne äußere Einwirkung von selbst in andere Kerne umwandeln und dabei energiereiche ionisierende Alpha-, Beta-, Gamma- und Neutronenstrahlung aussenden, nennt man das Radioaktivität. Bei Ionisierung werden Elektronen aus der Hülle von Atomen oder Molekülen herausgeschlagen. Das zurückbleibende Atom oder Molekül ist dann kurzzeitig positiv geladen, es entsteht ein Ion. Dringt ionisierende Strahlung in Materie ein, kann diese dadurch verändert werden. Elemente, die schwerer sind als Blei, sind immer radioaktiv. Radioaktivität wird in Becquerel gemessen.

Einsatzgebiete

Wie jede ionisierende Strahlung kann auch terrestrische Strahlung schädigende Wirkungen auf Zellen ausüben oder die Erbsubstanz verändern. Radioaktive Teilchen können zu Strahlenbelastungen führen, wenn sie mit der Atemluft oder der Nahrung in den Körper aufgenommen werden. Die verschiedenen Strahlungsarten Alpha-, Beta-, Gamma- oder Neutronenstrahlung können unterschiedlich tief in biologisches Gewebe eindringen. Radon ist nach dem Rauchen die zweithäufigste Ursache für Lungenkrebs. Die gesundheitliche Gefährdung durch Radon geht weniger vom Radon selbst aus als von seinen kurzlebigen radioaktiven Zerfallsprodukten Polonium, Wismut und Blei. Sie werden im Atemtrakt abgelagert und zerfallen dort vollständig. Dabei entsteht energiereiche Alphastrahlung, welche die Zellen schädigen kann. Radon ist leicht in Wasser löslich und wird aus dem Trinkwasser beim Kochen freigesetzt.

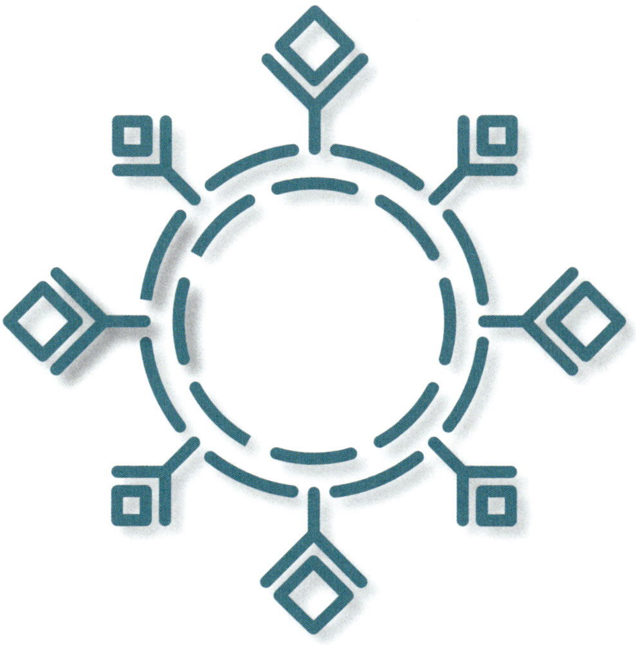

Interne Strahlung

Natürliche Strahlung des Körpers

Das Seelenwesen

Das Erbe, das du in dir trägst, ist eine gigantische Menge an Information, das durch deine Lichtnatur gespeist wird. Milliarden von Molekülen in deinen Zellen enthalten alles, was du brauchst, um voller Vitalität und Gesundheit zu sein. Je lichtvoller deine Gefühle sind, desto besseren Kontakt wirst du zu deiner reinen Erbinformation haben. Jede Zelle leuchtet freudig auf, wenn du Gefühle der Liebe, des Vertrauens und der Zuversicht hineinschickst. Die Zirkulation des Lichtes macht dich zu dem Wesen, das du eigentlich bist: reine Lichtnatur. Bewege dich in der Natur und sieh das Leuchten gesunder Pflanzen und vitaler Tiere. Du nimmst es auf und wandelst es um in pure Vitalkraft und Energie. Durch deine Lebendigkeit und Freude am Leben kannst du sie erhalten.

Ich bin ein Wesen aus Licht.

Charakter der Strahlung

In jedem Menschen befinden sich elektrisch geladene Teilchen, deren Bewegung elektrische Felder und Ströme erzeugt. Im Körper leiten Nerven ihre Signale in Form von elektrischen Impulsen weiter. Wohl jedem ist vertraut, dass Herz und Gehirn elektrisch aktiv sind, weil EKG oder EEG diese Ströme aufzeichnen können. Niederfrequente Felder von außen erzeugen im Körper zusätzliche elektrische Felder und Ströme, die zum Beispiel zu Reizungen von Nerven- oder Muskelzellen oder auch Herzrhythmusstörungen führen können. Hochinteressant ist die neuere Biophotonenforschung, die vor allem von Professor Dr. Fritz-Albert Popp vorangetrieben wurde. Biophotonen sind ultraschwache Lichtwellen, die von lebenden Zellen abgestrahlt werden. Durch die Sonneneinstrahlung können Photonen vom menschlichen Organismus aufgenommen und in den Zellen zu Biophotonen umgewandelt werden. Auch über pflanzliche oder tierische Produkte, die viel Licht aufnehmen konnten, wird der Körper mit Photonen versorgt und kann dies als Licht in den Zellen speichern. Biophotonen steuern in nahezu Lichtgeschwindigkeit die Kommunikation der Zellen untereinander und koordinieren wichtige Stoffwechselprozesse. Offensichtlich ist vor allem die DNA Sender und Empfänger für die Biophotonenstrahlung. Durch ihre Struktur der Doppelhelix ist die DNA wie eine Antenne, über die der Photonenstrahl optimal in die Zelle einfallen kann. 90 Prozent der Biophotonen werden von der DNA im Zellkern abgestrahlt.

Einsatzgebiete

Biophotonen sind die eigentlichen Informationsträger in unserem Körper. Sie sind Impulsgeber für chemische Prozesse im Körper, zum Beispiel für die Steuerung des Nervensystems, des Hormonsystems mit seinen zwölf Hauptdrüsen oder Immunsystem und Darmfunktionen. Prof. Dr. Fritz-Albert Popp schreibt der Einwirkung von Licht im Organismus auch eine wichtige Rolle in der Entstehung von Krebszellen zu. Demnach sind es keine chemischen Stoffe, die Krebs auslösen, sondern Blockaden der körpereigenen Informationskanäle. Ein Mangel an lichtvoller Nahrung kann ein Grund sein, aber auch emotionale Befindlichkeiten. Im Sinne der Biophotonenforschung regulieren sich alle Systeme im Inneren des Körpers durch sich selbst, und das in Lichtgeschwindigkeit. Durch spezifische Streumuster von Photonen in von Viren befallenen Zellen könnte man zum Beispiel auch bestimmte Infektionen besser erkennen.

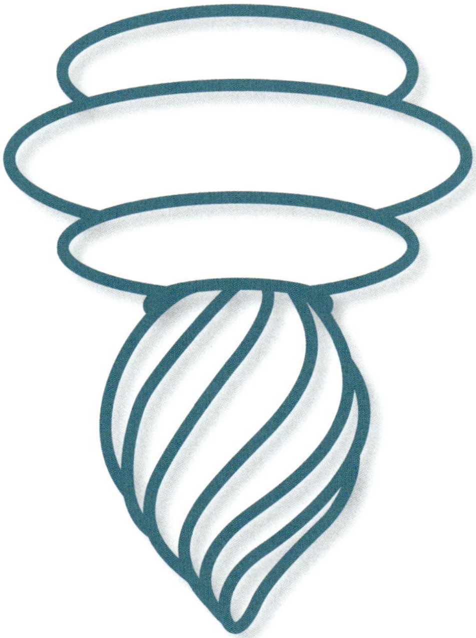

Kosmische Strahlung

Strahlung aus dem Weltall

Das Seelenwesen

Aus den Tiefen der Universen bist du zur Erde gekommen. Mit der Geschwindigkeit des Lichts bist du auf Sternenstraßen gereist. Du hast auf deinen kosmischen Wegen so viele Schätze eingesammelt und sie in deinen Körperzellen geborgen. Millionen von Teilchen kannst du jederzeit in reine Energie verwandeln, wenn du dich nur erinnern würdest, was du wirklich bist. So öffne dein inneres Reservoir, und strahle dein ganzes Potenzial in diese schöne Welt hinein. Trage deinen Teil dazu bei, dass alles aufblüht und wächst in seiner reinsten und schönsten Form. Aus deiner Schwingung wird Materie geformt. Durch deinen Geist erweckst du die Dinge zum Leben. Durch dein Sein bist du die lebendige Erinnerung an Gott, der alles durch seine unendliche Liebe trägt.

Ich trage den Sternenstaub
von Universen in mir.

Charakter der Strahlung

Aus den Tiefen des Weltalls gelangt kosmische Strahlung bis zur Erde. Das meiste davon ist gar keine Strahlung im eigentlichen Sinne, sondern besteht vielmehr aus sehr energiereichen Teilchen. Kosmische Teilchenstrahlung ist im Gegensatz zur Gammastrahlung nicht elektromagnetisch. Die Teilchenstrahlung kommt zum Beispiel von der Sonne, der Milchstraße oder auch aus zahllosen fernen Galaxien. Mit nahezu Lichtgeschwindigkeit sind sie extrem schnell und zum Teil wohl Millionen von Jahren schon unterwegs, bevor sie die Erde erreichen. Kosmische Strahlung besteht überwiegend aus Protonen und zu einem kleineren Teil aus Elektronen und ionisierten Atomen. Etwa 1000 dieser Teilchen treffen pro Sekunde auf einen Quadratmeter der äußeren Erdatmosphäre ein. Durch die stetige Abnahme der Magnetosphäre der Erde haben sich bestimmte Strahlungen auf der Erde erhöht und die energiereiche kosmische Strahlung nimmt vor allem in höheren Lagen zu. Die Teilchen der kosmischen Strahlung sorgen für eine Ionisierung, was bedeutet, dass ungeladene Atome und Moleküle durch sie zu geladenen Teilchen werden. Positiv oder negativ geladene Teilchen sind wiederum in der Lage, chemische Reaktionen eingehen können. Ohne diese chemischen Reaktionen gäbe es wohl kein körperliches Leben auf der Erde, so, wie wir es kennen. Die Entstehung unserer Materie ist von den kosmischen Teilchen abhängig. Insofern kann man uns wohl zu Recht als Sternenkinder bezeichnen.

Einsatzgebiete

Obwohl jede Sekunde nicht nur die Erde, sondern auch unser Körper von Teilchen der kosmischen Strahlung getroffen wird, ist die Strahlendosis am Erdboden relativ gering. Menschen, Tiere und Pflanzen haben sich im Laufe der Evolution darauf eingestellt, sie gut aushalten zu können. Ein höheres Gesundheitsrisiko gibt es weiter oben in der Atmosphäre, zum Beispiel im Hochgebirge oder auf Flugreisen, weswegen man zum Beispiel während der Schwangerschaft nicht unbedingt fliegen sollte. Welchen Effekt der »Sternenstaub« auf unser Leben hat, ist noch nicht ausreichend geklärt, aber im Zusammenhang mit der Abnahme des schützenden Erdmagnetfeldes kann man Beschwerden wie Schwindel, Kopfschmerzen, psychische Befindlichkeitsänderungen oder zunehmende Desorientierung bemerken. Eine eindeutige Zuordnung zur kosmischen Strahlung ist allerdings noch nicht möglich, da wir einer Vielzahl von zusätzlichen künstlichen Strahlungen ausgesetzt sind.

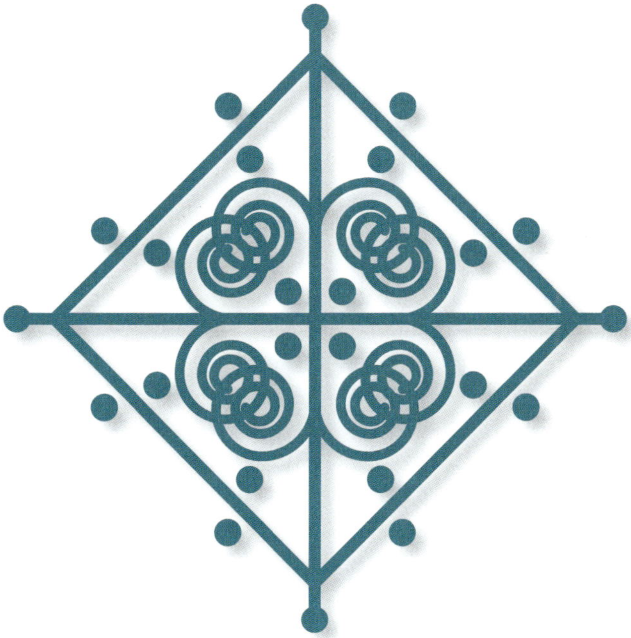

Mikrowellen

Strahlung mit kurzer Pulsung

Das Seelenwesen

Du lebst in einer Zeit mit hohem Leistungspotenzial, wo viele Dinge durch dein Bewusstsein rasend schnell in Bewegung versetzt werden können. Du besitzt hohe Frequenzen in deinem Energiefeld und kannst in kurzen gezielten Takten Informationen in deine Umgebung senden. Doch wisse, dass viele Impulse Kettenreaktionen in Gang setzen können, die du dann vielleicht nicht mehr bremsen oder stoppen kannst. So bedenke, wie und wann genau du etwas tun möchtest. Mit jedem Gedanken versetzt du Informationen in Schwingung. Durch gezielte Impulse kannst du viel bewirken. Doch übereile nichts. Alles möchte wohldosiert geschehen, sodass weder du noch andere Schaden erleiden. Mache Pausen und beobachte, wie sich die Impulse, die du gesetzt hast, auswirken.

Ich verwende meine große Energie mit Bedacht.

Charakter der Strahlung

»Mikrowellen« ist eine gängige Bezeichnung für einen bestimmten Frequenzbereich elektromagnetischer Wellen von circa einem bis zu 300 Gigahertz (abgekürzt GHz; 1 Gigahertz = 1000 Megahertz). Die Länge dieser Wellen ist damit sehr kurz (»Mikro«), sie reicht von einem Millimeter bis zu 30 Zentimetern. Generell ist die Länge von Wellen umso kürzer, je höher die Frequenz ist, d.h. Mikrowellen haben eine hohe Frequenz und eine niedrige Wellenlänge. Mikrowellen entstehen durch Schwingungen von Elektronen in Metallen. Werden Mikrowellenstrahlen mit genügend Energie erzeugt, zum Beispiel durch 5G-Mobilfunk, und auf ein bestimmtes Material gerichtet, können sie Moleküle in Schwingung versetzen. Dadurch entsteht Hitze (wie beim Mikrowellenherd). Die kurzen Pulse von Mikrowellen werden von Gegenständen, zum Beispiel von Autos oder Handys, reflektiert, weswegen sie von Radaranlagen genutzt werden (»Radarfalle«). Satelliten in 36.000 Kilometern Höhe empfangen sehr kurzfrequente Wellen und spiegeln sie für das Satellitenfernsehen zurück auf die Erde. Die Industrie erforscht neue Möglichkeiten für Mikrowellengeneratoren, zum Beispiel für leistungsstarke Laser wie den europäischen Röntgenlaser XFEL. In solchen Röntgenlasern werden die ultrakurzen Lichtblitze von energiereichen Elektronen erzeugt, die mithilfe von Mikrowellen auf fast Lichtgeschwindigkeit beschleunigt werden.

Einsatzgebiete

Mikrowellen können schädlich und sogar tödlich sein, wenn man sie mit großer Energie auf einen Menschen richtet. Außer dem Mikrowellenherd haben heutzutage die meisten Anwendungen mit Nachrichtentechnik zu tun. Radar und Richtfunkanlagen, Handys, Satellitenfernsehen, Röntgenlaser, medizinische Geräte und auch Strahlenwaffen müssen wenn überhaupt mit Bedacht und Vorsicht eingesetzt werden. Der Amateurfunk verwendet Mikrowellen zur Übermittlung von Sprache, Daten und Bildern. Im Mikrowellenherd nehmen Wassermoleküle im Essen die Strahlung auf, fangen zu schwingen an, und es entsteht durch Reibung Wärme. Die Speisen werden im Mikrowellenherd also von innen erhitzt, anstatt dass die Wärme wie beim normalen Kochen von außen nach innen geleitet werden muss. Intensive Mikrowellen können auch menschlichem Gewebe schaden und sind besonders für die Augen sehr gefährlich, da diese viel Wasser enthalten.

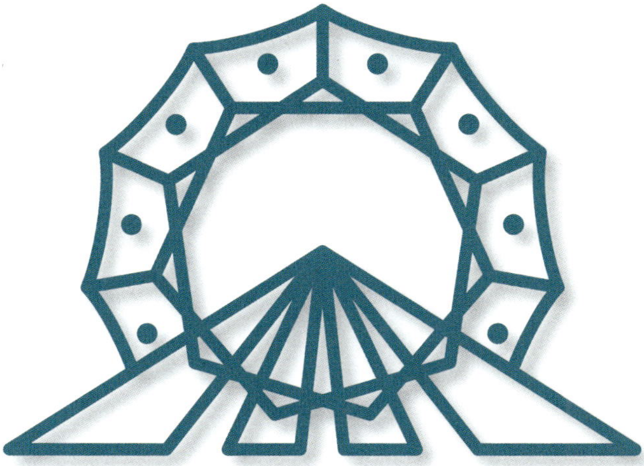

Mobilfunk

Hochfrequente Strahlung

Das Seelenwesen

Damit dein Körper gesund bleibt, brauchst du gute, vitale Nahrung und eine optimale Kommunikation der Zellen untereinander. Damit dein Geist optimal funktioniert, brauchst du eine gute Kommunikation mit deiner kosmischen Basisstation. Die Wesen der geistigen Welt wie Engel, Meister oder auch formlose Energien, besitzen eine viel höhere Schwingungsfrequenz als die meisten Menschen. Für die Kommunikation mit deiner kosmischen Basisstation oder mit höheren Wesen benötigst du eine hohe Frequenz (stelle dir vor, wie du sie in deinen Körper hineinziehst), eine perfekt ausgerichtete Antenne (richte dein drittes Auge auf Gott aus) und einen sauberen Übertragungskanal (reinige deine Chakren). So hast du eine große Reichweite in alle Dimensionen.

*Ich öffne meine Lichtzentren
und empfange klare Signale.*

Charakter der Strahlung

Im Mobilfunk werden hochfrequente elektromagnetische Felder für die drahtlose Übertragung von Sprache und Daten genutzt. Als Wellen breiten sie sich mit Lichtgeschwindigkeit aus und übertragen Energie und Informationen über große Entfernungen. Im elektromagnetischen Spektrum sind hochfrequente Felder im Frequenzbereich zwischen etwa 100 Kilohertz und 300 Gigahertz angesiedelt. Um eine flächendeckende Versorgung mit diesen Frequenzen zu erreichen, werden die Gebiete in sogenannte Funkzellen eingeteilt. Die dort installierten Basisstationen sind als Antennen Sender und Empfänger von hochfrequenten elektromagnetischen Feldern. Ab 2020 soll die nächste Mobilfunkgeneration 5G verfügbar sein. Selbst fahrende Autos, sprachgesteuerte Assistenten und Smart Homes brauchen höhere Datenübertragungsraten. Die dafür notwendigen flächendeckend aufgebauten Kleinzellen haben zwar eine geringere Sendeleistung, sind aber viel näher an Orten installiert, an denen sich Menschen und Tiere aufhalten. Die verwendeten Antennen sind deutlich kleiner als herkömmliche Mobilfunkantennen. Sie können an Hauswänden, Litfaßsäulen, öffentlichen Telefonanlagen oder Straßenlampen montiert werden. Deren Funkwellen können gebündelt werden, und im Gegensatz zur sonst üblichen kreisförmigen Ausbreitung der Funksignale ist dann eine sehr präzise Ausrichtung des Signals in Richtung des Menschen oder des Gerätes erreicht.

Einsatzgebiete

Mobilfunknutzer sind umso höheren Feldstärken ausgesetzt, je näher die Geräte am Körper betrieben werden. Mit Handy am Ohr sind vor allem Bereiche des Gehirns betroffen, beim Surfen im Internet auch viele andere Körperbereiche. Die Absorption hochfrequenter Felder findet sehr nahe an der Körperoberfläche statt. Zur Beurteilung der Schädlichkeit dient die Spezifische Absorptionsrate (SAR), die angibt, wie tief die Hochfrequenzenergie in einer bestimmten Zeit in das Gewebe eindringen kann. Laut WHO beruht die kritische Wirkung der Exposition gegenüber HF-EMF in der Erwärmung des Gewebes. Viele Wissenschaftler meinen jedoch, dass Krankheiten und Schädigungen verursacht werden, ohne dass eine Erwärmung stattfindet. Zu den Auswirkungen können ein erhöhtes Krebsrisiko zählen, Zellstress, Genschäden, Unfruchtbarkeit, Alzheimer, Lern- und Gedächtnisdefizite, neurologische Störungen, Kopfschmerzen, Konzentrationsstörungen, Schlafprobleme, Depressionen, Erschöpfung.

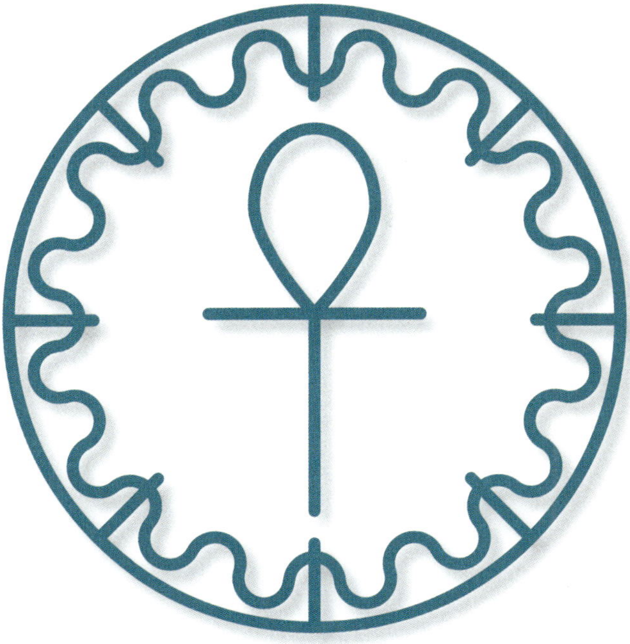

Sonneneinstrahlung

Solarstrahlung

Das Seelenwesen

Du bist ein schwingendes Wesen, das von Licht genährt wird. Die Evolution kann sich durch dich immer wieder neu vollziehen und das Licht der Schöpfung zu ursprünglicher Intensität erheben. Als Mensch bist du Doppelnatur, so wie das Licht. Du bist selbst das Licht. Du wirst jetzt machtvoll an die Kräfte des Universums und an das Zentrum deines Seins erinnert. So verdamme nicht die Ausbrüche und nicht das Chaos und selbst die Zerstörung nicht. Denn dies ist notwendig, um Neues zu erschaffen. Nach jeder Explosion ordnen sich die Teilchen des Lichtes und der Materie neu an, und die Ausstrahlung des Lebens wird intensiviert. Stets ist es das Leuchten, das dadurch stärker und stärker wird. Vertraue deinem Zentrum, und finde dort das Licht, das ewig ist.

Ich lebe gleichzeitig meine Lichtnatur und meinen Körper.

Charakter der Strahlung

Die Sonne ist unser Zentralgestirn, das für alles Leben auf der Erde notwendig ist. Mit ihrer sehr kraftvollen Energie und der Natur des Lichts nährt sie die lebendigen Organismen und regt stetiges Wachstum und die Evolution der Erde an. Die von der Sonne ausgesandte Strahlung heißt Sonnenstrahlung oder Solarstrahlung. Abhängig von ihrer Wellenlänge wird sie von der Atmosphäre mehr oder weniger stark absorbiert. Das heiße Plasma der Sonne besteht aus negativ geladenen Elektronen und positiv geladenen Ionen. Durch die Polarisierung ist das Plasma ein elektrisch leitendes Medium, in dem Magnetfelder entstehen. Wenn sich an einer Stelle zu viel an magnetischer Energie anstaut, wölbt sich das Magnetfeld aus der Sonnenoberfläche heraus. Mehrere dieser Magnetfeldausbuchtungen können sich miteinander verbinden und sich dann plötzlich entladen. Dabei werden hochenergetische Teilchen aus der Sonne hinausgeschleudert, die in rasanter Geschwindigkeit innerhalb einer Stunde die Erde erreichen können. Wenn die energiegeladenen Teilchen eines Sonnensturms auf das Magnetfeld der Erde prallen, wird dieses an manchen Stellen gequetscht, an anderen nach außen gedehnt. Das sieht man dann zum Beispiel als Polarlichter am Himmel. Sonnenstürme können der Erde gefährlich werden, wenn sie starke Ausmaße annehmen oder die Erde direkt treffen. Alles, was vom Strom abhängig ist, würde wohl in kurzer Zeit ausfallen.

Einsatzgebiete

Von der Sonnenstrahlung weiß man, dass sie Stoffwechselprozesse fördert, die die Bildung des körpereigenen Vitamins D anregen. Dies kann speziell die UV-B-Strahlung, durch deren Einfluss das in unseren Hautzellen vorhandene Provitamin D3 in Prävitamin D3 und dann in Vitamin D umgewandelt wird. Durch die Abnahme des Erdmagnetfeldes wird das Schutzschild der Erde immer durchlässiger für UV-Strahlung unterschiedlichster Frequenzspektren, zum Beispiel für Infrarotstrahlung, UV-A, UV-B oder UV-C-Strahlung. Die Gefahr für Sonnenbrand, Verbrennungen oder Hautkrebs steigt mit der Schwächung der Erdatmosphäre. So wie die Pflanzen brauchen unsere Körperzellen das Sonnenlicht, denn sie kommunizieren mithilfe von Lichtimpulsen. Fehlendes Licht kann zu psychischen Veränderungen wie Stimmungsschwankungen, Antriebslosigkeit, dem Gefühl von Schwäche oder fehlender Energie bis hin zu Depressionen und Selbstmordneigung führen.

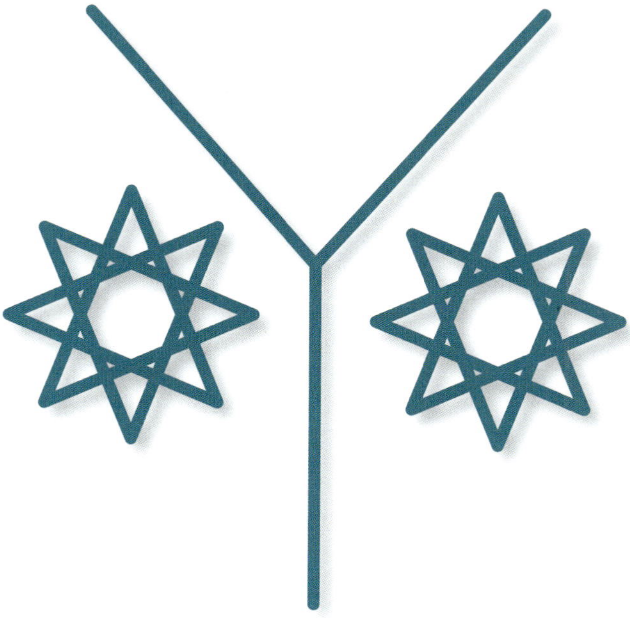

W-LAN

Lokales Funknetzwerk

Das Seelenwesen

Es ist gut zu wissen, dass wir unendlich viele Verbindungen und Kommunikationskanäle besitzen, auf die wir bei Bedarf zurückgreifen können. Aber mal ehrlich: Würdest du wirklich alle möglichen Verbindungen aktivieren wollen, nur weil es sie gibt? Das würde sich wohl ziemlich chaotisch anfühlen und am Ende vielleicht sogar das ganze Netzwerk zum Zusammenbruch bringen. Wäre es nicht besser, nur diejenigen Kanäle zu nutzen, die dich wirklich voranbringen und gleichzeitig nicht nur niemandem schaden, sondern alle Beteiligten zu größtmöglichem Wohlbefinden führen? So lasse los, was sich nicht gut anfühlt, und entscheide dich bewusst für ein Netzwerk, das einer gesunden Kommunikation zwischen Sender und Empfänger dient.

Ich nutze nur Verbindungen,
die gut für alle sind.

Charakter

Der Name W-LAN steht für Wireless Local Area Network. Das ist ein Netzwerk, das schnurlos mit Funktechnik arbeitet und nur eine begrenzte Reichweite hat. Unter den Begriff W-LAN fallen auch Datennetze, die Bluetooth, HiperLAN oder HomeRF als Übertragungstechnik nutzen. Um W-LAN verwenden zu können, braucht man einen Router, der über einen vom Internetanbieter zur Verfügung gestellten DSL- oder Kabelanschluss eine Verbindung zum Internet herstellt. Geräte wie Smartphones oder Tablets können dann erst die Internetverbindung nutzen. Betreiber des W-LAN ist jeder Nutzer selbst, der entscheiden kann, ob die Internetverbindung per Kabel oder Funk zustande kommt. Der erste W-LAN-Standard stammt aus dem Jahr 1997 und bot eine Leistung von 2 Mbit. Mit dem heutigen Standard, der auch 5 GHz unterstützt, ist die W-LAN-Technik weltweit identisch und mit allen Geräten kompatibel. Funkverbindungen stellen für Daten ein höheres Sicherheitsrisiko dar als Kabelverbindungen. Die neueste Entwicklung im Bereich der drahtlosen Netze sind die sogenannten Mesh-Netzwerke, »sich selbst vermaschende Netze«, die dann nicht mehr nur aus einem einzelnen Access Point (z. B. W-LAN-Router), sondern aus mehreren bestehen. W-LAN-Router bzw. Access Point stellen in diesem Fall die sogenannte Basisstation dar. Die entsprechende Kommunikation läuft grundsätzlich über eben diesen W-LAN-Router oder Access Point.

Einsatzgebiete

W-LAN-Kommunikation und der Ausbau der digitalen Telekommunikation, zum Beispiel die 5G-Mobilfunktechnologie, birgt gegenüber der Datenübertragung per Kabel schwerwiegende Gesundheitsrisiken für Mensch, Tier und Natur, wie mehr als 180 Wissenschaftler und Ärzte aus 36 Ländern betonen. Zu den Auswirkungen gehören ein erhöhtes Krebsrisiko bis hin zum Gehirntumor, die Zunahme schädlicher freier Radikaler, Genschäden, Veränderungen im Fortpflanzungssystem sowie Orientierungs- und psychische Störungen. Selbst wer seine Internetverbindung über Kabel betreibt, wird durch die flächendeckend aufgestellten Sendemasten einer »Zwangsexposition« mit Funkwellen ausgesetzt. Niemand kann dem mehr aus dem Weg gehen. Umso wichtiger ist es, eigenverantwortlich kabelgebundene digitale Telekommunikation im persönlichen Umfeld zu bevorzugen und mobile Endgeräte nur so weit zu betreiben, wie man es unbedingt benötigt.

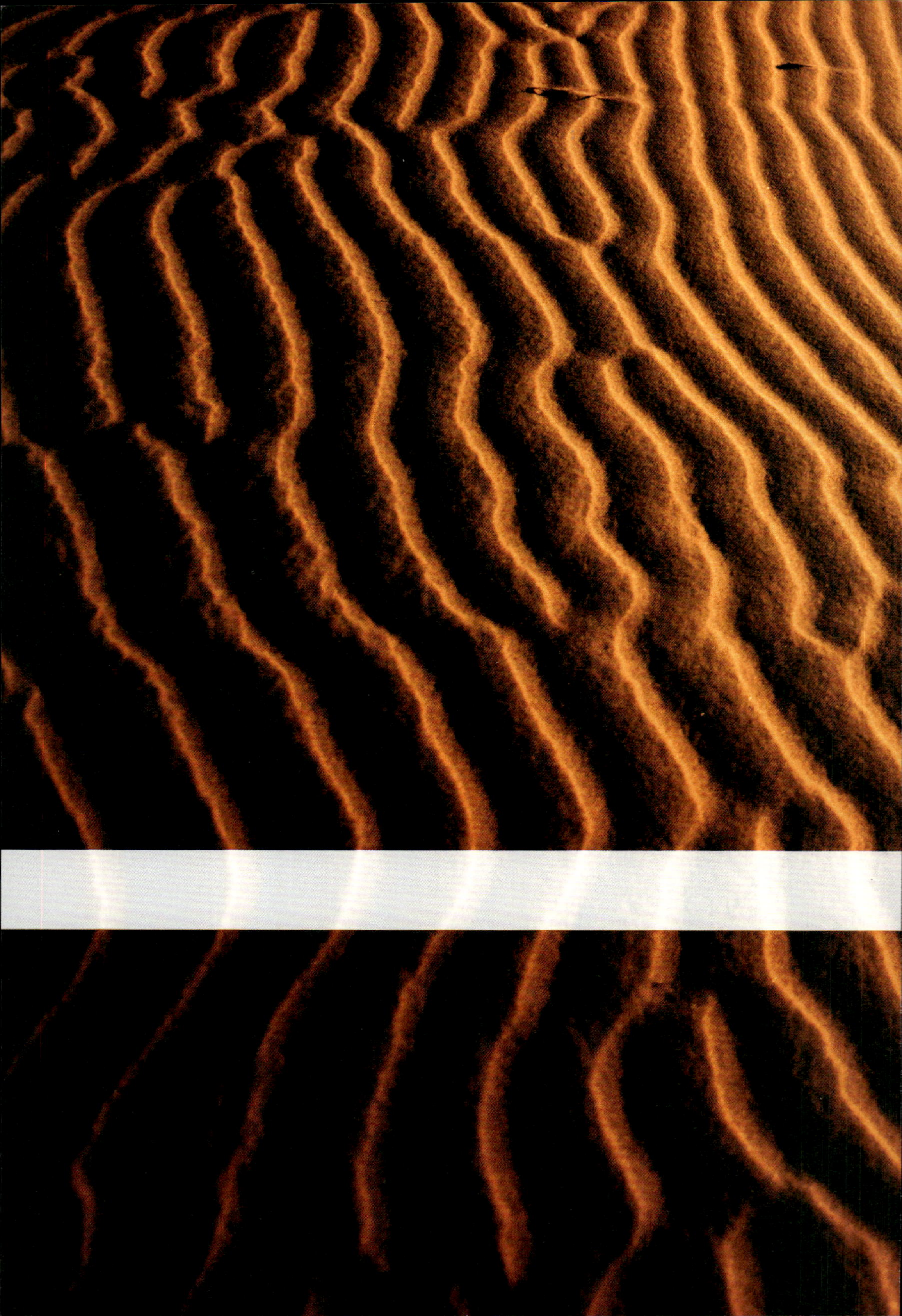

ANHANG

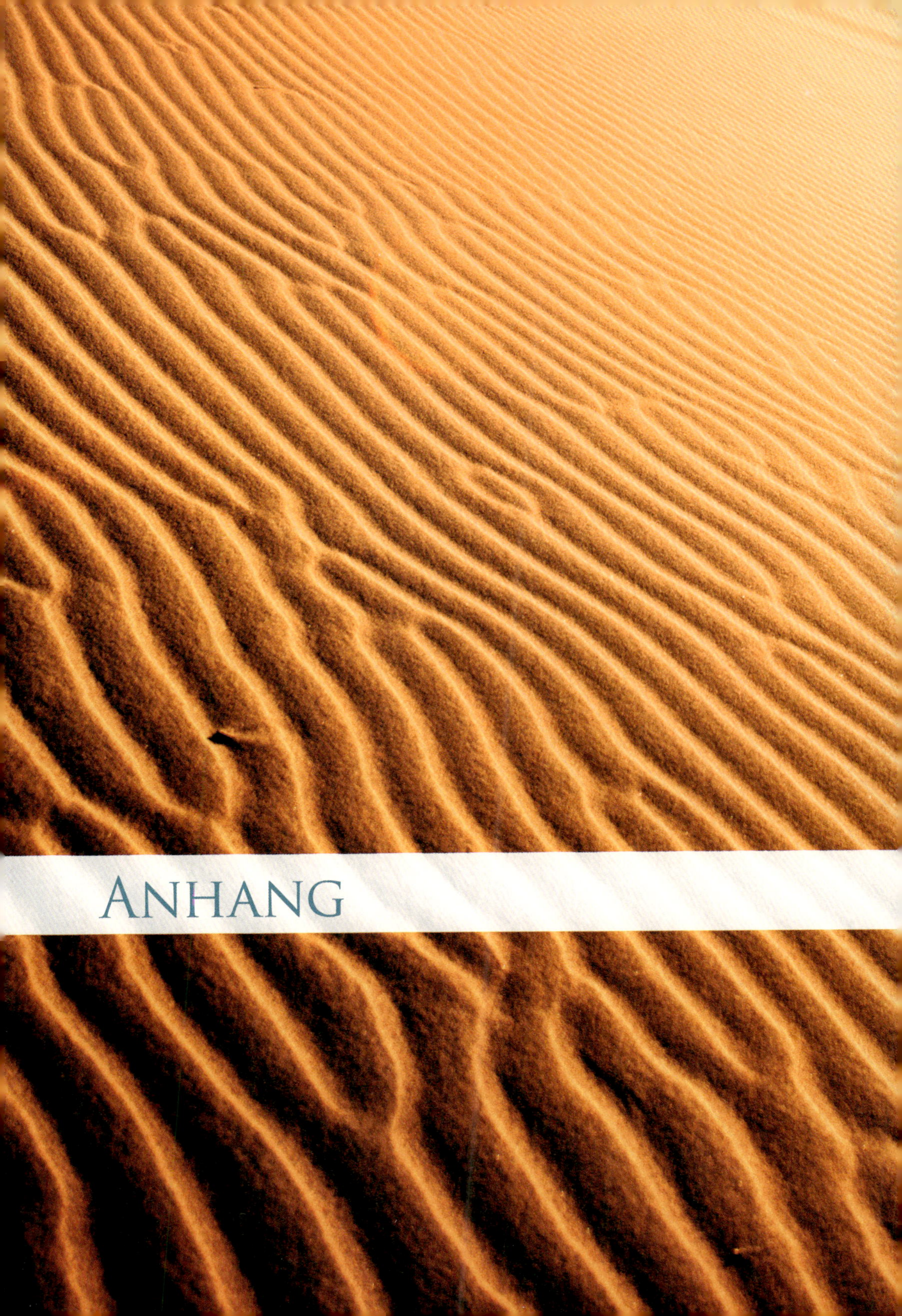

Danksagung

Wir danken allen Therapeuten, Laien und interessierten Anwendern der klassischen und neuen Homöopathie für ihr Engagement und für ihre Freude, alternative Heilmethoden und auch diese besondere Art von Informationsmedizin voranzutreiben und zu unterstützen. Zu Hunderten habt ihr eure faszinierenden Ergebnisse und Erfahrungen mit uns geteilt, und durch eure Inspiration ist dieses weitere Buch entstanden. Unseren Herzensdank dafür!

Danke auch an unseren unermüdlichen und engagierten Verleger Raphael Mankau für die stets gute Zusammenarbeit und allen Beteiligten im Verlag für die Umsetzung und Verbreitung dieses Buches.

Literaturverzeichnis

Christina Baumann, Roswitha Stark: *Praxisbuch Neue Homöopathie; 20 bewährte Testlisten für den Einsatz in der Pendel-, Tensor- oder Kinesiologie-Praxis.* Mankau Verlag 2016

Marco Bischof: *Biophotonen: Das Licht in unseren Zellen.* Zweitausendeins 1995

Franz Bludorf, Grazyna Fosar: *Im Netz der Frequenzen.* Michaels-Verlag 2004

Samuel Hahnemann: *Organon der Heilkunst.* Marix Verlag 2008

Fritz-Albert Popp: *Biophotonen – Neue Horizonte in der Medizin: Von den Grundlagen zur Biophotonik*. Verlag Karl F. Haug 2006

Petra Neumayer, Roswitha Stark: *Heilen mit Symbolen; Die 64 wichtigsten Heilzeichen: 18 Strichcodes der Neuen Homöopathie, 18 Symbole aus der Heiligen Geometrie, 28 Heilsymbole aus aller Welt*. Mankau Verlag 2018

Petra Neumayer, Roswitha Stark: *Medizin zum Aufmalen 1. Heilen mit den Zeichen der Neuen Homöopathie. Praktische Anwendung, Tipps und Fallbeispiele.* Mankau Verlag 2017

Internetadressen

www.facebook.com/groups/618089131865617/

- Geschlossene Facebook-Gruppe (»Symbolapotheke«) der Autorinnen zur Arbeit mit der »Homöopathischen Symbolapotheke«

www.ypsilon-portal.de

- Portal von Christina Baumann zu Themen der Informationsmedizin

www.heilpraxis-stark.de

- Seminare, Praxis und Coaching von Roswitha Stark zu Informationsmedizin, ganzheitlich-systemischer Begleitung und Bewusstsein

www.mankau-verlag.de/forum

- Internetforum mit Roswitha Stark und Christina Baumann

www.heilen-mit-symbolen.info

- Blog rund um die Heilarbeit mit Zeichen und Symbolen

Weitere Veröffentlichungen der Autorinnen

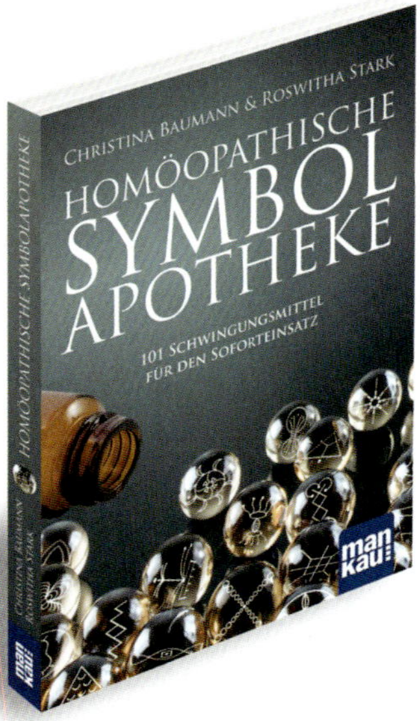

Christina Baumann & Roswitha Stark

Homöopathische Symbolapotheke

101 Schwingungsmittel für den Soforteinsatz.
Mit beiliegendem A2-Plakat

19,90 € (D) / 20,50 € (A)
ISBN 978-3-86374-400-7
Klappenbroschur, durchgehend farbig

Die Klassische Homöopathie beruht auf dem bekannten Prinzip, »Ähnliches durch Ähnliches« zu heilen. Vor allem in den höheren Potenzen ist die Ausgangssubstanz dabei chemisch nicht mehr nachweisbar, die Mittel bestehen praktisch nur noch aus reiner »Schwingungsenergie«. Deren Frequenz kann aber nicht nur durch Globuli, sondern auch durch Farbe, Klang oder – wie in diesem Buch – durch kraftvolle Symbole und Zeichen vermittelt werden.

- Kraftvolle Symbole für 70 bekannte homöopathische Mittel (Arnika, Belladonna, Lachesis etc.) sowie für 31 neue Mittel wie z. B. Algen, Enzyme, Aminosäuren, negative Ionen oder Sonnenlicht
- Mehrere Testlisten für verschiedene Potenzierungsstufen, z.B. D-Reihe, C-Reihe oder LM-Reihe – für die passende Potenzierung beim »Einschwingen«
- Die neue und einzigartige »Kosmische Potenz«, die eine schier unendliche kosmische Schwingungserhöhung ermöglicht

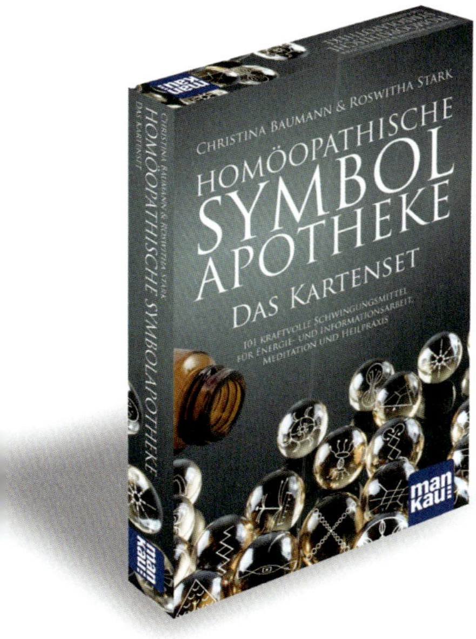

Christina Baumann & Roswitha Stark

Homöopathische Symbolapotheke. Das Kartenset

101 kraftvolle Schwingungsmittel für Energie- und Informationsarbeit, Meditation und Heilpraxis

24,95 € (D) / 25,80 € (A)
ISBN 978-3-86374-464-9
101 Symbol- und 10 Testkarten, farbig, 8-seitiges Booklet

Die heilsame Schwingungsenergie homöopathischer Mittel kann nicht nur durch Globuli, sondern auch durch kraftvolle Zeichen und Symbole vermittelt werden. Das Kartenset stellt auf einfache und kostengünstige Weise 101 Symbolmittel zur Verfügung und geht damit weit über das klassische Wissen Samuel Hahnemanns hinaus. Dabei bieten Ihnen die Karten praktische Möglichkeiten für die gezielte oder intuitive Mittelauswahl/-testung – zur eigenständigen Verwendung oder auch als nützliche Ergänzung des Buches »Homöopathische Symbolapotheke« (Band 1, → Seite 206).

Das Set enthält folgende Karten:

- 70 klassische homöopathische Mittel, z.B. Belladonna, Lachesis, Aurum, Hypericum
- 20 Aminosäuren, z. B. Arginin, Lysin, Glutamin, Histidin
- 11 Sondermittel, z. B. Algen, Enzyme, Sonnenlicht, negative Ionen, Erde
- 10 Testkarten, u. a. für die Potenzierungsstufen D, C, LM und »Kosmische Potenz«

Die Auswahlmöglichkeiten der Karten sowie verschiedene Anwendungen sind im Booklet erklärt.

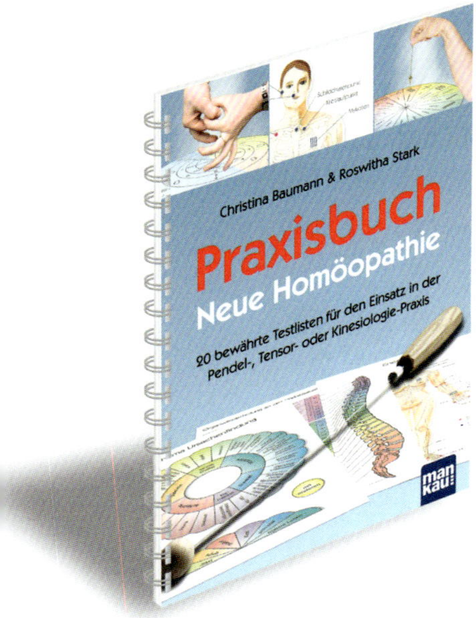

Christina Baumann & Roswitha Stark

Praxisbuch Neue Homöopathie

20 bewährte Testlisten für den Einsatz in der Pendel-, Tensor- oder Kinesiologie-Praxis

34,95 € (D) / 35,80 € (A)
ISBN 978-3-86374-106-8
Spiralbindung, farbige Schautafeln/Testlisten, stabil und abwaschbar

Die vom Wiener Elektrotechniker Erich Körbler (1936–1994) begründete »Neue Homöopathie« – das ganzheitliche Heilen mittels Informationsübertragung – erlebt einen grandiosen Aufschwung.

Mit dem Praxisbuch erhalten alle Anwender der Neuen Homöopathie ein wertvolles und nützliches »Werkzeug« für die Selbstbehandlung, für die therapeutische Praxis sowie für die Arbeit mit Pendel oder kinesiologischen Testsystemen. Sie verfügen in kompakter, übersichtlicher Form über die 20 wichtigsten Testlisten und Schautafeln, mit prägnanten und verständlichen Anleitungen, in langjähriger Praxis von Therapeuten und Beratern der Neuen Homöopathie entwickelt und erprobt. Die großformatigen Seiten sind farbig gestaltet, spiralgebunden, stabil, schmutzunempfindlich und abwaschbar – somit ideal für die tägliche Anwendung.

Von Allergiebehandlung über Meridian- oder Stressausgleich bis hin zur Ausleitung von Giftstoffen – das »Praxisbuch Neue Homöopathie« bietet vielfältige Anwendungsmöglichkeiten und bildet so eine hochwertige Basis für die Heilarbeit mit Zeichen und Symbolen.

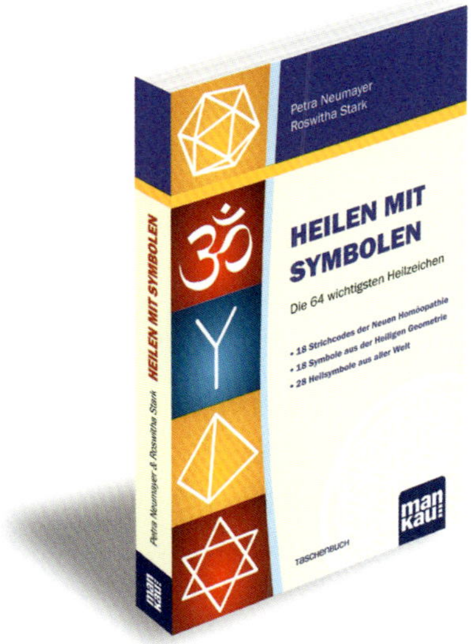

Petra Neumayer & Roswitha Stark

Heilen mit Symbolen

Die 64 wichtigsten Heilzeichen

9,95 € (D) / 10,30 € (A)
ISBN 978-3-86374-336-9
Taschenbuch

Symbole sind die Sprache unseres Unterbewusstseins und unserer Seele. Sie zeigen Wirkung – gerade auch im spirituellen und heilerischen Bereich. Auch wenn der Verstand alleine sie manchmal nicht deuten kann, so vermitteln sie doch eine Botschaft an unser höheres Bewusstsein und leiten unseren Weg zu Gesundheit und Harmonie.

Petra Neumayer und Roswitha Stark beschreiben 64 zentrale Heilsymbole (auch erhältlich im Kartenset »Medizin zum Aufmalen«, → Seite 210): das Strichcode-System Erich Körblers, wichtige Symbole der Heiligen Geometrie sowie bewährte Heilsymbole aus aller Welt. Sie erläutern die Botschaft und tiefere Bedeutung der kraftvollen Zeichen auf einfühlsame Weise, inspirierende Texte fördern das intuitive Verstehen. Dieses Wissen ermöglicht und verbessert den Einsatz der Heilsymbole für Gesundheit und Wohlbefinden.

Die folgenden 64 Heilsymbole werden im Buch beschrieben:

- 18 Strichcodes der Neuen Homöopathie
- 18 Symbole aus der Heiligen Geometrie
- 28 Heilsymbole aus aller Welt

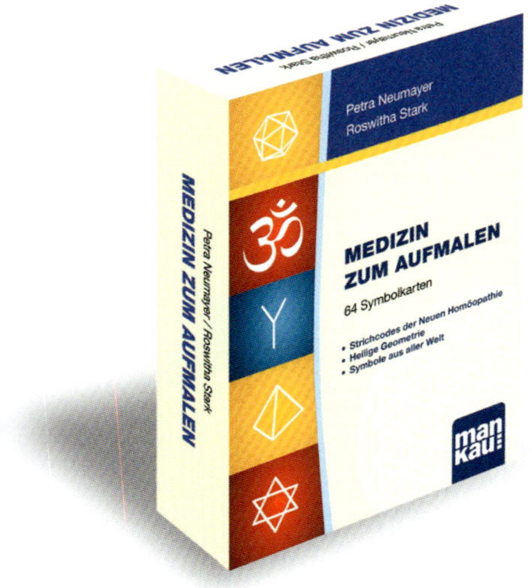

Petra Neumayer & Roswitha Stark

Medizin zum Aufmalen (Kartenset)

64 Symbolkarten: Strichcodes der Neuen Homöopathie, Heilige Geometrie, Symbole aus aller Welt

14,95 € (D) / 15,40 € (A)
ISBN 978-3-938396-59-9
64 Karten, 8-seitiges Booklet

Symbole sind die Sprache unseres Unterbewusstseins. Seit Jahrtausenden werden ihnen Schutz- und Heilkräfte zugeschrieben. Geometrische Formen bieten dem feinstofflichen Feld bildhaft codierte Informationen und liefern heilende Impulse auf körperlicher und emotionaler Ebene.

Mit diesem Kartenset nutzen Sie die Kraft der Symbole auf einfache Art und Weise. Die Karten zeigen 64 wesentliche Heilsymbole aus drei Symbolwelten:

- Strichcodes der Neuen Homöopathie
- Heilige Geometrie
- Symbole aus aller Welt

Die Wahl der passenden Karten erfolgt durch intuitives Ziehen oder Austesten mit Einhandrute, Pendel oder kinesiologischem Test. So ist das Set, das die erfolgreiche Buch-Reihe »Medizin zum Aufmalen« ergänzt, sowohl für Laien als auch für Therapeuten der Informationsmedizin leicht und effektiv zu verwenden.

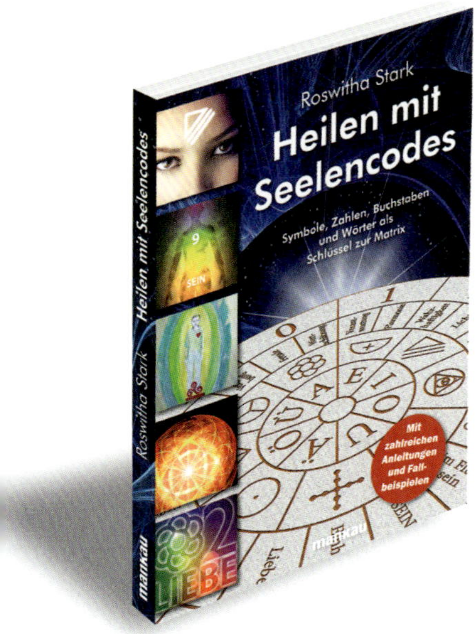

Roswitha Stark

Heilen mit Seelencodes

Symbole, Zahlen, Buchstaben und Wörter als Schlüssel zur Matrix. Mit zahlreichen Anleitungen und Fallbeispielen

15,95 € (D) / 16,40 € (A)
ISBN 978-3-86374-044-3
Broschur, durchgehend farbig

Schon seit Langem weiß man um die therapeutische Wirkung von Formen, »Schlüsselwörtern« und Zahlen. Roswitha Stark kombiniert diese Welten und führt uns in die Sphäre der Seelencodes: Bildkombinationen aus einfachen Formen, Symbolen, Buchstaben, Zahlen und Farben wirken wie codierte Botschaften und ermöglichen uns einen direkten Kontakt zur Seele. So können wir uns mit unserer »Ur-Matrix« – dem Bauplan unseres Lebens in seiner reinsten und heilen Form – verbinden und Beschwerden, Blockaden und Traumata einfach auflösen.

Roswitha Stark erklärt uns, wie wir aus der unermesslichen Zahl an möglichen Kombinationen aus Formen, Zahlen, Buchstaben und Farben unsere persönlichen Heilcodes herausfiltern und diese gezielt für körperliche, seelische und geistige Anliegen einsetzen können. Mit vielen Anregungen für spannende Experimente und eigene Erfahrungen.

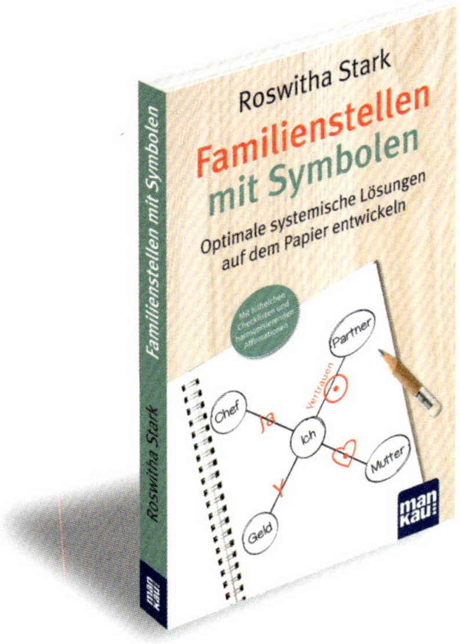

Roswitha Stark

Familienstellen mit Symbolen

Optimale systemische Lösungen auf dem Papier entwickeln. Mit hilfreichen Checklisten und harmonisierenden Affirmationen

16,95 € (D) / 17,50 € (A)
ISBN 978-3-86374-471-7
Klappenbroschur

Für Familiensysteme wie auch für geschäftliche oder private Projekte gilt: Nur wenn alle Teile eines Ganzen harmonisch zueinander stehen, dann kann es auch das Ganze selbst sein – also brauchen wir für Glück und Erfolg ein funktionierendes Miteinander.

Die bewusste oder unbewusste Abspaltung eines oder mehrerer Teile führt zu Dissonanz, Unterdrückung und emotionalen Reaktionen, die den Erfolg verhindern. Ist das ganze Feld bereinigt und sind alle Beteiligten in ihre Kraft gebracht, können wundervolle Dinge geschehen. Probleme und Blockaden lösen sich auf; was gut, sinnvoll und gesund ist, geschieht einfach und mühelos. Der Weg ist frei für Glück, Erfolg, Wohlbefinden und Liebe.

Dieses Buch zeigt ganz praktisch, wie Sie Familienaufstellungen und systemische Arbeit auf einfache Weise selbst auf dem Papier entwickeln können. Mithilfe eines Testsystems überprüfen Sie, welche »Mitglieder« für Ihr Anliegen oder Projekt wichtig sind und welche Beziehungen untereinander nicht in Harmonie stehen.

Erleben Sie, wie sich dabei die Energie im System zum Positiven verändert und Sie selbst systemische Wunder geschehen lassen können!

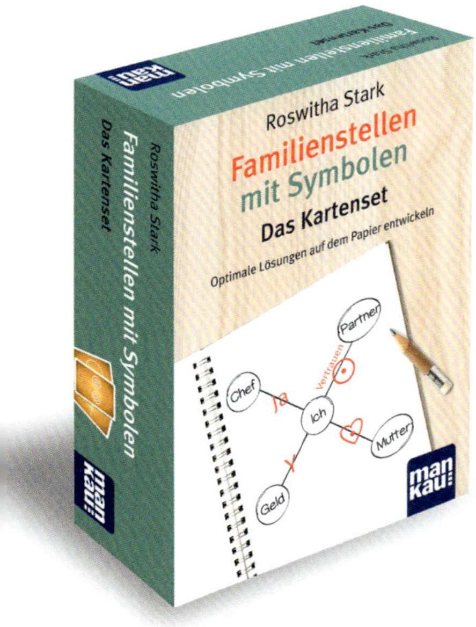

Roswitha Stark

Familienstellen mit Symbolen. Das Kartenset

Optimale Lösungen auf dem Papier entwickeln

29,95 € (D) / 30,80 € (A)
ISBN 978-3-86374-528-8
220 Impuls-Karten, 9 große Testlisten-Karten, 24-seitiges Booklet

Ein harmonisches und optimales Miteinander schenkt Glück, Erfolg und Wohlbefinden, sowohl in Familiensystemen als auch bei geschäftlichen oder privaten Projekten. Bewusste oder unbewusste Abspaltungen dagegen führen oft zu Dissonanz, Unterdrückung und emotionalen Reaktionen, die den Erfolg verhindern. Wird das Feld bereinigt und werden alle Beteiligten in ihre Kraft gebracht, können wundervolle Dinge geschehen: Probleme und Blockaden lösen sich auf; was gut, sinnvoll und gesund ist, geschieht einfach und mühelos.

Dieses Kartenset unterstützt Sie ganz praktisch, wenn Sie Familienstellen und systemische Arbeit ohne Stellvertreter ganz einfach auf dem Papier entwickeln wollen. Mithilfe der vorgestellten Testsysteme überprüfen Sie, welche Faktoren für Ihr Anliegen oder Projekt wichtig sind, welche Beziehungen nicht in Harmonie stehen und welche Blockaden aufgelöst werden müssen. Anschließend bereinigen Sie das Feld durch die passenden Symbole, Farben und Worte, die aus dem Kartenset intuitiv gezogen oder ausgetestet werden können. Erleben Sie, wie sich dabei die Energie im System spürbar zum Positiven verändert und Sie selbst systemische Wunder geschehen lassen können!

Impressum

Bibliografische Information der Deutschen Nationalbibliothek
Die Deutsche Nationalbibliothek verzeichnet diese Publikation in der Deutschen Nationalbibliografie; detaillierte bibliografische Daten sind im Internet über http://dnb.d-nb.de abrufbar.

Christina Baumann / Roswitha Stark
Homöopathische Symbolapotheke
70 wichtige »Kleine Mittel«

2. Auflage 2022 (1. Auflage 2019)
ISBN 978-3-86374-525-7

Mankau Verlag GmbH
D – 82418 Murnau a. Staffelsee
Im Netz: www.mankau-verlag.de
Internetforum: www.mankau-verlag.de/forum

Lektorat: Redaktionsbüro Julia Feldbaum, Augsburg
Endkorrektorat: Susanne Langer -Joffroy M. A., Germering
Layout und Satz: Mankau Verlag GmbH

Illustrationen: Sylvie Thenard – stock.adobe.com (3, 4); privat (7); Yurok Aleksandrovich – stock.adobe.com (9); ALEXEY FILATOV – stock.adobe.com (13); gudrun – stock.adobe.com (14/15); Fly Dragon Fly – stock.adobe.com (16/17); Wikipedia Comm (19); bluedesign – stock.adobe.com (29); Mankau Verlag (37); Gabriele Rohde – stock.adobe.com (38); DrTI – stock.adobe.com (40/41); behewa – stock.adobe.com (43); Ruckszio – stock.adobe.com (45, 77, 83, 147, 155); Valerii Zan – stock.adobe.com (47); volkerr – stock.adobe.com (49); nortongo – stock.adobe.com (51); ExQuisine – stock.adobe.com (53); kiboka – stock.adobe.com (55); S_E – stock.adobe.com (57, 85); Björn Wylezich – stock.adobe.com (59, 65); Can Stock Photo / JDeBoer (61); Rostislav – stock.adobe.com (63); Studio 400 – stock.adobe.com (67); Carolina – stock.adobe.com (69); Tobilander – stock.adobe.com (71); onairjiw – stock.adobe.com (73); monamakela.com – stock.adobe.com (75); pit24 – stock.adobe.com (79); multik79 – stock.adobe.com (81); Toanet – stock.adobe.com (87); tunedin – stock.adobe.com (89); farbled_01 – stock.adobe.com (91); H. Zell / Wikimedia Commons / CC-BY-SA-3.0 / GFDL (93); msk.nina – stock.adobe.com (95); joanna wnuk – stock.adobe.com (97); Richard Griffin – stock.adobe.com (99); abet – stock.adobe.com (101); Henrik Larsson – stock.adobe.com (103); emuck – stock.adobe.com (105); spline_x – stock.adobe.com (107, 131, 171); Can Stock Photo / rbiedermann (109); dabjola – stock.adobe.com (111); Tyler Boyes – stock.adobe.com (113); amy_lv – stock.adobe.com (115); Can Stock Photo / LianeM (117); Joachim – stock.adobe.com (119); Heike Rau – stock.adobe.com (121); Negoi Cristian – stock.adobe.com (123); Can Stock Photo / epantha (125); uckyo – stock.adobe.com (127); Tamara Kulikova – stock.adobe.com (129); Eric Isselée – stock.adobe.com (133); Cerae – stock.adobe.com (135); Hans und Christa Ede – stock.adobe.com (137); nikolayn – stock.adobe.com (139); sbgoodwin – stock.adobe.com (141); 7Parkers Photography – stock.adobe.com (143); Ziablik – stock.adobe.com (145); janvier – stock.adobe.com (149); steinerpicture – stock.adobe.com (151); Africa Studio – stock.adobe.com (153); evgenyi – stock.adobe.com (157); orinocoArt – stock.adobe.com (159); colourbox.com (161); maratr – stock.adobe.com (163); kazakovmaksim – stock.adobe.com (165); Amy Buxton – stock.adobe.com (167); Can Stock Photo / Mayerberg (169); winlyrung – stock.adobe.com (173); marrakeshh – stock.adobe.com (175); Can Stock Photo / Perutskyi (177); unpict – stock.adobe.com (179); ksena32 – stock.adobe.com (181); Franz – stock.adobe.com (182/183); Animaflora PicsStock – stock.adobe.com (185); Roksolana – stock.adobe.com (202/203)

Druck: Westermann Druck Zwickau GmbH, Zwickau/Sachsen

MIX
Papier aus verantwortungsvollen Quellen
FSC
www.fsc.org
FSC® C110508

Wichtiger Hinweis des Verlags:
Die Informationen und Ratschläge in diesem Buch sind sorgfältig recherchiert und geprüft worden. Dennoch erfolgen alle Angaben ohne Gewähr. Weder Autorinnen noch Verlag können für eventuelle Nachteile oder Schäden, die aus den hier erteilten praktischen Hinweisen resultieren, eine Haftung übernehmen. Die vorgestellten Hilfestellungen und Therapievorschläge sollen den Besuch beim entsprechenden Facharzt, Psychologen oder Heilpraktiker nicht ersetzen, sondern ergänzen.

Stichwortregister

A

B

H